Sterben und Tod im Familienleben

Praxis der Paar- und Familientherapie
Band 7

Sterben und Tod im Familienleben
von Dr. Miriam Haagen und Dr. Birgit Möller

Herausgeber der Reihe:

Prof. Dr. Manfred Cierpka, PD Dr. Astrid Riehl-Emde,
Dr. Martin Schmidt, Prof. Dr. Klaus A. Schneewind

Sterben und Tod im Familienleben

Beratung und Therapie von Angehörigen von Sterbenskranken

von

Miriam Haagen und Birgit Möller

mit einem Vorwort von Dieter Bürgin

HOGREFE

GÖTTINGEN · BERN · WIEN · PARIS · OXFORD
PRAG · TORONTO · BOSTON · AMSTERDAM
KOPENHAGEN · STOCKHOLM · FLORENZ

Dr. Miriam Haagen, geb. 1959. 1979-1986 Studium der Medizin in Hamburg und London. 1992 Promotion. Weiterbildung zur Fachärztin für Kinder- und Jugendmedizin in Hamburg. Weiterbildung in tiefenpsychologisch fundierter Psychotherapie sowie in psychoanalytischer Paar- und Familientherapie. 1999-2004 stellvertretende Leiterin der Beratungsstelle „Kinder körperlich kranker Eltern" an der Klinik für Kinder- und Jugendpsychiatrie, -psychotherapie und -psychosomatik des Universitätsklinikums Hamburg-Eppendorf. Seit 2005 in eigener Praxis als Psychotherapeutin für Kinder, Jugendliche und Erwachsene in Hamburg tätig.

Dr. Birgit Möller, geb. 1971. 1992-1998 Studium der Psychologie in Hamburg. 2006 Promotion. Seit 1999 Mitarbeiterin in der Klinik für Psychiatrie, Psychotherapie und Psychosomatik des Kindes- und Jugendalters am Universitätsklinikum Hamburg-Eppendorf. Seit 1999 Projektmanagerin eines psychotherapeutischen Projektes im Kosovo. 2002-2005 Forschungsaufenthalte in San Francisco und Los Angeles. Weiterbildung in psychodynamischer Psychotherapie. Seit 2006 Leiterin der Arbeitsgruppen „Kinder und Jugendliche mit Problemen der geschlechtlichen Entwicklung" sowie „Kinder krebskranker Eltern" an der Klinik für Kinder- und Jugendpsychiatrie, -psychotherapie und –psychosomatik des Universitätsklinikums Hamburg-Eppendorf.

Bibliografische Information der Deutschen Nationalbibliothek

Die Deutsche Nationalbibliothek verzeichnet diese Publikation in der Deutschen Nationalbibliografie; detaillierte bibliografische Daten sind im Internet über http://dnb.dnb.de abrufbar.

Göttingen • Bern • Wien • Paris • Oxford • Prag • Toronto • Boston
Amsterdam • Kopenhagen • Florenz
Merkelstraße 3, 37085 Göttingen

http://www.hogrefe.de
Aktuelle Informationen • Weitere Titel zum Thema • Ergänzende Materialien

Satz: Beate Hautsch,
Druck: Hubert & Co., Göttingen
Printed in Germany
Auf säurefreiem Papier gedruckt
ISBN 978-3-8017-2268-5

Inhaltsverzeichnis

Vorwort

Die Beratung von Todkranken, Sterbenden oder Trauernden ist eine höchst diffizile Aufgabe, unabhängig davon, ob es sich um Kinder, Jugendliche, Erwachsene oder alte Menschen handelt. Die Ausführungen in diesem Buch zentrieren sich darauf, dass die Betroffenen stets auch Mitglieder einer Familie sind. Das Intrapsychische und das Intrafamiliale, das vom Tod gezeichnete und das Überlebende überschneiden sich somit anhaltend. Viele Gesellschaften haben für diese Erlebnisbereiche Übergangsrituale geschaffen, um den Wandel von einem Lebensstadium in einen anderen zu erleichtern (Van Gennep, 1960/1908).

Was in unseren Landen früher vorwiegend Aufgabe von Seelsorgern war, wird heute zunehmend auch von Psychiatern und Psychologen übernommen. Denn es ist nicht nur seelischer Schmerz, sondern auch eine auferlegte Neuanpassung damit verknüpft. Beides vermag unter ungünstigen Bedingungen Anlass zu Fehlentwicklungen geben.

Der Dialog mit Menschen, die sich in existenziellen Grenzsituationen wie Sterben oder Verlust von relevanten Beziehungspersonen befinden, verlangt ein besonderes Fingerspitzengefühl. Psychotherapeutisch orientierte Interventionen können jedoch, sofern sie zur geeigneten Zeit und in angemessener Form vermittelt werden, verhindern, dass Krisen sich vertiefen und Verluste zu seelischen Traumata werden.

Die beiden Autorinnen gründen ihre Ausführungen auf ihre klinisch-familientherapeutische Erfahrung und die Ergebnisse eines europäischen, multizentrischen Forschungsprojektes. In den letzten Jahren versucht die Medizin den Beziehungsbereich zwischen existenziellen Ereignissen und dem ärztlichen Gespräch mit dem Thema der „medical humanities“ zu überbrücken.

Im vorliegenden Buch werden Verlusterfahrungen bei Kindern, Jugendlichen und Erwachsenen durch die Erlebnisse von und mit Schwerstkranken, Sterbenden und Trauernden thematisch ergänzt. Die Psychodynamik der Betroffenen, der Helfenden und des daraus sich ergebenden Beziehungsnetzes bildet bei den monadischen, dyadischen und den polyadischen Grundsituationen den Hintergrund einer familienmedizinischen Behandlung, die im Angesicht existenzieller Bedrohung seelische Arbeit erfordert. Ohne ein Sich-Einlassen der Helfenden kann eine Beratungsarbeit in diesem Aufgabenfeld nicht geleistet werden.

Die regelmäßige und professionelle Tätigkeit in diesem Arbeitsfeld ist aber keinesfalls ungefährlich. Sie kann mit der Arbeit in einem hochinfektiösen Feld verglichen werden. Denn die Identifizierung mit den Betroffenen bedarf sowohl eines eigenen Schutzes als auch einer nachfolgenden „Ent-Identifizierung“. Gerade eine solche Ent-Identifizierung ist hingegen leichter gesagt als getan. Zur Einfühlung in derartige Situationen braucht es nicht nur eine differenzierte Schulung, sondern es ist auch eine spezifische Form der Psychohygiene zur Selbstwiederherstellung unerlässlich. Die Gefahr einer unechten Gefühlsduselei auf der einen Seite findet ihren „contrepart“ in einem schematisch-kühlen Vorgehen auf der anderen. Das sorgfältige Steuern eines individuell-authentischen Kurses zwischen diesen beiden möglichst zu vermeidenden Polen bedarf spezifischer persönlicher Fähigkeiten und künstlerischer Fertigkeiten.

Die Trauerarbeit von Sterbenden und die der Überlebenden ist notwendigerweise unterschiedlich, ebenso die von Kindern, Jugendlichen und Erwachsenen. So vermögen insbesondere kleine Kinder, den Schmerz über das verlorene, zentral bedeutungsvolle Gegenüber nicht schadlos zu ertragen, sofern ihnen nicht angemessene Ersatzpersonen zur Verfügung stehen und sie bei der Verlustverarbeitung unterstützen. Man kann hingegen davon ausgehen, dass ein erwachsener Mensch mit durchschnittlich guten innerseelischen Funktionsstrukturen mit der Fähigkeit ausgestattet ist, den Verlust von für ihn zentralen, bedeutungsvollen anderen Menschen unbeschadet ertragen zu können. Doch bilden die mannigfaltigen Möglichkeiten, eine pathologische Form der Trauer zu entwickeln (d. h. eine solche, die die weitere Entwicklung der Betroffenen wesentlich zu beeinträchtigen vermag, z. B. die Depression), eine konstante latente Bedrohung der seelischen Integrität. Je intensiver die Beziehung und Bindung auf der bewussten und unbewussten Ebene gewesen ist, desto ausgeprägter ist die Narbenbildung. Gerade beim Verlust eines eigenen Kindes können Gespräche mit Eltern, die den Tod ihres Kindes zum Inhalt haben, auch nach vielen Jahren noch mühelos erneut ausgeprägten seelischen Schmerz auslösen.

Das vorliegende Buch verlangt eine spezielle Art der Lektüre. Es ist kein übliches Lehrbuch, und es bietet keine vereinfachenden Beratungsmodule an. Aber es beschreibt anhand vieler Fallbeispiele mit einfühlsamer Sachlichkeit die Arbeit mit solchen Familien. Diese Beispiele sind aber nicht als Handlungsanleitungen zu verstehen, sondern sie stellen Erläuterungen dar, die den Lesenden sorgsam dabei unterstützen, den Text vertiefter zu verstehen. Auf diese Weise soll das Buch zur Anregung dienen, die eigenen Positionen vertieft zu reflektieren und persönliche Wege zu finden, wie selbst von einem zentralen Verlust Betroffene oder professionell helfende Personen mit solchen Grenzsituationen besser fertig werden können. Dies bedeutet, sich den seelischen Gewinn selbst erarbeiten zu müssen, dann aber auch über die Zufriedenheit zu verfügen, die ein solcher Eigenerwerb vermittelt.

Basel, im August 2012 *Dieter Bürgin*

1 Einführung

Wird eine Familie von Sterben und Tod eines ihrer Mitglieder betroffen, so bedeutet dies häufig eine tiefe Erschütterung des familiären Gleichgewichts. In der Familie wird jeder mit dem Tod konfrontiert, jeder *überlebt* irgendwann den Tod eines Familienmitgliedes, was nicht unbedingt bedeutet, dass Sterben und Tod *erlebt* werden. Das *Erleben* von Sterben und Tod gehört in unserer Gesellschaft nicht mehr zu den selbstverständlichen Lebenserfahrungen. Diesbezügliche Erfahrungen werden in Familien nicht mehr zuverlässig tradiert.

In Deutschland stirbt ca. 1 % der Bevölkerung pro Jahr (Statistisches Bundesamt, 2011). Wenn mit jedem Todesfall fünf Angehörige befasst wären, so wäre jeder 20. in der Bevölkerung ein aktuell von einem Todesfall Betroffener.

Beratung und Begleitung von Familien Sterbenskranker und Trauernder werden häufiger nachgefragt

Das fachliche Interesse an dem Thema Sterben und Tod in Familien unterschiedlicher Kreise nimmt zu. Beratung und Begleitung von Familien, in denen ein Mitglied lebensbedrohlich erkrankt ist, werden immer häufiger nachgefragt. Das liegt zum einen daran, dass die Scheu, psychosoziale Beratungen oder psychotherapeutische Behandlungen in Anspruch zu nehmen, in der Bevölkerung gesunken ist und auch innerhalb des medizinischen Systems häufiger an entsprechende Fachleute verwiesen wird. Unterschiedliche Professionen entwickeln Ansätze zur Begleitung und zum Umgang mit Sterbenskranken, Trauernden und deren Familien (Ärzte verschiedener Fachrichtungen, Klinische Psychologen, Psychotherapeuten, aber auch Seelsorger, Familientherapeuten, ehrenamtliche Hospizhelfer und Trauerbegleiter sowie Bestatter). Gleichwohl belegen verschiedene Studien die mangelnde Beachtung von Angehörigen im medizinischen System, wenngleich die Mehrzahl der Menschen im Krankenhaus stirbt. Ärzte haben häufig das Gefühl, mehr kommuniziert zu haben, als es tatsächlich der Fall ist, insbesondere mit Angehörigen. So empfanden Ärzte nach einer Untersuchung von Becker et al. (2010), dass sie 7-mal länger mit Angehörigen gesprochen hatten als es in der Studie tatsächlich gemessen wurde. In einer Befragung gaben 50 % der Angehörigen an, dass sie gerne an den Visiten teilnehmen würden und 21 % hätten gerne Familiengespräche zusammen mit behandelnden Ärzten und dem erkrankten Familienmitglied (Hartmann et al., 1999).

Angehörige werden im medizinischen System immer noch zu wenig beachtet

Kinder als Angehörige Sterbender und Trauernder

Auch der Umgang von Kindern und Jugendlichen mit Sterben und Tod gerät zunehmend in den Fokus der allgemeinen Aufmerksamkeit. Die Literaturlisten von Kinder- und Jugendbüchern zu diesem Thema werden immer länger, es werden Zentren für trauernde Kinder eingerichtet, in Hospizen für Erwachsene existieren Spielzeugangebote. Die Kinderkommission des Deutschen Bundestages verfasste im November 2011 eine Stellungnahme zur Situation trauernder Kinder in Deutschland.

Emotionale Bedeutung von Verlust in der Kindheit gesellschaftlich kaum anerkannt

Die Bedeutung von Verlusterfahrungen in der Kindheit wird häufig von den Erwachsenen, die diese Kinder und Jugendlichen begleiten, verleugnet. Dies gilt zumindest für diejenigen Kinder, die wegen verschiedener Symptombildungen psychotherapeutische Hilfe – oft viele Jahre nach einem erlittenen Verlust – in Anspruch nahmen (Lang-Langer, 2009). „Es gibt keine gewachsene gesellschaftliche Anerkennung von Trennung und Verlust in der Kindheit. ... es gibt eine Art von flachem Bewusstsein über diese Vorgänge. Die Flachheit besteht darin, dass etwas zwar faktisch anerkannt, aber nicht gefühlt werden kann ..." (ebd. S. 10).

Verunsicherung als Therapeutinnen durch Fragen Betroffener

Im Rahmen unserer klinischen Tätigkeit in einer Beratungsstelle für „Kinder körperlich kranker Eltern" wie auch in einer psychotherapeutischen Praxis für Kinder und Erwachsene haben wir langjährige Erfahrungen mit Familien in diesen Krisensituationen gesammelt, die wir zugänglich machen möchten. Zuallererst führte eine Auseinandersetzung und Reflexion unserer eigenen Erfahrungen, Annahmen, Ängste und Schwierigkeiten im Kontakt mit Familien, in denen ein Mitglied sterbenskrank oder verstorben war, zu einer vertieften Auseinandersetzung mit Trauerprozessen bei Erwachsenen und Kindern sowie verschieden klinischen und theoretischen Konzepten. Wir waren überrascht, dass etwa ein Drittel der Familien, die unsere Beratung aufsuchten, ein sterbenskrankes oder verstorbenes Familienmitglied hatte. Die Lebenssituationen, in denen diese Familien standen und die Fragen, die sie uns stellten, berührten und verunsicherten uns sehr und lösten eine intensive Beschäftigung mit medizinischen und ethischen Fragen aus. So fragte beispielsweise ein Vater, der seinen 4-jährigen Sohn mit auf die Intensivstation zu dessen sterbender Mutter nehmen wollte, obwohl die Intensivärzte davon abrieten, nach unserer Einschätzung. Oder ein anderer Vater, dessen Frau nach einer Operation durch unerwartete Komplikationen für hirntot erklärt wurde, erkundigte sich, ob er und seine 15-jährige Tochter bei der Beendigung der Beatmung dabei sein müssen. Andere Eltern meldeten sich unmittelbar nach der Diagnosestellung einer Krebserkrankung, über die sie nach der Frage der Kinder ob der Erkrankte versterben könne, mit ihren Kinder gesprochen hatten. Trauernde Mütter verstorbener Kinder suchten Beratung, weil sie sich ihre eigenen Körpersymptome nicht erklären konnten und den Eindruck hatten, „verrückt zu werden".

Angst der Helfer, sich zu viel zuzumuten

Die Angst vor Sterben und Tod als auch die Sehnsucht nach einem guten Abschied sowie Intensivierung der Beziehungen und Verstehensmöglichkeiten betrifft die Professionellen wie die Hilfesuchenden. Beide Seiten müssen sich mit der Angst, sich zu viel zuzumuten, auseinandersetzen. Die Vermeidung schmerzhafter Themen schützt nicht, sondern macht einsam – in Familien wie auch in Teams. So wandten sich auch Ärzte, Psychoonkologen und Hospizmitarbeiter wegen Konflikten und Dilemmata mit Familien Sterbender an uns oder schickten die Familien. Es kam häufig zu solchen Überweisungen, wenn Eltern mit ihren minderjährigen Kindern nicht über den unmittelbar bevorstehenden Tod sprechen wollten. Ärzte sprachen uns auch direkt an und baten, bei der Mitteilung der Unheilbarkeit einer Erkrankung an die Familie dabei zu sein. Eine Allgemeinärztin wollte wissen, wie sie die Familienangehörigen einer jungen Mutter, deren Kind bei einem Unfall starb und die wegen anhaltender Schmerzen immer wieder in die Praxis kam, einbeziehen könne. In Supervisionen und Seminarangeboten zu familienmedizinischen und psychoonkologischen Themen waren es insbesondere die häufigen Fragen der Kollegen zur familienorientierten Begleitung am Lebensende, die ausschlaggebend für die Ausarbeitung des vorliegenden Buches wurden. So fragte sich ein junger Arzt, ob er für den Beruf geeignet sei, nachdem er auf einer Station viele Sterbesituationen erlebt und begleitet hatte und er innerlich von den Erlebnissen nicht mehr los kam. Eine Psychologin überlegte, wie sie es im Krankenhaus erreichen könne, dass sie nur eine begrenzte Anzahl von Familien mit Sterbenden begleiten muss. Ein psychoonkologisches Team beschäftigte die Frage, wie es mit seiner Trauer um verstorbene Patienten umgehen kann.

Unsere klinisch ausgerichteten Darstellungen entwickelten wir als Erweiterung des Hamburger COSIP-Konzeptes (Romer & Haagen, 2007), an dessen Entwicklung Miriam Haagen maßgeblich beteiligt war. Eine erste Darstellung erfolgte in dem Buchkapitel „Kann Papa jetzt aufhören tot zu sein" (Haagen & Romer, 2006). Wir verstehen unsere Beratungen und psychotherapeutischen Interventionen auch als traumapräventive Maßnahmen (Fischer & Riedesser, 2003, S. 353) für Familien mit Sterbenden. Fähigkeiten und Kenntnisse, die in Begleitungen von Sterbenskranken, Trauernden und ihren Familien benötigt werden, werden in der medizinischen Aus- und Weiterbildung und in psychotherapeutischen Weiterbildungen allenfalls am Rande vermittelt. Auch in der psychotherapeutischen Literatur nimmt Sterbebegleitung einen eher kleinen Raum ein. Ausführungen zum Umgang mit realen Verlusten in der Psychotherapie sind eher allgemein gehalten. Die Unwissenheit und Unerfahrenheit zur Beziehungsgestaltung mit Betroffenen am Lebensende führt zu einem großen Bedürfnis nach möglichst konkreten Handlungsanweisungen. Der Umgang mit Sterbenskranken und ihren Familien ist komplex und verlangt eine besondere Flexibilität, sodass uns eine Manualisierung der Beratung nicht möglich erscheint. Um einen Einblick in unsere Praxis zu geben, wird die Beschreibung des klinischen Vorgehens bzw. „typischer" Situationen anhand zahlreicher Fallbeispiele aus Beratungen, Behandlungen und Supervisionen illustriert. Die Ausschnitte sind verfremdet und verdichtet, um die den Familien zugesagte Vertraulichkeit zu gewährleisten.

Traumapräventive Maßnahmen für Familien

Wir verwenden mehr oder weniger willkürlich als grammatische Allgemeinbezeichnungen entweder die männliche oder weibliche Form (z. B. Therapeutin oder Therapeut).

Ziel des Buches

Familienangehörigen selbstverständlicher in sterbenahe Situationen einbeziehen

Mit unseren Ausführungen wollen wir anregen, ausführlicher mit Familienangehörigen über Sterben und Tod zu sprechen und sie – gleich welchen Alters – selbstverständlicher in sterbenahe Situationen einbeziehen. Wir möchten Handlungsspielräume für Helfer und Familien anhand von konkreten Beispielen eröffnen. Außerdem wollen wir die interdisziplinäre Zusammenarbeit, auch mit Kindertherapeuten, in palliativen und Trauersituationen anregen. Wir beziehen uns dabei unter anderen auf die Konzeptionen der medizinischen Familientherapie, die familientherapeutische Perspektiven und Interventionstechniken in der somatischen Medizin entwickelt hat.

Da Sterben und Tod zumeist eine (tiefe) Krise für alle betroffenen Familienmitglieder ist, können die Familien unterstützende Interventionen auch eine Prävention seelischer Störungen für die weitere Lebensspanne bedeuten.

Stärkung der Selbstheilungskräfte von Familien

Eine Stärkung der Selbstheilungskräfte von Familien und ihrer gesunden Anteile soll durch psychoedukative Beratung sowie psychodynamisches Verstehen erreicht werden. Damit soll auch angesichts der Unheilbarkeit von Krankheiten, Verlusten und Trauer das salutogenetische Kohärenzgefühl (vgl. Antonovsky, 1993) mit den Anteilen: Verstehbarkeit, Handhabbarkeit und Sinnhaftigkeit befördert werden.

Interdisziplinäre Zusammenarbeit unabdingbar

Eine interdisziplinäre Zusammenarbeit folgt aus einem biopsychosozialen Verständnis von Krankheit, weil niemand sowohl die medizinische Expertise und gleichzeitig auch die psychosoziale in einer professionellen Rolle vereinen kann. Familientherapeuten können gelegentlich, wenn sie als Experten der familiären Krankheitsbewältigung hinzugezogen werden, die interdisziplinäre Zusammenarbeit befördern oder koordinieren. Sie können auch Patienten und ihre Angehörigen darin unterstützen, ihre Kommunikation mit den verschiedenen Experten im Rahmen der Krankenbehandlung zu verbessern. Außerdem können Familientherapeuten den interdisziplinären Dialog der Helfer untereinander anregen.

Die Familienmedizin in Deutschland ist unterentwickelt, mangelnde Koordination und Strukturprobleme im deutschen Gesundheitswesen führen zu segmentierten Leistungen der ambulanten und stationären Versorgung (Collatz, 2011). Mit dem vorliegenden Band sollen die unterschiedlichen Berufsgruppen, die mit diesen Familien zu tun haben, angesprochen werden und ihnen ein tieferes Verständnis der entwicklungspsychologischen und familienorientierten Perspektive auf sterbende und trauernde Menschen ermöglichen.

Anregung zur emotionalen Auseinandersetzung

Insbesondere geht es um den Umgang mit den schwierigen Situationen am Lebensende und in der Phase nach dem Tod, in der Ärzte und Therapeuten häufig, z. B. aufgrund psychischer oder somatischer Beschwerden, zu Rate gezogen werden. Durch viele Beispiele aus unserer Erfahrung sowie Fragen zum Umgang mit eigenen Erfahrungen zum Thema Sterben und Tod soll eine emotionale Auseinandersetzung angeregt und „typische“ Erlebensweisen gezeigt werden. Dies soll den Leser unterstützen, eine offene, explorative Haltung in den eigenen beruflichen Kontexten zu entwickeln und individuelle Wege zu finden, Familienmitglieder in diesen existenziellen Krisen zu unterstützen.

In unseren Beispielen geht es überwiegend um die Perspektive der Angehörigen. Sterbenskranke Familienmitglieder selbst konnten gelegentlich auf den Krankenhausstationen besucht werden oder kamen zu einmaligen oder sporadischen Gesprächen in die Praxis oder die Beratungsstelle. Wir beziehen unsere Erfahrungen hauptsächlich aus der Begleitung von Familien, in denen ein Familienmitglied an einer Krankheit stirbt oder starb. Auf die besonderen Anforderungen, die der Verlust eines Familienmitglieds durch Suizid oder Gewalteinwirkung an die Helfenden stellt, wird in diesem Band nicht eingegangen.

Aufbau des Buches

Das Buch ist in fünf Kapitel gegliedert. Im zweiten Kapitel wird ein Einblick in Reaktionen von Erwachsenen auf Verlusterlebnisse durch Tod unter Berücksichtigung aktueller Forschungsliteratur gegeben. Das dritte Kapitel wendet sich Kindern und Jugendlichen zu und zeigt auf, wie diese auf Verlust in den verschiedenen entwicklungspsychologischen Phasen reagieren. Im vierten Kapitel wird eine Übersicht über Ansätze verschiedener klinischer Disziplinen im Umgang mit Familien Sterbender dargestellt, gefolgt von klinischen Erfahrungen der Autorinnen mit Familien in palliativen Situationen, unmittelbar nach dem Tod eines Angehörigen sowie im ersten Jahr der Trauer. Das fünfte Kapitel widmet sich den Reaktionen helfender Berufsgruppen im Umgang mit Familien in diesen existenziellen Krisen und den Möglichkeiten der Selbstfürsorge und Psychohygiene im Rahmen dieser Arbeit. Am Ende fassen wir zentrale Erfahrungen und Überlegungen nochmals zusammen und geben einen Ausblick auf eine Familienmedizin, die eine psychodynamische und systemische Grundorientierung im Kontext existenzieller Bedrohung durch schwere, zum Tode führende Krankheiten in die komplexe somatomedizinische Versorgung integriert.

Danksagung

Unser erster Dank gilt Prof. Dr. med. Peter Riedesser, der uns auf unterschiedliche Weise das Thema Tod und Sterben in der Familie nähergebracht hat. Sein tiefes Mitgefühl, sein Verständnis und seine Unerschrockenheit im Aussprechen der Realitäten in der Begleitung und Behandlung von Familien mit einem sterbenden Kind oder Elternteil hat uns tief berührt und uns Mut gemacht, uns persönlich und professionell mit diesem Thema weiter auseinanderzusetzen und dies zu einem Schwerpunkt unserer Arbeit zu machen.

Unseren Patientinnen und Patienten möchten wir von Herzen danken, dass sie uns in Zeiten tiefster Erschütterung und Verzweiflung haben Anteil nehmen lassen an ihren Erfahrungen, dass wir sie begleiten und von ihnen lernen durften. Dr. med. Christa Hack, Dr. med. Miriam Bachmann, Kirsten E. Lehmann und Martin Krebs danken wir für ihre freundschaftliche Verbundenheit in der sorgsamen Durchsicht des Manuskriptes, ihre aufmunternden und kritisch-hilfreichen Anmerkungen, die den Schreibprozess – gerade in schwierigen Phasen – vorangebracht haben. PD Dr. phil. Corinna Bergelt danken wir für die Mitarbeit an Kapitel 2. Prof. Dr. med. Dieter Bürgin danken wir für das einfühlsame und wertschätzende Vorwort zu unserem Text.

Wir danken Frau Velivassis, dem Hogrefe Verlag und Prof. Cierpka für ihre Geduld und Unterstützung während des Schreibprozesses.

In memoriam Hans-Hermann Möller, meinen Vater, der während des Schreibens zu früh und unerwartet verstarb.

Hamburg, im August 2012 *Miriam Haagen und Birgit Möller*

2 Verlusterfahrungen bei Erwachsenen

2.1 Theoretische Grundlagen

2.1.1 Trauer

Der Begriff Trauer bezeichnet die Reaktion eines Menschen auf ein Verlusterlebnis wie den Tod eines nahestehenden Menschen, bezieht sich aber auch auf andere Verlusterfahrungen wie beispielsweise das Ende einer Beziehung oder der Verlust einer Körperfunktion im Rahmen einer schweren Krankheit. Trauer ist eine normale und natürliche Reaktion auf ein schmerzliches oder überwältigendes Ereignis und so individuell wie die Person des Trauernden und dessen Beziehung zum Betrauerten: „Jeder trauert anders" (Znoj, 2005, S. 16). Trauer wird entsprechend durch vielfältige Faktoren beeinflusst, die sich zum einen auf personenbezogene, soziale und kulturelle Faktoren, zum anderen auf die Art und Umstände des erlittenen Verlustes beziehen (Kersting et al., 2001). Eine allgemeingültige Definition „normaler" Trauer ist vor diesem Hintergrund kaum möglich. Als Annäherung kann der emotionale und körperliche Zustand des Trauerns als „Gewahrwerden und schmerzliches Innesein von unterschiedlich lang anhaltenden oder endgültigen Verlusten" (Rehberger, 2004, S. 18) bezeichnet werden.

Allgemeingültige Definition „normaler" Trauer kaum möglich

Die Symptome der Trauer sind dementsprechend vielfältig und äußern sich in unterschiedlichen Bereichen: emotional, körperlich, intellektuell, sozial und spirituell. Auf der emotionalen bzw. affektiven Ebene kann es u. a. zu depressiven Gefühlen, Ängsten, Hilflosigkeits-, Verlassenheits- und Schuldgefühlen oder Aggressionen sich selbst oder anderen gegenüber kommen. Körperliche Reaktionen wie Schlafstörungen, Müdigkeit, Kopfschmerzen, Appetitverlust, flaues Gefühl im Magen, Beklemmungsgefühle im Brustbereich, Gefühle von Zugeschnürtsein der Kehle, Überempfindlichkeit gegen Lärm, das Gefühl „neben sich zu stehen", Zittern oder Energiemangel treten bei Betroffenen häufig auf. Intellektuelle Einschränkungen wie Denk- und Sprechschwierigkeiten, Müdigkeit oder Gedächtnisschwäche sowie durch die Trauerreaktion und neue Lebenssituation hervorgerufene soziale Veränderungen wie sozialer Rückzug oder Kontaktabbruch, das Infragestellen bisheriger Glaubensgrundsätze oder spirituelle Krisen sind häufige Folgen eines Verlustes.

Zeichen der Trauer

Einer der ersten, der sich intensiv mit dem Thema Trauer beschäftigte, war der Wiener Psychoanalytiker Sigmund Freud (1917). Er beschrieb, dass die

Trauer den Menschen in seinem gesamten Sein erfasst und vom Alltäglichen zeitweilig ganz absorbiert. Der von ihm geschaffene Begriff „Trauerarbeit“ verdeutlicht, dass es sich bei Trauer um einen Prozess handelt, der zur Bewältigung des Verlustes eine psychische Aktivität des Trauernden erfordert (Schnelzer, 2008). Die Trauer ist ein innerer und äußerer Abschiedsprozess, im Laufe dessen die Verlusterfahrung verarbeitet und in die eigene Biografie integriert wird. Ziel ist, die libidinösen Bindungen (d. h. energiereiche, emotionale Bindungen) abzulösen, um neue Bindungen eingehen zu können. Wenn Trauerarbeit nicht oder nicht ausreichend geleistet werden kann, dann besteht die Gefahr, dass es zu pathologischer Trauer oder anderen krankheitswertigen Störungen kommen kann.

Trauerarbeit ist psychische Aktivität des Trauernden

Phasenmodelle der Trauer

In den nachfolgenden Jahrzehnten haben sich verschiedene Autoren mit dem Phänomen Trauer beschäftigt. In den ersten Modellen wird davon ausgegangen, dass der Trauerprozess in mehreren chronologisch aufeinander folgenden Phasen abläuft.

John Bowlby (1980b) hat in den 50er Jahren die Reaktionen von jüngeren Kindern nach der Trennung von ihren Müttern untersucht und sich als Psychoanalytiker intensiv mit Trauerreaktionen beschäftigt. Nach der von Bowlby entwickelten Bindungstheorie baut jeder Mensch auf der Basis eines genetisch angelegten Verhaltensrepertoires eine emotionale Bindung zu einer Bezugsperson auf, welche aus seinem Schutz- und Sicherheitsbedürfnis entsteht. Ist diese Bindung gefährdet, kommt es zu spezifischen Reaktionen wie Anklammern, Weinen oder Wut. Frühe Bindungserfahrungen haben nach Bowlby einen Einfluss auf die Beziehungsgestaltung im späteren Leben ebenso wie auf den Umgang mit Verlusterfahrungen und Trauerprozessen. Bowlby (1980b) postulierte vier Phasen des Trauerprozesses:

Bindungserfahrungen beeinflussen Umgang mit Verlusten

1. *Betäubungs- oder Schockphase:* Phase der Nichtakzeptanz und Betroffenheit nach der Mitteilung des Todes. Intensive Gefühlsausbrüche, der Versuch, normal weiterzuleben und Verdrängung wechseln sich ab.
2. *Reaktionsphase und Sehnsuchtsstadium:* Wunsch, den Verlorenen wiederzuhaben. Suche nach dem Toten, Wut, Angst und Depression treten auf.
3. *Bearbeitungs- oder Desorganisationsphase:* Stadium der beginnenden Akzeptanz des Verlustes. Gefühle der Sinnlosigkeit, Depression oder Einsamkeit sind vorherrschend.
4. *Neuorganisationsphase/Reorganisationsstadium:* weitreichende innerliche und äußerliche Veränderungen und Umstrukturierungen des Betroffenen, Eingehen neuer Beziehungen, Erleben als Individuum.

Wenngleich Bowlby diese Phasen in eine Reihenfolge brachte, zeigten seine klinischen Beobachtungen, dass sie nicht zwangsläufig in dieser erfolgen müssen. So traten individuelle Schwankungen, wie der Rückfall in eine bereits überwundene Phase oder das Auslassen einer Phase, wiederholt auf.

Die Psychiaterin Elisabeth Kübler-Ross (1969) hat im Rahmen ihrer umfangreichen Begleitungen von sterbenden Menschen fünf Sterbephasen formuliert:
1. Nicht-Wahrhaben-Wollen,
2. Zorn,
3. Verhandeln,
4. Depression bzw. Resignation,
5. Zustimmung bzw. Annahme.

Ihr Modell wurde später auch auf die Angehörigen Sterbender angewendet und wird auch heute noch, insbesondere von Betroffenen, viel rezipiert (Müller & Klaschik, 2001).

Die Psychologin und Psychoanalytikerin Verena Kast (1982) bezieht sich in ihrem Trauerphasenmodell auf Kübler-Ross (1969), integriert jedoch zugleich Ansätze von Bowlby (1980b) und Parkes (1996, 2006).
1. *Nicht-Wahrhaben-Wollen:* Verleugnung des Verlustes, Schockzustand beim Trauernden, Gefühl der Irrealität des Verlustes.
2. *Aufbrechende Emotionen:* Wechselbad von Gefühlen wie Wut, Verzweiflung, Schuld, Scham, Angst. Häufig in Verbindung mit Ruhelosigkeit und Schlafstörungen.
3. *Suchen und sich trennen:* Bewusstes oder unbewusstes „Suchen" des Verstorbenen (Fotos, Orte etc.). Da das Suchverhalten erfolglos bleibt, bereitet sich der Trauernde schließlich auf die Trennung vor. Im günstigen Fall entwickelt sich der Verstorbene zu einem „inneren Begleiter", im ungünstigen Fall kann sich eine Art „Pseudoleben" mit dem Verstorbenen entwickeln und der Trauernde entfremdet sich von den Lebenden.
4. *Neuer Selbst- und Weltbezug:* Akzeptanz des Verlustes, der verlorene Mensch ist zur inneren Figur geworden, Integration der Erfahrung, dass jede Beziehung vergänglich ist. Idealerweise kann sich der Mensch dennoch auf neue Beziehungen einlassen, da auch die Erfahrung integriert wurde, dass Verluste zwar schwer erträglich, aber zu verarbeiten sind und vor diesem Hintergrund auch neue Möglichkeiten entstehen können.

Mardi Horowitz (1992, 2003), ein US-amerikanischer Psychoanalytiker und Psychiater, hat in Anlehnung an die Phasen der Verlustverarbeitung von Bowlby ein weiteres Modell eines Trauerprozesses herausgearbeitet: (1) heftige Affekte: Angst, Wut, Traurigkeit, Ärger etc., (2) Verleugnung: Vermeidung von Erinnerungen, emotionale Taubheit, sozialer Rückzug, (3) Intrusionen: sich aufdrängende positive oder negative Erinnerungsbilder, (4) Durcharbeiten: zunehmende Akzeptanz des Verlustes, Vermeidung und Intrusionen treten in geringerer Intensität noch auf, Hinwendung zum Leben.

Kritik an Trauerphasenmodellen

Die beschriebenen Trauerphasenmodelle wurden zunehmend, insbesondere von der Selbsthilfebewegung Trauernder, kritisiert, da die darin erfolgte Zerteilung des Trauerprozesses in voneinander abgrenzbare Phasen eine Generalisierung und Vereinfachung darstellt. Trauerprozesse sind vielmehr von individuellen Variationen und z. T. großer Unterschiedlichkeit geprägt (Lammer, 2004; Wittkowski, 2004; Worden, 1999). Auch wenn keines der Phasenmodelle in der stark strukturierten Form empirisch nachweisbar ist, können diese Modelle in manchen Situationen hilfreich sein, um Trauerreaktionen zu verstehen und trauernde Menschen psychosozial begleiten zu können.

Traueraufgaben bzw. zielorientierte Modelle

Aus der Kritik an den Phasenmodellen und neueren empirischen Erkenntnissen entstanden Aufgabenmodelle der Trauer, die keinen so starken normativen Charakter haben und die Vielfalt der Prozesse besser abbilden. So hat Spiegel (1973) acht Aufgaben der Trauer formuliert:

1. Auslösung der Trauer,
2. Strukturierung,
3. Anerkennung der Realität,
4. Entscheidung zum Leben,
5. Expression unakzeptabler Gefühle und Wünsche,
6. Bewertung des Verlustes,
7. Inkorporation des Verstorbenen,
8. Chance der Neuorientierung.

Der Psychologe William Worden hat sich mit lebensbedrohlicher Erkrankung, Tod und Trauer intensiv beschäftigt und auf der Grundlage der Arbeiten von Spiegel 1987 vier zentrale Aufgaben der Trauer herausgearbeitet, die er 1991 leicht modifiziert hat (vgl. Worden, 1987; Worden, 1991):

- *Aufgabe I: Den Verlust als Realität akzeptieren.* Nach dem Tod kommt es zunächst zur Leugnung des Verlustes, der damit verbundenen Endgültigkeit und Bedeutung. Den Verlust zu realisieren und zu akzeptieren ist die erste Traueraufgabe.
- *Aufgabe II: Den Trauerschmerz erfahren* (modifiziert: Den Trauerschmerz erfahren und durcharbeiten). Die zweite Aufgabe besteht darin, die mit der Trauer verbundenen körperlichen und emotionalen Schmerzen zuzulassen und zu erleben. Dies ist aufgrund der gesellschaftlichen Einstellungen zum Tod und Abwehr heutzutage oftmals eine Herausforderung.
- *Aufgabe III: Sich anpassen an seine Umwelt, in der der Verstorbene fehlt* (modifiziert: Dem Verstorbenen emotional einen neuen Platz zuweisen und das eigene Leben wieder aufnehmen). Diese Aufgabe hat zum Ziel, die Rolle und Bedeutung, die der Verstorbene hatte, zu reflektieren und für das eigene Leben notwendige Aspekte zu übernehmen und neue Perspektiven zu entwickeln.

– *Aufgabe IV: Emotionale Energie abziehen und in eine andere Beziehung investieren.* In der letzten Aufgabe stehen die emotionale Loslösung von dem Verstorbenen und das Wiedererlangen der Fähigkeit, sich auf andere Beziehungen einzulassen, im Zentrum. Für den Trauernden ist es wichtig, die Erfahrung zu machen, dass es möglich ist, das eigene Leben wieder aufzunehmen und neue Beziehungen einzugehen ohne die Erinnerung an den Verstorbenen zu verlieren. Dem Verstorbenen wird hierbei ein neuer Platz zugewiesen.

„Gelungene" Trauerarbeit endet nicht

Mit der Modifikation trug Worden der in seiner psychotherapeutischen Praxis gemachten Erfahrung Rechnung, dass auch nach erfolgreicher Trauerarbeit eine Resttrauer bleibt, die gekennzeichnet ist durch bei Erinnerung an den Verstorbenen empfundenen Schmerz sowie weiterbestehender Beziehung zu diesem. Er wertet dies nicht als unbewältigte oder nicht abgeschlossene Trauerarbeit, sondern als einen normalen, ein Leben lang bestehenden Trauerprozess. Schon Freud schrieb in einem Brief an seinen Freund Binswanger 1929: „Man weiß, dass die akute Trauer nach einem solchen Verlust ablaufen wird, aber man wird ungetröstet bleiben, nie einen Ersatz finden. Alles, was an die Stelle rückt, und wenn es sie auch ganz ausfüllen sollte, bleibt doch etwas anderes. Und eigentlich ist es recht so. Es ist die einzige Art, die Liebe fortzusetzen, die man ja nicht aufgeben will." (S. Freud & Binswanger, 1992, S. 222f.)

Neuere Entwicklungen der Trauerforschung

Neuere Modelle der Trauerforschung versuchen u. a. den in der klinischen Praxis gemachten Beobachtungen von Pendelbewegungen zwischen den unterschiedlichen Bewältigungsaufgaben und -strategien bzw. damit einhergehenden emotionalen Zuständen Rechnung zu tragen. Stroebe, Stroebe und Schut (1999; 2003) entwickelten ein duales Prozessmodell, das die Trauerbewältigung als ein Pendeln zwischen den Polen Trauerarbeit (verlustorientiert) und Orientierung auf neue Lebensziele (anpassungsorientiert) beschreibt. Bezugnehmend auf die Stresstheorien von Lazarus hängen nach den Autoren die Möglichkeiten der Trauerbewältigung von den Bewältigungsstrategien bzw. der kognitiven Situationsbewertung sowie den inneren und äußeren Ressourcen ab.

Pendeln zwischen Verlust und neuen Lebenszielen

Andere Autoren (Klass, Silverman & Nickman, 1996; Neimeyer, 2001) legen dar, dass sich die Beziehung zum Verstorbenen im Rahmen der Entwicklungsprozesse ein Leben lang verändert und aufrechterhalten wird. Die Aufgabe des Trauernden ist, dem Verlust eine sich wandelnde Bedeutung zu geben. Einen ähnlichen Ansatz hat Wittkowski (2003) entwickelt, der Bindung und Sinngebung als zentral für den individuellen Verlauf der Trauer herausstellt.

Wandelnde Bedeutung des Verlustes im Lebenslauf

Zusammenfassend ist festzustellen, dass sich die wissenschaftliche Auseinandersetzung mit Trauer und ihrer Bewältigung im deutschsprachigen Raum noch im Anfangsstadium befindet. Es gibt wenige fundierte klinische Untersuchungen, hingegen eine Vielfalt von Ratgebern für Betroffene, die sich auf einzelne Erfahrungsberichte bzw. eigene Erfahrungen oder spirituelle bzw. religiöse Aspekte beziehen.

2.1.2 Komplizierte bzw. pathologische Trauer

Als komplizierte Trauerreaktion wird eine ungewöhnlich verlängerte oder verzögerte Trauer bezeichnet, die sich von der normalen Trauer, der Depression und der posttraumatischen Belastungsstörung durch spezifische Symptombildungen unterscheidet. Zu diesen gehören u. a. (vgl. Znoj, 2008):

- Traurigkeit als dominierende Emotion,
- Sehnsucht nach der verstorbenen Person,
- vorhandenes Interesse an Erinnerungen im Zusammenhang mit der verstorbenen Person,
- sich sehnen nach einem Kontakt,
- angenehme Träumereien,
- ständiges Beschäftigen mit positiven Gedanken (Idealisieren),
- intrusive Bilder der sterbenden Person (oder der Nachricht des Todes),
- Vermeiden von Situationen oder Personen, die an den Verlust erinnern.

Die trauernde Person spürt eine intensive Sehnsucht nach dem Verstorbenen und/oder erlebt wiederholt die Todessituation in Form von Gedanken oder Alpträumen. Gleichzeitig werden Personen, Gespräche, Aktivitäten, die mit dem Verstorbenen in Zusammenhang stehen, vermieden. Ein Verlust an sozialen Aktivitäten, Arbeit und Familie geht mit dieser Symptomatik häufig zusätzlich einher.

Pathologische Trauer ist kein eigenständiges Krankheitsbild

In den 90er Jahren wurden Kriterien zur Definition und Diagnose von komplizierter Trauer veröffentlicht (Horowitz et al., 1997; Jacobs, 1999). Die Frage, ob es sich dabei tatsächlich um ein eigenständiges Krankheitsbild handelt, wird noch diskutiert (Kersting 2001), auch wenn einige Autoren inzwischen konstatieren, dass sich die Hinweise häufen, dass es sich bei normaler und pathologischer Trauer um unterschiedliche Konstrukte handelt, die sich nicht nur in ihrer Intensität, sondern auch phänomenologisch unterscheiden (Dillen, Fontaine & Verhofstadt-Deneve, 2008).

Die Unterscheidung zwischen normaler und pathologischer Trauerreaktion wirft Probleme auf, da die Übergänge fließend sind und es große individuelle und diese modellierende gesellschaftliche Unterschiede gibt. Horowitz (1997) hat versucht, normale Trauer und ihre pathologische Verstärkung zu differenzieren (vgl. Tab. 1).

Tabelle 1:
Normale Trauer und ihre pathologische Verstärkung (Horowitz, 1997, zitiert nach Kersting et al., 2001)

Phase	Normale Reaktion	Pathologische Verstärkung
Heftige Affekte	heftige Gefühle (Wut, Traurigkeit, Ärger u.a.)	überwältigende Gefühle, Panik, dissoziative Symptome
Verleugnung	Meiden von Erinnerungen, sozialer Rückzug, emotionale Taubheit	Vermeidungen mit phobischem Charakter, Alkohol/Drogen, Fugues
Intrusionen	eindringliche positive, aber auch negative Erinnerungsbilder, Konzentrationsstörung	Überflutung durch negative Gefühle, Alpträume, Erschöpfung als Folge der Übererregbarkeit
Durcharbeiten	Phänomene erreichen nicht mehr die Intensität, Akzeptanz des Verlustes, aktuelle Lebensaufgaben	Unvermögen, Verlust zu integrieren, psychophysische Symptome

Tabelle 2:
Gegenüberstellung von pathologischer Trauer und Posttraumatischer Belastungsstörung (nach Ladewig, 2010, S. 20-21)

Tod eines Nahestehenden kann traumatisierend sein

Pathologische Trauer (Horowitz et al., 1997)	Posttraumatische Belastungsstörung (DSM-IV-Kriterien)
Verlust einer nahestehenden Person vor mindestens 14 Monaten	Konfrontation mit einem traumatischen Ereignis
Mindestens 3 der folgenden 7 Symptome (intrusive Symptome): – Intrusive Erinnerungen an den Verstorbenen – Schmerz und heftige Emotionen bezüglich des Verstorbenen – Starke Sehnsucht oder Wünsche, der Betroffene wäre noch am Leben – Vermeidung und Unfähigkeit, mit dem Verlust zu leben – Gefühl der Einsamkeit und Leere – Meiden von Menschen, Plätzen oder Aktivitäten, die an den Verstorbenen erinnern – Schlafstörungen – Verlust von Interesse an beruflichen, sozialen oder anderen Aktivitäten bedeutenden Ausmaßes	Intrusive Symptome: – Wiedererleben des traumatischen Ereignisses durch Intrusionen (Flashbacks, Träume) – Handeln oder Fühlen, als ob das Ereignis wiederkehrt – Intensive Belastung durch Reize, die an das Trauma erinnern – Vermeidung von Reizen, die mit dem Trauma verbunden sind – Gefühl der Entfremdung von anderen – Gefühl einer eingeschränkten Zukunft – Symptome erhöhten Arousals – Schlafstörungen, Reizbarkeit, Konzentrationsstörungen, Hypervigilanz
Auftreten der Symptomatik in den letzten Monaten, insgesamt 14 Monate nach dem Tod einer nahestehenden Person	Das Störungsbild verursacht in klinisch bedeutsamer Weise Beeinträchtigungen in sozialen, beruflichen oder anderen wichtigen Funktionsbereichen. Dauer der Symptomatik: länger als einen Monat

Pathologische Trauer ist phänomenologisch anderen psychischen Störungen ähnlich und kann von diesen z. T. schwer abgegrenzt werden. So kommen depressive Symptome während des Trauerprozesses häufig vor. Ein Kennzeichen pathologischer Trauer ist der Wechsel von Intrusionen und Verleugnung bzw. Vermeidung (Kersting et al., 2001). Diese zeigen wiederum deutliche symptomatische Überschneidungen mit der Posttraumatischen Belastungsstörung (PTBS), wie Tabelle 2 veranschaulicht.

Für die Diagnosekriterien der PTBS wird der unerwartete Tod eines Angehörigen explizit unter den möglicherweise auslösenden Traumata genannt. Das Risiko, aufgrund des Todes einer nahestehenden Person eine PTBS zu entwickeln ist zwar geringer als nach anderen Traumata, epidemiologisch gesehen ist der Tod eines nahestehenden Menschen allein aufgrund der Häufigkeit dennoch bei etwa einem Drittel der PTBS-Patienten der Auslöser der Störung. Die Frage, ob es sich bei der pathologischen Trauer um eine Sonderform der PTBS handelt, wird vielfach diskutiert (Kersting et al., 2001). Systematische Untersuchungen zur Unterscheidung zwischen pathologischer Trauerreaktion und PTBS stehen noch aus.

Risikofaktoren für komplizierte Trauer

Als Risikofaktoren für komplizierte oder pathologische Trauerreaktionen werden zum einen traumatische Umstände, zum anderen generelle und spezifische Vulnerabilitätsfaktoren genannt.

Risikofaktoren für komplizierte Trauer nach einem Todesfall (modifiziert nach Parkes, 1998, und Goldbrunner, 1996)

Beziehung zwischen dem Trauernden und dem Verstorbenen:
- hochgradig ambivalente Bindung zum Verstorbenen
- narzisstische Beziehung, Partner wird als Erweiterung des Selbst erlebt
- abhängige oder verstrickte Bindung/Beziehung zum Verstorbenen

Begleitumstände des Todes:
- Tod des Ehepartners oder eines Kindes
- Tod eines Elternteils während Kindheit oder Jugend
- plötzlicher, unerwarteter und vorzeitiger Todesfall (insbesondere mit schrecklichen Begleitumständen)
- multiple Todesfälle (insbesondere Unglücksfälle/Katastrophen)
- Tod durch Suizid
- Tod durch Mord oder Totschlag
- wenn Verlust nicht gesichert ist (z. B. Entführung, Verschwinden)

Lebensgeschichte des Trauernden:
- unsichere Bindung an die Eltern in der Kindheit (insbesondere gelernte Angst und gelernte Hilflosigkeit)

– Verluste mit nachfolgenden komplizierten Trauerreaktionen
– mehrere Todesfälle in kurzer Zeitspanne

Persönlichkeit des Trauernden:
– geringes Selbstwertgefühl
– geringes Vertrauen in andere
– psychiatrische Vorerkrankungen
– vorherige Suiziddrohungen oder Suizidversuche

Soziale Faktoren:
– abwesende oder nicht hilfreiche Familie
– Verlust wird sozial negiert, als hätte er nicht stattgefunden
– Fehlen unterstützender Netzwerke

Psychosoziale Lebensumstände für Verarbeitung von Bedeutung

Zur Beurteilung des Trauerprozesses sind neben dem Verstehen der individuellen Geschichte und Psychodynamik des Betroffenen die aktuellen Lebensumstände, sein sozialer, religiöser und ethischer Hintergrund von großer Bedeutung (Worden, 1987). Der gesellschaftliche Umgang prägt die individuelle Verarbeitung sowie die Möglichkeiten der Auseinandersetzung. So gestaltet sich der Trauerprozess einer deutschen Familie, die aus beruflichen Gründen entfernt von ihrer Verwandtschaft und ihrem engeren Freundeskreis lebt und mit Sterben und Tod bislang wenig Berührung hatte, anders als beispielsweise in einer in einem südeuropäischen Land lebenden Großfamilie, die über tradierte Rituale und Umgangsweisen mit Sterben, Tod und Trauer verfügt. Was in einem Fall gesellschaftlich institutionalisiert sein kann (z. B. Einhaltung eines Trauerjahres, die Hinterbliebenen tragen schwarz, trauern intensiv, gehen keine neuen Bindungen ein), kann in einem anderen Fall unter Umständen bereits als pathologische Trauer gedeutet werden.

2.1.3 Antizipierende Trauer

Als antizipierende (auch: antizipatorische) Trauer werden diejenigen Trauerreaktionen bezeichnet, welche vor einem real erfolgten Verlust erlebt werden. Das Konzept der antizipierenden Trauer wurde erstmals von Lindemann (1944), der angesichts der permanenten existenziellen Bedrohung von Soldaten im Zweiten Weltkrieg bei Ehefrauen Trauerreaktionen beobachtet hatte, eingeführt. Nach Rando (2000) ist antizipierende Trauer ein Phänomen, das durch Anpassungsanforderungen an einen bevorstehenden Verlust ausgelöst wird und von bereits erfahrenen Verlusten geprägt wird. Neben dem damit verbundenen Schmerz umfasst es kognitive Bewältigungsmechanismen, wie die Gedanken zum Weiterleben nach dem Tod des Erkrankten sowie eine schwierige Balance zwischen Festhalten und Loslassen. Leider wird dieser Prozess bei Betroffenen häufig nicht erkannt.

Anpassungsanforderungen an bevorstehenden Verlust

Es gibt eine Vielzahl von Konzepten zu antizipierender Trauer sowie unterschiedliche, z. T. widersprüchliche Forschungsergebnisse (vgl. Balk, 2003; Fulton, 2003; Rando, 2004). Während einige Forscher und Kliniker das Konzept grundlegend in Frage stellen (Glick, Weiss & Parkes, 1974; Parkes & Weiss, 1983; Silverman, 1974), zeigen einige Untersuchungen positive Effekte (Gilliland & Fleming, 1998; Margolis et al., 1988; Zielberfein, 1999; Zisook, 2000). Es wird angenommen, dass sich antizipatorische Trauer positiv auf den Trauerprozess nach dem Verlust auswirkt und die Trauer in ihrer Intensität abmildert (Stroebe, Stroebe & Hansson, 1993). Dies wird u. a. durch die Möglichkeit Abschied zu nehmen, ungeklärte Themen und Fragen mit dem Angehörigen zu klären und sich auf die Zeit nach dem Verlust innerlich einzustellen, erklärt. Andere Studien zeigen, dass es Menschen, die vor dem Verlust bereits getrauert hatten, nach dem Verlust im Vergleich zu Kontrollgruppen schlechter ging (Clayton, Halikas, Maurice & Robins, 1973) bzw. es keinen Einfluss antizipatorischer Trauer auf den späteren Anpassungs- und Trauerprozess gab (Parkes, 1970; Roach & Kitson, 1989). Die antizipatorische Trauerarbeit wurde in anderen Untersuchungen sogar als Risikofaktor für spätere komplexe oder schwierige Trauerprozesse identifiziert (Levy, 1991). Die antizipatorische Trauer scheint von verschiedenen Faktoren, wie ihrer Länge, abhängig zu sein. So haben Studien gezeigt, dass sich ein antizipatorischer Trauerprozess unter 6 Monaten positiv auf die Trauer nach dem Verlust auswirkte, während bei längerer Erkrankung der Einfluss negativ war (Gerber et al., 1975; Sanders, 1982-1983). Die Diskrepanzen der unterschiedlichen Studien können nach Reynolds und Botha (2006) u. a. auf Unterschiede der Konzepte des antizipatorischen Trauerns bzw. einem Mangel an einer präzisen Definition sowie Unterschiede in Stichprobe und Methodik zurückgeführt werden.

Ungeachtet der Befundlage ist die Auseinandersetzung mit dem herannahenden Verlusterlebnis für den Umgang mit der Erkrankung bzw. Situation sowie dem späteren Trauerprozess förderlich (Christ, 2000). Dies gilt für Erwachsene bzw. Eltern wie auch für Kinder und andere Angehörige. Hierzu gehören die (gemeinsame) Gestaltung und Vorbereitung auf den Abschied, Klärung von Fragen oder bestehenden ungelösten Konflikten, Auseinandersetzung mit dem Weiterleben nach dem Tod des Angehörigen. So kann in der Phase der antizipierenden Trauer die „Liebe in Anwesenheit“ zur „Liebe in Abwesenheit“ werden (Rando, 2000).

2.2 Familiäre Verlustsituationen bei Erwachsenen

2.2.1 Partnerverlust

Der Verlust des Partners stellt ein kritisches Lebensereignis dar und wird in der Stressforschung zu den größten Stressoren gezählt (Holmes & Rahe,

1967). Das Risiko, in der Folge des Verlustes eine psychische oder körperliche Störung zu entwickeln, ist deutlich erhöht (Cramer, 1993; Stroebe, Stroebe & Schut, 2001; Stroebe & Stroebe, 1987; Umberson, Wortman & Kessler, 1992). Auch steigt das Mortalitätsrisiko. So hat eine 1986 bis 1991 durchgeführte finnische Studie an 1,58 Millionen verheirateten Männern und Frauen im Alter von 35 bis 84 Jahren (Martikainen & Valkonen, 1996) gezeigt, dass verwitwete gegenüber verheirateten Frauen einem durchschnittlich um 9 % erhöhten Sterberisiko ausgesetzt waren. Bei Männern lag das Risiko bei 21 %. Im Alter von 35 bis 64 Jahren steigt die Sterbewahrscheinlichkeit bei Frauen um 25 %, bei Männern sogar um 66 % an.

Erkrankungs- und Sterberisiko steigt nach Partnerverlust

Nach Stroebe und Stroebe (1987) verlieren nach dem Tod des Partners die Betroffenen instrumentelle, validierende und emotionale Unterstützung sowie soziale Identität (Defizit-Modell). Der Verlust instrumenteller Unterstützung hängt im Sinne von sozialer Arbeits- und Rollenverteilung von der Bedeutung der Rolle, die der Partner innehatte, ab. Je umfangreicher diese war, desto größer wird der Verlust in diesem Bereich erlebt. Hilflosigkeitsgefühle und Überforderung sind häufig die Folge. Die validierende Unterstützung umfasst die Bestätigung durch einen bedeutsamen anderen. Der Verlust dieser kann zu Verunsicherung in Bezug auf das eigene Welt- und Selbstbild bis hin zu Ängsten, nicht mehr normal zu sein oder verrückt zu werden, führen. Der Verlust emotionaler Unterstützung durch Liebe und Zuwendung als zentraler Bereich kann sich u. a. auf die psychische Gesundheit und das Selbstwertgefühl auswirken. Letzteres wird ebenfalls durch Veränderungen der sozialen Identität durch Absinken des Sozialstatus oder durch negative oder veränderte Eigen- und Fremdzuschreibungen beeinträchtigt sein.

Veränderungen der sozialen Identität

Gerade für Eltern minderjähriger Kinder ist der Verlust des Partners häufig mit Einschränkungen oder dem Verlust finanzieller Ressourcen verbunden, was als (existenzielle) Belastung erlebt wird. Das vormals geteilte Sorgerecht muss nun allein ausgeübt werden und kann, gerade in der ersten Zeit, als Überforderung und extrem schmerzlich erlebt werden.

2.2.2 Verlust eines Kindes

Sterben und Tod in Kindheit und Jugend sind aufgrund der fortschreitenden medizinischen Qualität in westlichen Gesellschaften seltener geworden. Die Intensität der Trauer übertrifft jedoch die anderer Verluste. Tiefste Verzweiflung, Trauer und Angst, aber auch Schuld- und Ohnmachtsgefühle sowie Wut beherrschen den Alltag der Eltern. Hoffnungen und Träume für die Zukunft werden zerstört, der Sinn des Lebens scheint plötzlich verloren gegangen. Viele Eltern erleben den Tod eines Kindes so, als sei ein Teil von ihnen gestorben, als wären sie einem niemals endenden Schmerz ausgesetzt. Der natürliche Lebenszyklus ist umgekehrt, Zukunftsentwürfe

Umkehr des natürlichen Lebenszyklus

werden zerstört, was es schwer macht, den Verlust zu akzeptieren und wieder eine Perspektive zu entwickeln. Viele Eltern sind orientierungslos und bezweifeln, dass ihr Leben jemals wieder einen Sinn bekommt.

Kinder sind eine Erweiterung der Eltern, aus diesen hervorgegangen. Sie sind diejenigen, die es später anders (besser) haben und bestimmte Fehler nicht machen werden; sie repräsentieren elterliche Selbstaspekte und kümmern sich bestenfalls um die Eltern, wenn diese alt sind. Diese starken körperlichen und emotionalen Bande werden durch den Tod zerstört. Anders als bei anderen Verlusten geht der Tod eines Kindes zumeist mit gravierenden Einschränkungen der Funktionen der Eltern einher (Rubin, 1993). Dies hat Auswirkungen auf die Möglichkeiten, sich um Geschwister des verstorbenen Kindes zu kümmern (vgl. Kapitel 3). Trauer, depressive Gefühle und Schuldgefühle, Angst, vermindertes Selbstvertrauen, somatische Beschwerden und eine Okkupiertheit mit dem verstorbenen Kind können über lange Zeit vorherrschend sein. Die Trauer über den Verlust eines Kindes ist, wie Langzeitstudien gezeigt haben (Rubin, 1993; Rubin & Malkinson, 2001), ein (lebens-)langer Prozess. Auch noch viele Jahre nach dem Tod des Kindes sind Eltern mit ihm innerlich stark beschäftigt. Einige Eltern fühlen sich von ihrer Umgebung wenig unterstützt und aufgenommen. Manche ziehen sich in ihrem Schmerz zurück. Kann die Trauer nicht zugelassen werden oder wird sie verdrängt, kann es zu Isolation, Vereinsamung oder Depression kommen. Manche Eltern flüchten sich in Arbeit oder konsumieren Medikamente, Alkohohl oder Drogen. Tragische Todesumstände oder Unterschiede im Trauerverhalten bei Mutter und Vater können zu Konflikten in der Partnerschaft führen.

Einschränkung der Elternfunktion und pathologische Trauerreaktionen

Der Tod eines Kindes erschüttert die gesamte Familie und ihr emotionales Gleichgewicht. Neben den bereits beschriebenen Schwierigkeiten und Konflikten sind Eltern-Kind-Probleme sowie Schwierigkeiten der Geschwisterkinder häufig anzutreffende Folgen (Kaplan, 1978). In manchen Familien übernimmt ein überlebendes Kind unbewusst die Rolle des verstorbenen Kindes, in anderen Familien werden später geborene Kinder zum bewussten oder unbewussten Ersatz.

Zusammenfassung

Trauer ist eine normale Reaktion auf ein schmerzliches Ereignis und die Reaktionen darauf sind vielfältig und individuell. Sie äußern sich in unterschiedlichen Bereichen (emotional, körperlich, sozial etc.) und stellen den Trauernden vor Aufgaben, die es zu bewältigen gilt: u. a. Anerkennung der Realität, Erleben des Trauerschmerzes, Ausdruck unakzeptabler Gefühle, Bewertung des Verlustes, Neuorientierung. Neuere Modelle der Trauerforschung verstehen Trauer als Pendelbewegung zwischen unterschiedlichen Bewältigungsaufgaben und -strategien bzw. damit einhergehenden emotionalen Zuständen sowie der Orientierung

auf neue Lebensziele. Die Beziehung zum Verstorbenen wird ein Leben lang aufrechterhalten und verändert sich in seiner Bedeutung. So bleibt auch nach erfolgreicher Trauerarbeit eine Resttrauer bestehen.
Bei der komplizierten Trauer (auch verlängerte oder verzögerte Trauer genannt) halten Symptome und Verhaltensweisen wie Panik, Schlafstörungen, Verleugnung, Intrusionen über längere Zeit an. Sind diese in ihrer Ausprägung besonders intensiv und kommt es u. a. zu wiederholten Flashbacks, Vermeidung, erhöhtem Arousal, Reizbarkeit oder Hypervigilanz, kann eine Posttraumatische Belastungsstörung (PTBS) vorliegen. Die Übergänge hierzu sind z. T. fließend und es wird diskutiert, ob es sich bei der pathologischen Trauer um eine Sonderform der PTBS handelt. Als Risikofaktoren für die Entstehung pathologischer Trauer können beispielsweise die Begleitumstände des Todes, die Lebensgeschichte oder Persönlichkeit des Trauernden oder seine Beziehung zum Verstorbenen relevant sein.
Der Verlust des Partners ist ein kritisches Lebensereignis, welches von hoher Belastung begleitet wird. Die Betroffenen verlieren die emotionale, instrumentelle und validierende Unterstützung sowie ihre soziale Identität. Das eigene Welt- und Selbstbild werden in Frage gestellt. Das familiäre Gleichgewicht wird durch den Tod eines Elternteils tief erschüttert. Stirbt ein Kind bzw. Geschwister, wird der natürliche Lebenszyklus umgekehrt. Viele Eltern erleben den Tod eines Kindes als niemals endenden Schmerz und sind in der Ausübung elterlicher Funktionen häufig vorübergehend eingeschränkt verfügbar. Dies kann sich auf das emotionale Gleichgewicht der überlebenden Geschwister auswirken.

3 Verlusterfahrungen bei Kindern und Jugendlichen

3.1 Entwicklungspsychologische Grundlagen: Altersabhängige Todeskonzepte und Reaktionen auf Tod und Sterben

Die Reaktionen eines Kindes auf Verlust sowie seine Trauer unterscheiden sich von denen Erwachsener. Jüngere Kinder fragen beispielsweise häufig, ob ein Verstorbener bald wiederkommt oder verhalten sich bei der Beerdigung ganz leise, um den Toten nicht aufzuwecken. Kinder lernen erst im Laufe ihrer Entwicklung, dass alle Menschen irgendwann sterben müssen. Die Auseinandersetzung mit Sterben und Tod als auch die Entstehung eines inneren Konzeptes hiervon erfolgen allmählich. Sie sind vom jeweiligen kognitiven und emotionalen Entwicklungsstand sowie dem unmittelbaren bzw. gesellschaftlichen Umfeld abhängig. Letzteres spielt eine wichtige Rolle dabei, wie das Kind das Ereignis vom Tod eines Angehörigen erlebt und welche Möglichkeiten es bekommt, sich mit der Unterstützung anderer damit auseinanderzusetzen.

Todeskonzept entsteht allmählich

Kinder sind von Sterben und Tod anders betroffen als Erwachsene: Selbst- und Objektrepräsentanzen sind in früher Kindheit noch größtenteils ungetrennt, Realitätsprüfung und Affekttoleranz unzureichend, die Abwehrstrukturen labil. Das Kind ist, um sich entwickeln zu können, auf die libidinöse Besetzung bzw. narzisstische Zufuhr von außen angewiesen. Der Verlust eines Liebesobjektes ist vor diesem Hintergrund fundamentaler, da er das narzisstische und affektive Gleichgewicht des Kindes existenziell bedroht, und – vor allem in jungen Jahren – gleichzeitig einen Selbstverlust darstellt (Bürgin, 1989). Zudem rührt der Verlust eines Elternteils oder Geschwisters häufig altersspezifische Entwicklungsthemen und Probleme an, die eine Verarbeitung erschweren können. Todes- und Vernichtungswünsche gegenüber anderen Menschen gelten z. B. im Kindesalter als normaler Bestandteil der Entwicklung, können aber zu quälenden Schuldgefühlen führen, wenn der Tod tatsächlich eintritt. So kann ein Kind, das im Kleinkindalter leidenschaftliche Zuneigung zu einem Elternteil und Wünsche, das andere Elternteil loszuwerden, entwickelt, durch den Tod des tot gewünschten Elterteils die quälende Phantasie entwickeln, an diesem Schuld zu sein.

Selbstverlust

Vernichtungswünsche

Wie entwickeln sich die Möglichkeiten des Kindes, den Tod zu begreifen und Erfahrungen von Sterben und Tod zu verarbeiten? Es ist sinnvoll, sich diesen Fragen von verschiedenen entwicklungspsychologischen Perspektiven – der kognitiven und emotionalen – aus zu nähern, um die kindlichen Voraussetzungen besser zu verstehen. Dass Menschen sterben, weiß das Kind nicht von Anfang an. Das Verständnis für den Tod und die Sterblichkeit der Menschen ist eng an die kognitive Entwicklung des Kindes gebunden und von der emotionalen Entwicklung und ihrer Sozialisation beeinflusst. Kinder im Vorschulalter erfassen kaum, dass Tote keine Sinneswahrnehmungen mehr haben oder nicht mehr zurückkehren können. Ihre aus diesem „unreifen“ Verständnis herrührenden konkretistisch anmutenden Fragen nach dem Tod lösen bei Erwachsnen nicht selten ein Gefühl von Schrecken und Hilflosigkeit aus. Das sogenannte „reife“ Todeskonzept entwickelt sich im Laufe der Kindheit etwa bis zum 9. Lebensjahr. Es umfasst verschiedene Dimensionen, die von Kindern in unterschiedlichen Altersstufen erreicht werden. Insofern lässt sich die Frage „Wann verstehen Kinder den Tod?“ nicht mit einer einfachen Altersangabe beantworten. In vielen Studien wird das Todeskonzept mit folgenden vier Teilkonzepten beschrieben (vgl. Cotton & Range, 1990; Kane, 1979; Wittkowski, 1990):

- Irreversibilität, d. h. der Tod ist endgültig, es gibt keine Rückkehr ins Leben,
- Nonfunktionalität, d. h. alle Körperfunktionen, alle Sinne haben vollständig aufgehört zu funktionieren,
- Kausalität, d. h. es besteht ein Verständnis biologischer Todesursachen (im Gegensatz zu magischem Denken, dass z. B. böse Gedanken den Tod verursachen könnten),
- Universalität, d. h. es gibt kein Leben ohne den Tod.

Todeskonzept gehört zu den komplexesten Begriffen unserer Kultur

Das Konzept des Todes gehört zu den komplexesten Begriffen unserer Kultur. Eine Übersicht über die Entwicklung von Todeskonzepten beim Kind sowie den konzeptionellen Schwierigkeiten entsprechender Studien gibt Ramachers (1994).

Nachfolgend werden unterschiedliche Altersphasen und Entwicklungsprozesse im Hinblick auf Erleben und Umgang mit Tod und Sterben dargestellt. Die Übersicht greift auf die umfangreichen Forschungen von Christ (2000; 1991), Silverman (2000) sowie Webb (2002) zurück, in denen Kinder und Jugendliche als Angehörige von Sterbenden untersucht wurden. Ramachers (1994) gibt einen Überblick über Untersuchungen, die an Normalpopulationen durchgeführt wurden (vgl. auch die Darstellung in Möller et al., 2011). An dieser Stelle sei vermerkt, dass die in diesem Abschnitt dargestellten Entwicklungsschritte auf von in westlichen Industriegesellschaften entwickelten Annahmen und Erfahrungen basieren, was bei der Lektüre und Anwendung im klinischen Alltag berücksichtigt werden sollte.

3.1.1 0 bis 2 Jahre (Säuglings- und Kleinkindalter)

Entwicklungspsychologische Aspekte

Im ersten Lebensjahr ist der Säugling in existenzieller Abhängigkeit und ganz auf die elterliche Versorgung angewiesen. Es erlebt sich in Einheit mit den Bezugspersonen. Die Eltern stellen sich auf die Bedürfnisse des Säuglings ein, sorgen für deren Befriedigung und helfen bei der Regulierung von Erregungs- und Wachheitszuständen. Sie sorgen für positive Spiegelung, Anerkennung und Anteilnahme.

Empathischer und wechselseitig stimulierender Dialog zwischen Eltern und Säugling

Die Eltern befinden sich mit ihrem Kind in einem empathischen und wechselseitig stimulierenden Dialog, helfen ihm durch Spiegelung und Markierung der Affekte, diese als zu sich gehörig wahrzunehmen (Fonagy, Gergely, Jurist & Target, 2002). Auf diesem Wege erhält der Säugling eine erste bewusste Vorstellung – ein Bild – seines eigenen Zustandes, den er zuvor nur undifferenziert erlebt hat. Im Alter von 9 bis 15 Monaten lernt der Säugling zudem, in seinen und den Handlungen anderer eine Intention zu erkennen. Er kann sich, angefangen auf der körperlichen bis hin zur sozialen und repräsentationalen Ebene, als Ursacher wahrnehmen. Auch bei der Verarbeitung negativer Gefühle spielen die Eltern eine wichtige Rolle. Die Affekte des Säuglings bzw. Kleinkindes werden von den Eltern aufgenommen und in modifizierter, abgemilderter Form wieder zurückgegeben. Diese von Bion (1962) als Containment bezeichnete elterliche Funktionsübernahme hilft dem Säugling bzw. Kleinkind, eigene Affekte zu symbolisieren, Erfahrungen zu reflektieren und durchzuarbeiten.

Durch den überwiegend stabilen, verlässlichen Kontakt, die libidinöse Besetzung sowie die elterliche Funktionsübernahme entstehen beim Kind Gefühle des (Ur-)Vertrauens in zwischenmenschliche Beziehungen bzw. eine sichere Bindung. Objektkonstanz entwickelt sich und das Kind lernt, zwischen Selbst und Objekt, zwischen innen und außen zu differenzieren. Ab dem Alter von ca. 8 Monaten kann der Säugling zwischen belebt und unbelebt unterscheiden.

Im 2. bis 3. Lebensjahr erlebt das Kind, dass es etwas produzieren, besitzen und steuern kann. Gefühle von Macht, Kontrolle und Besitz entstehen. Auseinandersetzungen mit und Abgrenzungen von den Eltern werden erprobt.

Kognitive Aspekte und Todeskonzepte

Nach Piaget (1983) sind Säuglinge in diesem Alter im sensumotorischen Stadium, was bedeutet, dass das Kind die Welt fast ausschließlich durch seine Sinne und motorischen Aktivitäten erfährt. Die symbolische Funktion, die ermöglicht, in Abwesenheit von einem Objekt an und über dieses zu denken, ist noch nicht vorhanden. Das Kind kann sich nur in Zusammenhang mit seiner Umgebung und sich selbst als Zentrum dieser vorstellen. Kinder in diesem Alter haben noch kein Konzept vom Tod und können zwischen Tod und Trennung nicht unterscheiden.

Säuglinge können zwischen Tod und Trennung nicht unterscheiden

Reaktion auf Verlust und Trauer

Kommt es in dieser Zeit zu schwerer Erkrankung oder Verlust eines Elternteils, kann die Beziehung zwischen Eltern und Kind in ihrem Gleichgewicht empfindlich gestört werden. Säuglinge und Kleinkinder spüren die Stimmungen der unmittelbaren Bezugspersonen. Sie nehmen wahr, wenn es diesen nicht gut geht, sie im Kontakt innerlich mit anderen Dingen beschäftigt sind und nicht ausreichend zur Verfügung stehen. Manchmal verändert sich, z. B. bei Krankenhausaufenthalten, körperlichen Beeinträchtigungen oder Verlust eines Elternteils, der gewohnte Tagesrhythmus oder es kommt zu einem plötzlichem Wechsel der Bezugsperson. Diese Veränderungen können zu Irritationen und (existenziellen) Ängsten führen und das emotionale sowie körperliche Gleichgewicht des Kindes erschüttern. Dies kann sich u. a. in Form von Trennungsangst und Regulationsstörungen zeigen. Da der Säugling noch keine Vorstellung vom Tod hat, reagiert er eher auf die Auswirkungen des Todes, wie z. B. die Trennung, als auf den Tod selbst. Kommt es zu einer Trennung von den Eltern ohne entsprechenden Bindungsersatz bzw. ausschließlich körperlicher Grundversorgung, kann es zu einer wie von Spitz (2005) beschriebenen anaklitischen Depression kommen, mit Symptomen des anhaltenden Weinens, Schreiens, Rückzugs, Wimmern, später Kontaktstörungen und Apathie. Gravierende Mangelsituationen in der frühen Kindheit haben zur Folge, dass Urvertrauen, sichere Bindungsmuster oder die Fähigkeit zur Mentalisierung (d. h. die Vorstellung von Gründen für das emotionale und kognitive Verhalten eines anderen Menschen) nicht entwickelt werden können, was sich u. a. in den Möglichkeiten der Beziehungsgestaltung in späteren Lebensjahren, der Regulation von Affekten, niederschlagen kann.

Trennungsangst und Regulationsstörungen

Beispiele: Verlust im Säuglingsalter

Die 32-jährige Mutter eines 8 Monate alten Säuglings wird durch den überraschenden Tod ihres Ehemannes tief erschüttert. Sie ist verzweifelt, bricht immer wieder unvermittelt in Tränen aus. Das Baby ist aus dem Gleichgewicht geworfen und nimmt wahr, dass seine Mutter sich nicht mehr wie früher an ihm erfreuen und seine Stimmung aufnehmen kann. Auch der Tagesrhythmus ist aufgrund der äußeren Notwendigkeiten, die Beerdigung vorzubereiten und rechtliche Dinge zu regeln, anders als sonst. Das vorher ausgeglichene Baby reagiert mit Schreien, Unruhe und Koliken. Erst als die in einer anderen Stadt wohnenden Großeltern für einige Wochen kommen, die Mutter entlasten und die Versorgung des Babys übernehmen, wird dieses wieder zunehmend ruhiger.

Ein 3 Monate altes Baby wurde von einer alleinerziehenden Mutter nach dem Suizid des Vaters in ein Heim gegeben, wo eine Erzieherin 10 Kinder versorgte. Nachdem das Baby anfänglich durch Schreien und lautstarke Proteste auf sich aufmerksam gemacht und versucht hat, den Kontakt zur Erzieherin herzustellen, was jedoch in seltenen Momenten geglückt ist, zieht sich das Kind zunehmend zurück. Es wird weniger aktiv und dreht sein Gesicht zur Seite, wenn jemand versucht, zu ihm Kontakt aufzunehmen. Nach 3 Monaten zeigt es geringe motorische Aktivität und Teilnahmslosigkeit. Die natürlichen Entwicklungsprozesse wie Krabbeln und Lautieren finden deutlich später statt. Erst im Alter von 2 Jahren kann das Kind krabbeln, was es mit wiederholten Schaukelbewegungen verbindet.

3.1.2 3 bis 5 Jahre (Kleinkindalter)

Entwicklungspsychologische Aspekte

In diesem Alter kommt es zu einer zunehmenden Differenzierung zwischen Selbst und Objekt. Das Kind lernt, eigene Gefühle zu erkennen und sich in andere hineinzuversetzen. Denk- und Sprachvermögen werden stark weiterentwickelt. Das Kind entdeckt, dass es die Möglichkeit hat, etwas zu zerstören, dass es Dinge geschehen und ungeschehen machen und durch seine Gedanken, Wünsche und Handlungen Einfluss auf die Realität nehmen kann. Zugleich ist das Kind immer noch stark im magisch-onmipotenten Denken verhaftet und bezieht vieles auf sich. Das Kind löst sich allmählich aus der frühkindlichen Abhängigkeit in eine beginnende Autonomie. Selbstwertentwicklung und Selbstentwicklung schreiten voran.

Magisch-omnipotentes Denken

Im Alter von 3 Jahren beginnt eine Auseinandersetzung mit dem eigenen Körper, der lustvoll erkundet wird. Auch der Körper anderer wird interessiert betrachtet und exploriert. Das Kind entwickelt in dieser Zeit leidenschaftliche und zärtliche Gefühle für ein Elternteil, während das andere Elternteil als störender Rivale erlebt und mit eifersüchtigen Gefühlen oder negativen Wünschen belegt wird (ödipale Phase).

Ödipale Phase

Kognitive Aspekte und Todeskonzepte

Nach Piaget (1983) sind Kinder im Alter von 2 bis 4 Jahren auf der Stufe des symbolischen oder vorbegrifflichen Denkens. Geistige Bilder treten an die Stelle der sensomotorischen Aktivitäten des Säuglingsalters. Das Kind erwirbt die Fähigkeit, mit Vorstellungen und Symbolen umzugehen, das

Bezeichnete (ein Objekt, ein Ereignis) durch ein Bezeichnendes (ein Wort, eine Geste, eine Vorstellung) zu repräsentieren. Es kann sich bereits sprachlich äußern, wodurch seine Art des Denkens, Einsicht in Probleme sowie Sicht der Welt erkennbar werden. „Als-ob"-Spiele werden möglich, das Denken ist jedoch noch einseitig und beinhaltet nur die Ausführung einer einzigen inneren Handlung. Als „Fehler", die das Kind in diesem Stadium macht, nennt Piaget: unangemessene Generalisierungen, Egozentrismus des Kindes, Zentrierung, eingeschränkte Beweglichkeit sowie fehlendes Gleichgewicht.

Symbolisierungsfähigkeit, Egozentrismus

Im Alter von 4 bis 7 Jahren gelangen Kinder auf die Stufe des anschaulichen Denkens. Das Vokabular wird stark erweitert, Verallgemeinerungen und Erklärungen werden gesucht. Aufgrund des noch bestehenden ausgeprägten Egozentrismus des Kindes sind diese Erklärungen jedoch vielfach unangemessen und finalistisch. Es bleibt noch ganz auf die augenblickliche Situation und den eigenen Standpunkt bezogen. Der Egozentrismus wird erst später durch Erfahrung und Speicherung unterschiedlicher Ansichten sowie durch sozialen Austausch in der Kommunikation mit Sozialpartnern überwunden.

Der Tod wird von Kindern in dieser Altersstufe als zeitweilig und reversibel, als Weiterleben unter anderen irdischen Bedingungen, aufgefasst. Totsein wird als etwas Graduelles verstanden; man kann z. B. „ein bisschen tot sein". Ein präziser und definierter Zeitbegriff fehlt, sodass Endlichkeit und Endgültigkeit noch nicht verstanden werden. Manche Kinder beschreiben Tod daher auch als „Weggehen" oder eine Art Schlaf. Interessanterweise kann aber bereits ein Konzept des Tötens bestehen, ohne dass eine vollständige Konzeption davon besteht, was „tot sein" bedeutet (Lonetto & Templer, 1986). Das kann zu Missverständnissen führen, wenn Erzieher aus der Tatsache, dass „tot sein" gespielt wird, schließen, dass das Kind ein dem Erwachsenen ähnliches Bewusstsein für den Tod hat. Auch Sterbenden gegenüber kann sich das Kind in diesem Alter nicht vorstellen, dass es eine „Ursächlichkeit ohne ein handelndes Wesen" (Ramachers, 1994) geben kann, in diesem Sinne existiert der Tod nur durch Tötung. So fragen Kinder diesen Alters: „Warum *wollte* Papa tot sein?"

Todeskonzept: zeitweilig und reversibel, Tod existiert nur durch Tötung

Reaktion auf Verlust und Trauer

Kommt es in dieser Zeit zu einem Verlust, dauert es meist lange, bis dieser verstanden wird. Kinder fragen häufig über Wochen oder Monate nach dem Menschen, den sie verloren haben, reagieren mit Trennungsangst, regressiven Verhaltensweisen oder Forderungen nach Ersatzpersonen. Dies ermöglicht ihnen, durch Aktivierung von Bindungssystemen und Rückzug auf vertraute, Sicherheit spendende frühere Verhaltensweisen die schwierige Situation zu bewältigen.

Die Antwort des Kindes auf den Verlust hängt von den Reaktionsweisen seiner unmittelbaren Umgebung ab. Kinder erfassen die Reaktionen sehr genau, reagieren darauf imitierend oder z. T. auch tröstend.

Phantasie, für den Tod verantwortlich zu sein

Die Verhaftung im magisch-omnipotenten Denken kann zu Schuldgefühlen und Phantasien führen, für den Tod verantwortlich zu sein, diesen durch „böse" Gedanken oder schlechtes Benehmen verursacht zu haben. Manche Kinder erleben Tod oder damit verbundene Trennung von Bezugspersonen als Bestrafung durch Verlassenwerden. Mit Krankheit verbundene körperliche Veränderungen wie Haarverlust, Gewichtsabnahme oder Verlust von Körperteilen können bei kleinen Kindern zu archaischen Verstümmelungsängsten führen. Ein unbeschwerter Umgang mit dem eigenen Körper kann dadurch beeinträchtigt werden.

Die Reaktionen können sehr unterschiedlich und sprunghaft sein, was mit dem altersspezifischen Erleben und der noch unzureichenden Regulation der Emotionen in Zusammenhang steht. Es ist möglich, dass ein Kind in einem Moment traurig ist, sich im nächsten wieder vergnügt mit seinen Spielsachen oder anderen Kindern beschäftigt.

Vorübergehende Entwicklungsrückschritte

Manche Kinder fangen nach Verlusterlebnissen wieder an, am Daumen zu lutschen, körperliche Nähe und Geborgenheit der Eltern oder Bezugspersonen zu suchen oder in kindliche Sprache zu verfallen. Diese vorübergehenden Entwicklungsrückschritte dienen dem Kind zunächst dazu, die Belastungen zu bewältigen. Halten sie jedoch an, kann ein Fortschreiten der Entwicklung in wichtigen Bereichen nicht erfolgen und es können gravierende Probleme bei der Verarbeitung auftreten.

Beispiele: Tod eines Angehörigen im Kleinkindalter

Die 4-jährige Klara zeigt sich viele Monate nach dem plötzlichen Unfalltod ihrer 6 Monate alten Schwester sehr traurig, bedrückt und weinerlich. Im Rahmen einer psychotherapeutischen Behandlung kann verstanden werden, dass sie die Phantasie hatte, den Tod ihrer Schwester durch starke Rivalitäts- und Eifersuchtsgefühle hervorgerufene Todeswünsche verursacht zu haben. Die Benennung dieser Wünsche durch den Therapeuten und die Erklärung, dass sie den Tod ihrer Schwester nicht verursacht habe, entlasten Klara von ihren quälenden Schuldgefühlen. Der Trauerprozess, der an dieser Stelle stagnierte, kann sich etwas lösen, was Klara ermöglicht, den Tod ihrer Schwester zu betrauern und gleichzeitig auch wieder etwas Lebensfreude zu empfinden.

Der 4½-jährige Michael teilt vor der Beerdigung seines Großvaters mit, dass auf dieser nicht gesungen werden dürfe, da sonst der Großvater aufwache.

Christina (5½ Jahre) reagiert auf den Tod des Vaters mit Trennungsängsten und Anklammerung an die Mutter, Daumenlutschen und kindlichen Verhaltensweisen. Sie verfällt in Babysprache und äußert große Angst, dass ihrer Mutter etwas passieren könnte, wenn diese sich von ihr entfernte.

Der Vater des 5-jährigen Jonas ist verstorben, während Jonas mit seiner Mutter auf Reisen war. Jonas, der keine Möglichkeit gehabt hat, seinen Vater noch einmal zu sehen oder von ihm Abschied zu nehmen, fragt seine Mutter nach der Trauerfeier wiederholt „Kann Papa jetzt aufhören tot zu sein?“ (vgl. Haagen & Romer, 2006).

3.1.3 6 bis 8 Jahre (Schulkindalter)

Entwicklungspsychologische Aspekte

Beschäftigung mit Sachthemen

Mit dem Schulalter wird das Autonomiebestreben noch deutlicher und das Kind allmählich fähig, auf unmittelbare Befriedigung seiner Bedürfnisse zu verzichten. Die Beschäftigung mit Sachthemen (Schule), Spielen mit Geschlechtsgenossen und Orientierung an diesen nehmen an Bedeutung zu. Das Kind erwirbt Leistungs- und soziale Kompetenz, übernimmt kulturelle Werte. Leistungs- und Anpassungsprobleme können das Selbsterleben und Selbstwertgefühl beeinträchtigen. Es kommt zu weiterer Ablösung von den Eltern und Orientierung an Vorbildern wie Lehrer, Trainer, Nachbarn. Die Eltern spielen jedoch nach wie vor eine große Rolle: Sie geben u. a. emotionale Wärme, Sicherheit, Wertschätzung und Ermutigung.

Kognitive Aspekte und Todeskonzepte

Nach Piaget (1983) befindet sich das Kind nun im Stadium der konkreten Operationen bzw. des konkreten Denkens (7. bis 10. Lebensjahr). Strukturen und Operationssysteme, die die Bewältigung der Probleme des vorhergehenden Stadiums ermöglichen, werden entwickelt. Die gedanklichen Operationen sind zwar weiterhin an anschaulich erfahrbare Inhalte gebunden, jedoch weitaus beweglicher. Verschiedene Aspekte eines Gegenstandes oder einer Handlung können gleichzeitig wahrgenommen und ihre Beziehung zueinander erfasst werden. Das Denken wird reversibel, d. h. die konkreten Operationen können gedanklich umgekehrt werden, sodass eine durchgeführte Operation wieder aufgehoben werden kann. Phantasien oder Wunschvorstellungen spielen immer noch eine wichtige Rolle („magisches Denken“) und werden der „Realität“ oftmals übergeordnet bzw. letztere wird bewusst manipuliert.

Mit Beginn der Schule und Erwerb von Wissen beginnt ein kognitives Wachstum, das zur Erweiterung bzw. Loslösung aus der egozentrischen

Loslösung aus der egozentrischen Perspektive

Perspektive führt. Schulkinder verfügen bereits über ein Todeskonzept, das Endlichkeit und Abschied einschließt. Sie machen sich über die Krankheit Gedanken und können sich in den Elternteil und seine Situation empathisch einfühlen. Wenn Eltern schwer krank sind, zeigen sich manche Kinder von ihrer stärksten Seite um die Eltern nicht zusätzlich zu belasten, während sie innerlich mit Gefühlen der Verzweiflung und Trauer kämpfen. Manche Kinder haben Schuldgefühle, wenn sie Spaß haben, oder das Gefühl, für ihre Eltern an Bedeutung verloren zu haben (Diareme et al., 2007).

Erleben von Verlust und Trauer

Kinder zwischen 6 und 8 Jahren können den Tod eines Menschen antizipieren, reagieren darauf jedoch eher mit Angst als mit antizipatorischer Trauer, d. h. Trauer vor dem Verlust des geliebten Menschen (vgl. Kapitel 2.3). Manche Kinder haben Angst zu sterben oder Angst, dass nahen Angehörigen etwas zustoßen könnte. Sie fordern – oftmals auch schon vor dem Tod des Angehörigen – Ersatzbezugspersonen. Starke Emotionen wie Traurigkeit, Angst, Schuld sowie Ärger auf den Verstorbenen oder Menschen im Umfeld, die dem Verständnis des Kindes nach den Tod nicht verhindert haben, können auftreten. Auch in dieser Phase können magische Vorstellungen und Verschuldungsphantasien eine Rolle spielen. Kinder sind in diesem Alter noch unzureichend in der Lage, sich abzulenken oder die eigenen Affekte zu regulieren, sodass sie manchmal von Gefühlen überwältigt werden. Konflikte mit Familienangehörigen oder Gleichaltrigen treten bei manchen Kindern als Ausdruck ihrer Belastung gehäuft auf.

Körperliche Symptome treten gehäuft auf

In dieser Altersstufe treten somatische Symptome vermehrter auf als in anderen Altersgruppen. Viele Kinder reagieren mit Kopf- und Bauchschmerzen, Verdauungs- und Schlafproblemen, depressiven Symptomen, Appetitlosigkeit, Ängstlichkeit oder Trennungsangst.

Beispiele: Verluste im Schulkindalter

Der 7-jährige Kai, dessen Vater an Krebs verstorben ist, zeigt nach seinem Tod starke Versagensängste in der Schule. Dinge, die er gut konnte, gelingen ihm nicht mehr, er ist unsicher, häufig weinerlich. Die Mutter muss ihn wegen Bauchschmerzen mehrere Tage zu Hause behalten. In Absprache mit der Mutter und Kai führt die Lehrerin mit der Klasse eine Stunde durch, in der das Thema „Sterben und Tod“ behandelt werden und Kai von seinen Erlebnissen berichten kann. Die Schüler reagieren mitfühlend und es wird in der Klasse überlegt, wie Kai in dieser schwierigen Zeit unterstützt werden kann. Verständnis und Bestätigung seitens der Mitschüler sowie die intensive Begleitung durch die Klassenlehrerin tun Kai gut. Sie geben ihm Halt und lassen ihn wieder Vertrauen in seine Fähigkeiten gewinnen.

Die 8-jährige Ute hat ihre über viele Jahre stark depressive Mutter durch Suizid verloren. Sie wird immer wieder überwältigt von Gefühlen des Schmerzes, der Verzweiflung und Trauer, aber auch ohnmächtiger Wut, die sich in wiederkehrenden Wutausbrüchen ihren Geschwistern gegenüber äußert. Dem Vater fällt es schwer, Ute zu begrenzen und zu beruhigen, weshalb er schließlich Hilfe bei einer Psychologin sucht.

Die 7-jährige Martina hat bei einem Autounfall, bei dem ihre Mutter das Auto steuerte, ihre 2-jährige Schwester verloren, die mit ihr auf dem Rücksitz gesessen hatte. Nach dem Tod ist sie „wie versteinert" und mag nichts mehr essen, sodass sich die Mutter an eine Beratungsstelle wendet. In Gesprächen mit dem Psychologen wird deutlich, dass Todeswünsche, die von Eifersuchts- und Neidgefühlen gespeist waren, starke Schuldgefühle bei Martina hervorrufen und sie nicht mehr sicher ist, ob ihre Phantasien den Tod herbeigeführt haben. Als der Psychologe diese anspricht und auch die Eltern Martina versichern, dass sie an dem Unfall keine Schuld trägt, ist sie deutlich entlastet und bricht in Tränen aus.

3.1.4 9 bis 11 Jahre (Schulkindalter)

Entwicklungspsychologische Aspekte

Schulkinder können Gefühle besser regulieren

Kinder in diesem Alter sind stärker dazu in der Lage, unangenehme Gefühle abzuwehren bzw. zu regulieren und sich z. B. durch Aktivität abzulenken. Sie bauen sich einen Freundeskreis auf, gehen emotional intime Beziehungen zu Gleichaltrigen ein und lösen sich weiter vom Elternhaus ab. Bestätigung und Unterstützung erhalten sie zunehmend von ihrem sozialen Umfeld. Schwierigkeiten werden nicht mehr als absolute Hindernisse erlebt, sondern es wird versucht, sie zu überwinden. Problemlösefähigkeiten werden erweitert und ausprobiert. Das Kind ist neugierig, will sein Wissen erweitern und Zusammenhänge verstehen. Es übernimmt zunehmend Verantwortung für sein eigenes Tun, identifiziert sich mit durch Eltern und Umwelt vermittelten Norm- und Wertvorstellungen.

Die in diesem Alter beginnende Jugendzeit ist eine Phase tiefer Wandlungen und stellt eine Herausforderung an Jugendliche dar. Der Körper verändert sich, was zu Irritationen und einer Diskrepanz zwischen körperlicher und emotionaler bzw. psychosozialer Entwicklung, die meistens zeitverzögert erfolgt, führen kann.

Kognitive Aspekte und Todeskonzepte

Kinder sind nun dazu in der Lage, biologische Aspekte zu verstehen als auch in Ursache-Wirkungs-Zusammenhängen zu denken. Viele Kinder in

Beschäftigung mit kulturellen und religiösen Ritualen

diesem Alter sind an den physischen Prozessen von Krankheit, Sterben und Tod interessiert und beschäftigen sich mit religiösen und kulturellen Ritualen um Sterben und Tod. Die Tatsache der Unausweichlichkeit der eigenen Sterblichkeit wird realisiert und akzeptiert.

Erleben von Verlust und Trauer

Intellektualisierung

Ab einem Alter von etwa 10 Jahren wird die Tragweite des Todes vollständig verstanden. Jugendliche verlangen nach Informationen, machen sich Gedanken über das eigene Erkrankungsrisiko oder den eigenen Tod und versuchen sich durch Intellektualisierung vor zu starken Emotionen oder Gefühlsausbrüchen zu schützen.

Beispiel: „Ich will wissen, wie man das schreibt!"

Eine 12-Jährige schreit im Rahmen eines Streitgespräches ihre krebskranke Mutter an: „Sag mir endlich genau, was Du hast! Ich will wissen, wie man das schreibt!"

Leistungsabfall in der Schule möglich

Häufig werden Gefühle nur indirekt, z. B. durch Streit oder Rückzug, gezeigt. Mithilfe von Hobbys erfolgt eine Ablenkung von traurigen oder schmerzlichen Gefühlen. Der Tod eines nahestehenden Menschen wird antizipiert und von Gefühlen der Traurigkeit begleitet. Der Verstorbene wird als Coach, Lehrer oder Freund vermisst. Manchmal kommt es im Falle des Todes eines gleichgeschlechtlichen Elternteils zur Identifikation mit diesem und Übernahme seiner Funktionen in der Familie. Einige Jugendliche ziehen sich, um der Familie beizustehen, von ihrem sozialen Umfeld zurück oder versuchen aus dem Wunsch heraus, stark zu sein, eigene Gefühle zu verbergen und zu funktionieren. Manche Jugendliche haben Schwierigkeiten, sich in der Schule zu konzentrieren, was zu vorübergehendem Leistungsabfall führen kann.

Einige Jugendliche zeigen vorübergehend regressive Verhaltensweisen (der Wunsch, bei den Eltern zu schlafen, Trennungsangst) oder Symptome (Einnässen, Bauch-/Kopfschmerzen). Mögliche Schuldgefühle können in diesem Alter beim Jugendlichen leichter angesprochen und im Gespräch mit einer nahestehenden Bezugsperson aufgelöst werden.

Beispiele: Verlust im Schulkindalter

Tom (9 Jahre) hat nach dem Tod seines Vaters nachts Alpträume und den Wunsch, bei der Mutter zu schlafen. In der Schule streitet er sich vermehrt mit Mitschülern, ist unkonzentriert und lustlos. Nur vor dem Einschlafen ist es ihm möglich, mit seiner Mutter über seine Gefühle zu sprechen. Er erzählt ihr, wie sehr er seinen Vater vermisse, z. B. beim Fußballspielen, wohin ihn sein Vater häufig begleitet hat.

Die Eltern des 11-jährigen Martins wenden sich an die Beratungsstelle „Kinder körperlich kranker Eltern", nachdem Martin nicht mehr das Haus verlassen und zur Schule gehen will. Im Gesprächsverlauf wird deutlich, dass Martin zwar von der Krebserkrankung des Vaters weiß, seine Eltern ihm, aus Angst, ihn zu überfordern, jedoch nicht mitgeteilt haben, dass dieser in absehbarer Zeit sterben würde. In den Einzelgesprächen mit Martin wird deutlich, dass dieser den Tod seines Vaters aufgrund der zunehmenden Verschlechterung seines Gesundheitszustandes bereits erahnt. In Identifikation mit dem pflegebedürftigen Vater sowie als Ausdruck seiner eigenen Bedürftigkeit als auch – wie sich in den Einzelgesprächen mit Martin und der Therapeutin zeigt – aus Angst, dass sein Vater plötzlich versterben und ihn niemand davon unterrichten könne, bleibt er zu Hause. Erst nachdem über den bevorstehenden Tod in der Familie gesprochen werden kann und Martin versichert wird, dass er sofort von den Eltern benachrichtigt wird, wenn es seinem Vater schlechter geht oder er stirbt, kann er den Schulbesuch wieder aufnehmen. Die Familie überlegt zudem, wie sie die kostbare Zeit, die ihnen noch bleibt, miteinander verbringen will.

3.1.5 12 bis 14 Jahre (Jugendalter)

Entwicklungspsychologische Aspekte

In diesem Alter befinden sich die Jugendlichen in der Pubertät. Diese ist von großen körperlichen und psychischen Veränderungen begleitet, die Einwirkung auf das körperliche Selbstverständnis hat. Körperliche Veränderungen und stärker werdende sexuelle Wünsche und Gefühle können zu starken Verunsicherungen führen. Der Prozess der inneren Loslösung von den Eltern, die Einbindung in Peergruppen sowie die Aufnahme von Beziehungen zu Freunden beiderlei Geschlechts beginnt. Selbstständigkeit entwickelt sich im Spannungsfeld zwischen Verselbstständigung und Bindung.

Das Gefühlsleben kann starken Schwankungen ausgesetzt sein und sich zwischen himmelhoch jauchzend und zu Tode betrübt, zwischen Gehorsam und Protest bewegen. Grenzen werden vermehrt ausgetestet, bisherige Werte- und Orientierungssysteme grundlegend hinterfragt. Die Pubertät ist eine Phase der Ablösung und Suche nach eigener Identität, Lebens- und Zukunftsperspektiven, die von z. T. heftigen Konflikten und Auseinandersetzungen mit Eltern, Lehrern und übrigen Erwachsenen begleitet ist. Jugendliche fühlen sich von den Eltern häufig nicht oder gar missverstanden. Diese Form der Abgrenzung ist wichtig, um das Eigene zu behaupten oder zu schützen.

Ablösung von den Eltern als Entwicklungsaufgabe

Selbsterleben und Selbstwertgefühl fragil

Sind Selbsterleben und Selbstwertgefühl fragil, kann es zu narzisstischer Selbstüberschätzung begleitet von hoher Kränkbarkeit, Abwertungen und Wuterleben kommen, die für die Umwelt manchmal anstrengend sein kann. Dieses Verhalten dient dem Jugendlichen als Schutz und Stabilisierung seines Selbstwertes. Versagens- und Leistungsängste sowie Schulkrisen treten in dieser Zeit häufig auf.

Auseinandersetzung mit eigener Sterblichkeit

Mit der Identitätssuche sind auch Fragen nach dem Tod und der eigenen Sterblichkeit verbunden, die bei einigen Jugendlichen Ängste auslösen. Sie versuchen eine Auseinandersetzung hiermit oder Diskussion zu vermeiden. Manche wehren ihre Angst mit Sachlichkeit oder Sarkasmus ab. Wenngleich der Tod als endgültig und irreversibel anerkannt wird, entwickeln manche Jugendliche Vorstellungen, unverletzlich zu sein und dem Tod in letzter Sekunde entkommen zu können. Riskante Verhaltensweisen oder destruktive Fantasien können der Abwehr der Anerkennung eigener Mortalität dienen. In diesem Alter typische Suizidphantasien oder Phantasien über eigene Beerdigungen können auch als Ausdruck der Auseinandersetzung mit Tod und Sterblichkeit verstanden werden.

Kognitive Aspekte

Formales Denken

Dem Jugendlichen ist es im formal-operationalen Stadium (ab 12 Jahre) möglich, nicht nur über konkrete Dinge, sondern auch über Gedanken abstrakt nachzudenken und Schlussfolgerungen aus vorhandenen Informationen zu ziehen. Mit dem formalen Denken tritt nach Piaget (1983) eine Sinnesumkehrung zwischen dem Wirklichen und dem Möglichen ein. Das formale Denken ist grundsätzlich hypothetisch-deduktiv und entspricht der höchsten Form des logischen Denkens.

Erleben von Verlust und Trauer

Vermeiden starker Emotionen

Jugendliche in diesem Alter können Informationen über Tod und Krankheit schnell verstehen und einordnen. Manchmal kommt es zum Vermeiden von genaueren Informationen (Haagen & Romer, 2006), um eigene und fremde Emotionsausbrüche zu vermeiden.

Jugendliche in diesem Alter trauern häufig alleine, zeigen beim Tod eines Elternteils eine starke Identifikation mit diesem und Sorge um das gesunde Elternteil. Menschen aus dem sozialen Umfeld werden als Unterstützer und Beistand in schwierigen Situationen genutzt. Für einige ist es einfacher, mit Gleichaltrigen anstatt mit den Eltern zu sprechen.

Manche Jugendliche fühlen sich von Erwachsenen nicht verstanden, ziehen sich zurück oder nehmen an Ritualen nicht teil. Gefühle der Trauer, Wut, vorübergehende somatische Symptome, Angst sowie Leistungseinbrüche treten häufig auf. Aus Angst, die Kontrolle zu verlieren, werden Gefühle manchmal geleugnet oder vermieden. In diesem Alter auftretendes Engagement in risikoreiche Handlungen oder Rebellion können Hinweise auf innere Schwierigkeiten der Bewältigung oder verdrängte Angst vor Sterblichkeit sein, die auf diesem Wege ausagiert werden.

Jugendliche können hinsichtlich ihrer Autonomiewünsche und dem Gefühl, dem Elternteil oder der Familie beizustehen, in Konflikt geraten oder Schuldgefühle entwickeln. Eine altersgerechte Ablösung kann dadurch erschwert werden.

Altersgerechte Ablösung kann durch Trauer erschwert sein

Beispiele: Verlusterlebnisse im Jugendalter

Der 13-jährige Luis will über die schwere Erkrankung seiner Mutter und die Prognose nichts Genaueres wissen. Er hat von seinem Onkel erfahren, dass sie sterben könnte, das würde ihm „reichen", er könne „ja eh nichts ändern". Mithilfe von Sport und Zusammensein mit Freunden versucht Luis sich vor wiederkehrenden traurigen Gefühlen abzulenken und zu schützen. Wenn er zu Hause ist, flüchtet er in stundenlanges Computerspielen oder Fernsehen, bis er erschöpft auf dem Sofa einschläft.

Der Vater der 14-jährigen Svenja ist während eines Marathonlaufes plötzlich an Herzversagen gestorben. Svenja hat eine enge Beziehung zu ihrem Vater gehabt, dessen Verlust für sie überwältigend ist. Mit der Mutter gibt es seit vielen Jahren Konflikte, die von Streitereien und dem Gefühl Svenjas, nicht verstanden und geliebt zu werden, begleitet sind. Seit dem Tod des Vaters verbringt Svenja die meiste Zeit bei Freunden. Sie ist häufig bis tief in die Nacht unterwegs und hält sich nicht mehr an mit ihrer Mutter getroffene Absprachen. Nach einem schweren Alkoholmissbrauch wird sie nachts schließlich ins Krankenhaus eingeliefert. Der konsiliarisch hinzugerufene Kinder- und Jugendpsychiater bietet Svenja Gespräche an, die diese dankbar annimmt. In ihnen wird deutlich, dass Svenja mit dem Alkohol versucht, sich selbst zu betäuben, um den Schmerz des Verlustes erträglicher zu machen. Zugleich können der Abusus und das damit einhergehende Risikoverhalten als Ausdruck einer durch die Belastung ausgelösten suizidalen Krise verbunden mit Todessehnsucht (Wunsch, von den Qualen erlöst zu werden, dem Vater nahe zu sein) verstanden werden. In anschließenden vom Kinder- und Jugendpsychiater begleiteten Mutter-Tochter-Gesprächen wird die Beziehung zwischen beiden thematisiert. Es wird deutlich, dass die Mutter sich durch Svenjas pubertäres Verhalten abgelehnt fühlt, dieses nicht vor dem Hintergrund ihrer Entwicklungsphase einzuordnen und etwas Distanz herzustellen vermag. Svenja wiederum kann die liebevollen Bemühungen ihrer Mutter und Versuche, auf sie einzugehen und sie in ihrer Trauer zu begleiten, nicht wahrnehmen und sie damit zunächst nur zurückweisen. Die Gespräche ermöglichen Mutter und Tochter, wieder etwas näher zueinander zu finden und den Schmerz über den Verlust zu teilen.

3.1.6 15 bis 17 Jahre (Jugendalter)

Entwicklungspsychologische Aspekte

In dieser Zeit geht es für den Jugendlichen um die Integration der körperlichen Veränderungen sowie den Aufbau intimer und sexueller Beziehungen. Annahme des Selbst bzw. individuellen Seins mit allen Stärken und Schwächen, Entwicklung der Identität und eines positiven Selbstwertgefühls sowie äußere und innere Ablösung sind wichtige Entwicklungsschritte auf dem Weg ins Erwachsensein. Introspektions- und Reflexionsfähigkeiten wachsen, was zur Folge hat, dass es Jugendlichen in diesem Alter in der Regel leichter fällt, Gedanken und Gefühle auszudrücken und darüber zu sprechen. Die Peergroup und andere soziale Beziehungen haben große Bedeutung und bieten wichtige Unterstützung.

Gedanken und Gefühle können leichter ausgedrückt werden

In diesem Alter kommt es zu einer Beschäftigung mit existenziellen Fragen wie dem Sinn des Lebens. Kommt es zu einer starken Diskrepanz zwischen Idealvorstellung und Selbsterleben, kann dies eine Selbstwertkrise hervorrufen.

Kognitive Aspekte

Die intellektuelle Auseinandersetzung mit Leben und Tod wird abstrakter, das Denken pragmatischer, realistischer und flexibler. Adoleszente dieses Alters sind in der Lage, die Auswirkungen des Todes eines nahestehenden Menschen nicht nur auf die Gegenwart, sondern auch auf die Zukunft anzuwenden. Ein unrealistischer Optimismus der vergangenen Jahre weicht einer realistischen Einschätzung von Situationen.

Realistische Einschätzung von Situationen

Erleben von Verlust und Trauer

Reaktionen auf Verlust und Trauerprozesse sind komplexer und denen von Erwachsenen ähnlich. Jugendliche dieses Alters können ihre Gefühle und Gedanken in der Regel ausdrücken und reflektieren. Die Antizipation der in die Zukunft reichenden Konsequenzen kann stärkere Gefühle des Schmerzes auslösen als in früheren Jahren. Das Bild vom Verstorbenen ist internalisiert, sodass es weniger Bedarf nach Erinnerungsstücken gibt als in den vorherigen Altersstufen (Worden & Monahan, 2001). Gedanken über die Vulnerabilität und Belastung des überlebenden Elternteils und Wunsch nach Fürsorge sind stärker ausgeprägt. Aufgrund der emotionalen Reife und sozialen Kompetenzen kommt es häufig zu Verantwortungsübernahme und Zurückstellung eigener Bedürfnisse. Sind Verantwortung und Aufgaben zu groß, können Ablösung und Entwicklung beeinträchtigt werden.

Verantwortungsübernahme, aber auch externalisierendes Verhalten

Manchen Jugendlichen fällt es leichter, sich in ihrem sozialen Umfeld gezielte Unterstützung zu suchen und mitzuteilen. Andere ziehen sich in ihrer

Trauer zurück, was zur Folge haben kann, dass diese unterschätzt wird. Andere wehren für sie schwierige Gefühle wie Schmerz und Angst ab, indem sie sie beispielsweise durch Alkoholkonsum, Wutausbrüche oder externalisierendes Verhalten ausagieren. Manchmal ist ein Sprechen über die inneren Prozesse vor dem Hintergrund der Ablösungsbemühungen erschwert oder nicht möglich. Manche Jugendliche brauchen zur Aufrechterhaltung ihres inneren Gleichgewichtes eine äußere Distanzierung. Sie vermitteln ihrem Gegenüber, dass sie in Ruhe gelassen werden wollen oder sich nicht verstanden fühlen. Es ist wichtig, diese Distanzierungsbemühungen anzuerkennen und stehen zu lassen.

Distanzierungsbemühungen anerkennen

Beispiele: Verlusterlebnisse im Jugendalter

Die Mutter der 15-jährigen Ruth ist an Brustkrebs erkrankt. Ruth, die eine enge Beziehung zu ihrer Mutter hat und deren Vater häufig auf Geschäftsreisen und wenig verfügbar ist, erlebt die intensiven Behandlungen der Mutter (mehrere Chemotherapien, Mastektomie) intensiv mit. Für die belastete Mutter ist Ruth in dieser Zeit eine wichtige Gesprächsperson. Wie im Rahmen einer späteren psychotherapeutischen Behandlung, die Ruth aufgrund einer ausgeprägten Angstsymptomatik beginnt, deutlich wird, ist die Erkrankung der Mutter für Ruth mit massiven Ängsten verbunden. Eine im Rahmen der adoleszenten Entwicklung stattfindende Identifizierung mit der Mutter und die Furcht, ebenfalls an Brustkrebs zu erkranken, haben dazu geführt, dass die Brust für Ruth zu einem angstbesetzten Körperteil wurde. Eine positive Besetzung der Brust sowie lustvolle sinnliche Erfahrungen sind Ruth nicht mehr möglich, die weibliche Identitätsfindung ist an dieser Stelle empfindlich gestört. Die Angstsymptomatik, die sie schließlich professionelle Hilfe in Anspruch nehmen lässt, kann vor diesem Hintergrund u. a. als Ausdruck von Ängsten in Bezug auf den eigenen Körper sowie als Abwehr negativer Gefühle der Mutter gegenüber verstanden werden.

Der 17-jährige Robby kommt ein halbes Jahr nach dem Suizid seines 19-jährigen Bruders in eine Beratungsstelle für Jugendliche. Er berichtet, immer noch unter Schock zu stehen, „es nicht fassen zu können“, dass sein Bruder nicht mehr lebt. Seine Eltern können über den Tod bislang nicht sprechen. Insbesondere seine Mutter sei jedoch gedanklich die ganze Zeit damit beschäftigt und kaum mehr ansprechbar. Er selbst halte sich in der Familie stark zurück, da er die Eltern nicht zusätzlich belasten wolle. Er habe das Gefühl, dass die Familie nie wieder glücklich werden könne: „Der Tod hat sich wie ein Schatten über unsere Familie gelegt“. Er fragt sich ständig, „warum es passieren musste“ und ob er es hätte verhindern können. Wenngleich er wütend auf seinen Bruder sei, trüge er doch viele gute Erinnerungen in seinem Herzen und habe das Gefühl, sein Bruder lebe in ihm weiter.

Der beschriebene entwicklungspsychologische Referenzrahmen stellt eine Grundlage dafür dar, Kinder mit Verlusterlebnissen verstehen und ihre diesbezüglichen Vorstellungen und Gefühle einordnen zu können. Neben dem Verständnis ist das Einlassen auf die kindlichen Gefühle, Metaphern und ihre häufig ausdrucksstarke nonverbale Kommunikation sowie eine Auseinandersetzung der erwachsenen Bezugspersonen mit ihren eigenen Ängsten, Unsicherheiten und Verlusterfahrungen ebenso wichtig (Zernikow, 2005).

3.2 Theoretische Grundlagen: Trauerreaktionen und Trauerprozesse bei Kindern und Jugendlichen

3.2.1 Können Kinder trauern?

Kontroverse Diskussion zur Trauerfähigkeit von Kindern

Die Frage, ob und wann Kinder trauern können, ist über lange Zeit kontrovers diskutiert worden. Nagera (1970), Wolfenstein (1966) sowie Mahler, Pine und Bergman (1980) gehen davon aus, dass diese Fähigkeit erst mit ausgeprägter Ich-Reife vorhanden ist. Letztere muss folgende Qualitäten umfassen: Akzeptanz des Realitätsprinzips, Realitätstestung, Verbalisierung der Affekte, vollständige Differenzierung von Selbst und Objekt, Erinnerungsvermögen, die Fähigkeit, aus Erfahrungen zu lernen, sowie Ausbildung eines differenzierten Todeskonzeptes, das Endgültigkeit, Universalität, Funktionalität und Irreversibilität einschließt. Diese Ich-Reife wird erst mit Beginn der Adoleszenz erreicht, wenn dem Jugendlichen möglich wird, sich mit nunmehr reifen Abwehrmechanismen von seinen Eltern abzulösen. Dieses bedeutet für den Jugendlichen, sich durch Einlassen auf die mit dem Verlust verbundenen Gefühle, ein allmähliches Akzeptieren des Verlustes sowie Loslösen vom Verstorbenen, Trauerarbeit zu leisten. Diese wird Modellfunktion für spätere Trauerarbeit bei Verlusten.

Andere Autoren wie Bowlby (1969, 1980a) und Auman (2007) haben selbst bei Säuglingen Trauerreaktionen beschrieben. In einem Forschungsprojekt mit dem Ehepaar Robertson (1963), bei dem Kinder in Trennungssituationen untersucht wurden, konnte Bowlby feststellen, dass schon sehr kleine Kinder lang anhaltende Stressreaktionen auf Trennung wie Schmerz, Angst und Sehnsucht zeigen. Zur Erklärung der kindlichen Reaktionen auf Verluste nimmt Bowlby die von ihm entwickelte Bindungstheorie als Grundlage. Nach dieser entstehen Bindungen aus einem Schutz- und Sicherheitsbedürfnis heraus. Das in der Beziehung zu den Eltern entwickelte Bindungsverhalten wird aktiviert, wenn die Bindung gefährdet ist. Es ruft spezifische Reaktionen hervor, die in Abhängigkeit von der Bindungsqualität sehr unterschiedlich sein können. So zeigen bereits kleine Kinder nach der Trennung von ihrer Bezugsperson eine Protestreaktion und das Bestreben, mit dieser wieder zusammenzukommen. Dem Protest folgen Verzweiflung,

Weinen und zorniges Bemühen mit dem Ziel, das verlorene Objekt wieder zurückzubringen.

Die von Bowlby beschriebenen frühkindlichen Reaktionen auf Verluste sind andere als die älterer Kinder oder Erwachsener. Aufgrund der noch nicht vorhandenen Objektkonstanz, Trennung von Selbst und Objekt, Realitätstestung sowie dem Todeskonzept können die Reaktionen noch nicht als Trauerrektionen im eigentlichen Sinn beschrieben werden, wenngleich es Ähnlichkeiten gibt (vgl. A. Freud, 1987a, 1987b; Furman, 1974). Folgende Voraussetzungen, die etwa in der zweiten Hälfte des zweiten Lebensjahres vorliegen (vgl. Dornes, 2001; Tyson & Tyson, 2001), sind für eine kindliche Trauer notwendig: Trennung von Selbst und Objekt sowie getrennte Selbst- und Objektrepräsentanzen, Abzug der libidinösen Objektbesetzung, Stillung der grundlegenden Bedürfnisse, welche nicht mehr der das psychische Überleben sichernde Hauptaspekt der Objektbeziehung ist, sowie die Fähigkeit, Affekte auszuhalten (vgl. Bürgin, 1989). Erst mit zunehmendem Alter gleichen sich die Reaktionen den Trauerreaktionen Erwachsener an.

3.2.2 Einflüsse auf den kindlichen Trauerprozess

Der Trauerprozess bei Kindern und Jugendlichen hängt von verschiedenen Faktoren ab, die von Webb zusammengefasst wurden (vgl. Tab. 3).

Tabelle 3:
Faktoren, die den kindlichen Trauerprozess beeinflussen (nach Webb, 2002, S. 30)

Individuelle Faktoren	– Alter (Entwicklungsstadium, kognitive Reife, Temperament) – vergangene Bewältigungsstrategien/Anpassungen (zu Hause, in der Schule, in zwischenmenschlichen und Peer-Beziehungen, Hobbys/Interessen)
Familiäre Faktoren	– Kernfamilie (Trauerreaktionen) – erweiterte Familie (Trauerreaktionen) – Schule (Anerkennung des Verlustes) – Gleichaltrige (Reaktionen auf den Verlust) – religiöse Zugehörigkeit (Mitgliedschaft/Teilnahme, Todesvorstellungen) – kulturelle Zugehörigkeit (Typische Vorstellungen über Tod, Umfang des Einschlusses von Kindern)
Todesbezogene Faktoren	– Todesart (erwartet/plötzlich, Aktualität *timeliness*/Verhütbarkeit, Ausmaß des Schmerzes, Vorhandensein von Gewalt/Traumatisierung, Stigmatisierung) – Kontakt zum Verstorbenen (Anwesenheit während des Todes, Anblick des toten Körpers, Teilnahme an Zeremonien, Besuch des Grabes/Mausoleums) – Ausdruck des Abschiedes – Beziehung zum Verstorbenen (Bedeutung des Verlustes) – Trauerreaktionen

Lebensgeschichtliche Vorerfahrungen der Eltern und des Kindes

Neben den bereits ausführlich dargestellten altersbedingten Faktoren spielen die lebensgeschichtlichen Vorerfahrungen des Kindes sowie der Eltern eine entscheidende Rolle. Erfährt das Kind verlässliche, zugewandte Bindungspersonen, die ein Gefühl von Sicherheit und Vertrauen entstehen lassen, sowie den Aufbau reflexiver Funktionen, die die Fähigkeit, Affekte zu regulieren ermöglichen, wird es mit Verlust und Trauer anders umgehen können, als wenn es von Affekten hilflos überschwemmt wird oder diese nicht zulassen kann. Erlebt das Kind, dass ihm von seinen Eltern oder anderen Menschen geholfen wird, kann es diese Erfahrungen verinnerlichen, auf sich selbst anwenden sowie Hilfe von anderen suchen und annehmen, wenn Schwierigkeiten auftreten. Hierzu ist notwendig, dass die Eltern bzw. Bezugspersonen sich mit Sterben und Tod auseinandergesetzt haben, damit schwierige, unverarbeitete Erfahrungen als „ghosts in the nursery" (vgl. Fraiberg, Adelson & Shapiro, 1975) in der Beziehung zum Kind nicht zum Tragen kommen.

3.2.3 Komplizierte bzw. pathologische Trauer bei Kindern

Bei Kindern und Jugendlichen gibt es keine klare Unterscheidung zwischen normaler und pathologischer Trauer. Auch Kinder trauern nicht unentwegt, sondern erleben diese Gefühle im Wechsel mit anderen. Gerade jüngere Kinder zeigen sich in ihrem Verhalten und ihren Gefühlen altersgemäß sprunghaft. Schwierige oder als unerträglich erlebte Gefühle können schwer ausgehalten werden. In einem Moment weinen sie oder sind verzweifelt, im anderen spielen sie und sind von den Aktivitäten vollkommen absorbiert. Umgekehrt kann es ohne offensichtlichen Grund zu plötzlichen Gefühlsausbrüchen kommen, was Außenstehende verwirren kann. Mithilfe des plötzlichen Wechsels versucht das Kind, seine Affekte zu regulieren bzw. zu dosieren und sich vor überwältigenden Gedanken und Gefühlen zu schützen. Manche Kinder reagieren erstarrt und teilnahmslos oder äußerlich unauffällig. Sie wirken vordergründig angepasst, was darauf hindeuten kann, dass sie ihre Beziehungspartner zu schonen versuchen, um die Bindung zu ihnen nicht zu gefährden. Andere reagieren mit Angst, Wut, Enttäuschung oder aggressiven Verhaltensweisen. Letztere können u. a. als Umkehr der erfahrenen Ohnmacht und Hilflosigkeit sowie Ausdruck des Schmerzes verstanden werden. Häufig entwickeln Kinder Verlust- oder Trennungsängste. Das Vertrauen in die Welt und Gefühle der Sicherheit sind erschüttert.

Plötzlicher Wechsel der Affekte als Regulierungsversuch

Der Tod eines Elternteils in früher Kindheit bedeutet immer auch, dass ein Teil des Selbst verloren geht, da das eigene Selbst in vielen Bereichen aufgrund der Abhängigkeit von den Eltern mit diesen noch unmittelbar verbunden ist. Erinnerungen und Beziehungserfahrungen, die im Elternteil aufgehoben waren, gehen verloren. Es ist wichtig, dass dem Kind geholfen wird, die Erinnerungen an den verstorbenen Elternteil innerlich und äußerlich zu behalten, z. B. in Form von Erinnerungsstücken oder im Alltag durch Gedenken an bzw. Gespräche über den Verstorbenen.

Unterstützung zum Erhalt innerer und äußerer Erinnerungen

Worden (1996) beschreibt vier Traueraufgaben, vor die Kinder gestellt werden:

1. *Akzeptanz der Realität des Verlustes:* Je jünger die Kinder sind, desto mehr Unterstützung und Versicherung brauchen sie hierbei.
2. *Erleben des Schmerzes und der emotionalen Aspekte des Verlustes:* In Abhängigkeit vom Alter kann dies sehr unterschiedlich aussehen. Wichtig ist, dass Kinder einen geschützten Rahmen haben, der es erlaubt, z. T. auch widersprüchliche Gefühle zuzulassen und der gleichzeitig Raum für positive Erlebnisse in der Gegenwart bietet.
3. *Anpassung an eine Umgebung, in der der Verstorbene fehlt:* Diese Anpassung muss seitens des Kindes und der Erwachsenen in Form von Umorientierung und Veränderungen von z. B. Rollen und Aufgaben erfolgen. So ist es nach Verlust der Mutter, die zuvor als Gesprächspartnerin für die Kinder zur Verfügung stand, wichtig, dass der Vater oder jemand im Umfeld diese Rolle übernimmt.
4. *Wiederfinden des Verstorbenen im gegenwärtigen Leben und Suche nach Möglichkeiten, seiner zu gedenken:* Erinnerungen und Gedenken an den Verstorbenen sind wichtige Momente, gute Erlebnisse und Objektrepräsentanzen innerlich zu halten und gleichzeitig weiterzuleben.

Die Trauer eines Kindes ist abhängig von persönlichen, familiären und todesbezogenen Faktoren und in Verlauf und Ausprägung sehr unterschiedlich. Von einer „komplizierten Trauer" kann gesprochen werden, wenn die Entwicklung des Kindes gefährdet ist oder Bewältigungsmechanismen dysfunktional werden. So braucht ein Kind, das einige Monate nach Verlust des Vaters kaum in der Lage ist, sich von seiner Mutter zu trennen und altersentsprechenden Aktivitäten nachzugehen, möglicherweise Hilfe, diesen zu bewältigen. Zeigen Kinder über Monate oder Jahre hinweg schwere Trauerreaktionen, ist ebenfalls intensive Hilfe oder therapeutische Unterstützung notwendig.

Symptome erst nach mehrjähriger Latenz

Bei machen Kindern und Jugendlichen zeigen sich behandlungsbedürftige seelische oder körperliche Symptome bzw. eine prolongierte Trauerreaktion erst nach einer mehrjährigen Latenz mit anscheinender Symptomfreiheit. Die seelischen Belastungen werden zunächst nicht selten von Eltern und anderen Bezugspersonen unterschätzt. Zudem steigen die psychischen Auffälligkeiten, wie Worden (1996) in seinen Studien zeigen konnte, nach zwei Jahren an. Empirische Untersuchungen (Barkmann, Romer, Watson & Schulte-Markwort, 2007) belegen, dass unter kinder- und jugendpsychiatrischen Patienten eine schwere körperliche Erkrankung eines Elternteils häufiger vorkommt als in der Normalbevölkerung. Für das Vorliegen einer psychischen Störung im Kindes- und Jugendalter sprechen nach Knölker, Mattejat und Schulte-Markwort (2007):

- akute Gefährdung,
- objektive Beeinträchtigung von Entwicklungsmöglichkeiten,
- objektive Beeinträchtigung in altersentsprechenden Lebensvollzügen und/oder
- subjektiver Leidensdruck mit Behandlungsbedürfnis.

Die Entwicklung der Persönlichkeitsstruktur von Kindern und Jugendlichen erfolgt nicht linear, sondern in Entwicklungsphasen bzw. -linien (A. Freud, 1965). Störungen in einem Bereich bzw. einer Phase können z. B. in einer darauffolgenden Phase kompensiert werden oder sich weiter komplizierend auswirken. So können z. B. Abwesenheiten eines Elternteils durch Krankenhausaufenthalte oder der Tod des Elternteils zunächst von einem Kind scheinbar gut verkraftet werden, bei einer erneut anstehenden Trennung von dem Elternteil oder einem anderen Familienmitglied „unerklärlich" starke Angstreaktionen auftreten. Häufig kommen Kinder und Jugendliche erst Jahre nach einem Verlust in die kinder- und jugendpsychiatrische oder psychotherapeutische Praxis. Erst im diagnostischen Verlauf stellt sich dann heraus, dass ein zurückliegender, bislang nicht ausreichend integrierter Verlust der eigentliche Anlass für die Inanspruchnahme der professionellen Hilfe ist. Es ist daher sinnvoll, Familien möglichst frühzeitig Hilfe zukommen zu lassen (Furman, 1974). Dies muss nicht unbedingt eine direkte Unterstützung oder Einzeltherapie des Kindes oder Jugendlichen sein. Eine Beratung der Eltern, die diesen hilft, ihr Kind bei der Bewältigung von Abschied und Verlust zu begleiten, ihre Reaktionen zu verstehen und altersgemäß darauf einzugehen, ist vielfach ausreichend.

Familien möglichst frühzeitig Hilfe zukommen lassen

3.2.4 Traumatisierung durch Erleben von Tod und Sterben

Kommt es zu einer Diskrepanz zwischen den mit Sterben und Tod einhergehenden bedrohlichen Situationsfaktoren (plötzlicher Tod, Verlust beider Eltern etc.) und den individuellen Bewältigungsmöglichkeiten des Kindes, kann es zu einer Traumatisierung mit Gefühlen von Hilflosigkeit und schutzloser Preisgabe sowie einer dauerhaften Erschütterung von Selbst- und Weltverständnis kommen (vgl. Cohen & Mannarino, 2004; Fischer & Riedesser, 2003). Entscheidend für das Einsetzen einer Traumatisierung ist die Relation zwischen Ereignis und erlebendem Subjekt: „Je stärker die traumatischen Situationsfaktoren, desto geringer ist die Wahrscheinlichkeit, dass ein Individuum über hinreichend Ressourcen verfügt, um die Erfahrung bewältigen zu können" (Fischer & Riedesser, 2003, S. 84). Gibt es auf der anderen Seite einzelne oder kumulative belastende oder traumatische Vorerfahrungen (vorherige Verluste, unsichere Bindung an die primären

Relation zwischen Ereignis und erlebendem Subjekt

Objekte etc.), kann das Kind in seiner Abwehr und seinen Bewältigungsmöglichkeiten derart geschwächt oder beschädigt sein, dass es nicht mehr in der Lage ist, die Ereignisse zu integrieren. Da die gleiche Situation von verschiedenen Menschen unterschiedlich erlebt und verarbeitet wird, ist es wichtig, neben der Realität des Traumas und seiner Aufdeckung, die individuelle Erfahrung und Erinnerung sowie die subjektive Verarbeitung vor dem Hintergrund der lebensgeschichtlichen Entwicklung zu verstehen und dem Kind entsprechende therapeutische Unterstützung umgehend zukommen zu lassen.

Lebensgeschichtliche Entwicklung berücksichtigen

Häufige Symptome nach einem psychischen Trauma sind:
- Verhaltensstörungen, Regression,
- große Bedürftigkeit, anklammerndes Verhalten,
- depressive Verstimmung, Reizbarkeit,
- Verlust neu angeeigneter Entwicklungsfähigkeiten,
- Ess-, Schlafstörungen, Enuresis,
- Angststörungen: Trennungsängste, Phobien,
- Alpträume mit bedrohlichen Inhalten: Monster, Gespenster,
- somatische Störungen: Bauch- und Kopfschmerzen,
- Aufmerksamkeits- und Hyperaktivitätsstörung,
- phantasierte Schuld- und Verantwortungsgefühle,
- Gefühl einer eingeschränkten Zukunft, z. B. das Leben ist zu kurz, um erwachsen zu werden (vgl. Steck, 2003).

Weitere Symptome nach einer Traumatisierung sind:
- wiederkehrende, sich aufdrängende Erinnerungen (am häufigsten visuelle, aber auch akustische, taktile und olfaktorische),
- repetitive Verhaltensweisen: das traumatische Erleben wird im Spiel wiederholt und Teilaspekte der traumatischen Erfahrung werden im Verhalten reinszeniert,
- traumaspezifische Ängste: die Ängste sind an die ursprüngliche traumatische Situation gebunden,
- veränderte Einstellung zu Menschen, zum Leben und zur Zukunft: Vertrauensverlust und negative Erwartungen (vgl. Terr, 1995).

3.3 Familiäre Verlustsituationen bei Kindern und Jugendlichen

3.3.1 Tod von Großeltern

Der Tod eines Großelternteils ist zumeist der erste, den Kinder in der Familie erleben. Im Unterschied zum Tod eines Elternteils oder Geschwisters wird Sterben und Tod der Großeltern ab ca. 6 Jahren im Rahmen des Lebenszyklus als natürliches Ereignis begriffen (Romer & Haagen, 2007). Da die Bindung zu den Großeltern zumeist nicht so intensiv und von existenzieller Abhängigkeit geprägt ist wie die zu den Eltern, wird ihr Tod als weniger bedrohlich erlebt. Die kindliche Reaktion auf den Verlust hängt von der Beziehungsqualität zu dem Großelternteil sowie den (Trauer-)Reaktionen der Eltern ab. Die Unterstützung durch die Eltern und ihr Verständnis ermöglichen dem Kind, den schmerzlichen Verlust zu verarbeiten. Diese Erfahrung kann, wenn sie gut gelingt, für das Kind später einmal Modell für den Umgang mit ähnlichen Erfahrungen sein. Sind die Eltern nicht in der Lage, mit ihren eigenen Gefühlen und Reaktionen ihres Kindes umzugehen, kann es für das Kind schwer oder unmöglich sein, Gefühle des Schmerzes und der Trauer zuzulassen und einen positiven Umgang damit zu finden.

Trauer um Großeltern als Modell

Beispiel: „...und dann wurde die ganze Konfirmation abgesagt"

Ein junger Mann berichtet rückblickend, als er wegen psychosomatischer Bauchschmerzen eine Psychotherapie beginnt, dass sein geliebter Großvater, dem er sehr nahestand, einen Tag vor seiner Konfirmation an Krebs verstarb. Die Krebserkrankung und der bevorstehende Tod waren vor den Kindern ferngehalten worden und der Junge hatte den Großvater lange nicht mehr gesehen. Er weiß noch genau, wie er allein in seinem Zimmer in Tränen ausbrach, nachdem er die Nachricht bekam. Seine Konfirmationsfeier am nächsten Tag, auf die er sich sehr gefreut hatte, wurde ersatzlos abgesagt.

3.3.2 Tod eines Elternteils

In der Kindheit und Jugend wird der Tod der Eltern aufgrund ihrer versorgenden Rolle und der großen Abhängigkeit des Kindes von den Eltern als den bedeutendsten Beziehungspersonen zumeist als fundamental erlebt (Worden, 1996). Der Verlust eines Elternteils kann das Gefühl von Sicherheit und Aufgehobensein in der Welt, das Urvertrauen sowie das kindliche Selbst- und Weltverhältnis bedrohen oder grundlegend erschüttern (Silverman, 2000). Der Verlust eines Elternteils ist ein einschneidendes Ereignis, das nachhaltige Folgen hat. Reaktionen des überlebenden Elternteils sind stark mit denen der halbverwaisten Kinder verbunden (Silverman & Worden, 1993; Stroebe, Gergen, Gergen & Stroebe, 1996). Das Kind erlebt nicht nur den Verlust, sondern auch den Schmerz sowie andere, heftige Reaktionen des überlebenden Elternteils, die es sehr ängstigen können. Der verwitwete Elternteil steht aufgrund seiner eigenen Trauerreaktionen vorübergehend nur begrenzt unterstützend zur Verfügung. Ist es dem hinterbliebenen Elternteil nicht möglich, den Verlust zu betrauern und kommt es beispielsweise zu lang anhaltenden Trauerreaktionen oder Depressionen,

Verwitweter Elternteil steht nur begrenzt unterstützend zur Verfügung

erlebt das Kind durch die begrenzte emotionale Verfügbarkeit einen vorübergehenden bzw. partiellen zweifachen Verlust. Manche Kinder halten ihre Gefühle in der Familie zurück, um den zurückgebliebenen Elternteil nicht weiter zu belasten. Ihre Not ist versteckt und für das Umfeld manchmal wenig erkennbar. Anderen Kindern wiederum gelingt es, einen Weg zu finden, um sich an die neue Situation anzupassen, Abschied zu nehmen und zugleich die innere Beziehung zum verstorbenen Elternteil aufrechtzuerhalten (vgl. Kapitel 4).

3.3.3 Tod eines Geschwisters

Auch der Tod eines Kindes ist ein Ereignis, das die ganze Familie betrifft: Die Trauer um das verstorbene Kind wird intensiver empfunden und ist länger andauernd als die Trauer um den Verlust eines älteren Menschen. Für die Eltern ist ein solcher Verlust meist viel gravierender als der Verlust ihrer eigenen Eltern. Sie werden von dem Tod eines Kindes so tief getroffen, dass ihnen manchmal keine emotionale und körperliche Kraft mehr für die lebenden Kinder bleibt. Für Kinder, die ein Geschwister verloren haben, rückt der eigene Tod in unmittelbare Nähe, was existenzielle Angst hervorrufen kann. Je intensiver die Beziehung zum verstorbenen Geschwister war, desto weitreichender sind die Folgen. Gefühle des Ärgers, der Rivalität und Schuld können neben Schmerz und Trauer eine wichtige Rolle spielen. Kinder, die Geschwister verloren haben, zeigen im Vergleich zur altersgerechten Normgruppe mehr Verhaltensauffälligkeiten, Trauer äußert sich häufig in internalisierenden Verhaltensweisen (Auman, 2007). Bei plötzlichem Tod sind der damit verbundene Stress sowie Trauer und Schuldgefühle stärker ausgeprägt. Bei längerer Krankheit ist die Belastung anhaltend und kann zu gravierenden Veränderungen der familiären Rollen und Beziehungen sowie Vereinzelung führen (Friedman, Bowden & Jones, 2003).

Geschwister Verstorbener zeigen vermehrt Verhaltensauffälligkeiten

Kinder, die ein Geschwister verloren haben, nehmen sich häufig in ihren eigenen Gefühlen und Bedürfnissen zurück, um die Eltern nicht zusätzlich zu belasten. Sogenannte „Schattenkinder“ (Biermann & Biermann, 1988) haben mitunter schon über längere Zeit hinweg zurückstehen müssen, wenn ein Geschwister wegen einer lebensbedrohlichen Erkrankung von den Eltern rund um die Uhr versorgt werden musste. Manche Kinder versuchen, das verstorbene Geschwister zu ersetzen und damit die Trauer der Eltern zu lindern. Der Wunsch nach Ersatz kann auch durch Schuldgefühle bei den überlebenden Kindern verursacht werden oder unbewusst von den Eltern ausgehen. Manche Eltern bekommen, ohne genügend Zeit gehabt zu haben um den Tod des Kindes zu verarbeiten, bald ein weiteres Kind. Andere entwickeln Verlustängste, die sich in überfürsorglichem Verhalten äußern und bei den anderen Kindern die altersgerechte Entwicklung und Ablösung erschweren können.

„Schattenkinder“ halten eigene Bedürfnisse verborgen

Überlebensschuld, Schuldzuweisungen

Das Überleben von Geschwistern kann bei Kindern und Jugendlichen Schuldgefühle hervorrufen die quälend sein können (sog. „Überlebensschuld"). Bei Familien, in denen vor dem Tod des Kindes bereits Konflikte und seitens der Eltern unterschiedlich ausgestaltete Beziehungen zu den einzelnen Kindern bestanden haben, entwickeln Eltern in ihrer Verzweiflung manchmal das Gefühl, dass das falsche Kind gestorben ist. Dieses Gefühl kann für das betroffene Kind sehr verletzend und schmerzlich sein, insbesondere wenn es schon zuvor das Gefühl hatte, zu kurz gekommen zu sein. Kommt der Tod überraschend oder wird er als traumatisch erlebt, suchen Familienmitglieder manchmal nach Schuldigen, um mit ihren Gefühlen des unfassbaren Schmerzes und der Verzweiflung umzugehen. Schuldzuweisungen Eltern oder Kindern gegenüber werden in diesem Fall häufig geäußert.

3.3.4 Tod des alleinerziehenden Elternteils oder beider Elternteile

Unterstützung durch soziales Umfeld besonders wichtig

Erfährt ein alleinerziehender Elternteil, dass er sich in einer palliativen Situation befindet und in absehbarer Zeit versterben wird, geht es darum, Kontinuität und Sicherheit in der Betreuung sicherzustellen. Die Mobilisierung von Unterstützung innerhalb der Familie bzw. des sozialen Umfeldes nimmt dabei einen besonderen Stellenwert ein, um das Kind und den betroffenen Elternteil zu entlasten (Romer et al., in Druck). Hierzu gehört eine Orientierung des Kindes zur Krankheit und ihrem Verlauf als auch zur Betreuungssituation während der Erkrankung und ggf. nach dem Tod des Elternteils. Sind die Eltern zerstritten oder haben wenig Kontakt miteinander, ist es wichtig, einen Dialog zwischen den Elternteilen herzustellen, in dem geklärt wird, ob und in welcher Form der nicht erkrankte Elternteil während der palliativen Situation zur Verfügung steht und das Kind begleitet und bei wem das Kind nach dem Versterben leben wird.

Gute Geschwisterbeziehungen können schützend wirken

Gibt es mehrere Kinder in der Familie, ist es sinnvoll, die Geschwister in Gesprächen zu einem (emotionalen) Austausch über ihr gemeinsames Schicksal anzuregen, um damit die Geschwisterbeziehung als Ressource bei der Bewältigung der elterlichen Erkrankung sowie des Verlustes nutzbar zu machen (Romer et al., in Druck). Gute Geschwisterbeziehungen haben nicht nur einen positiven Einfluss auf den Umgang mit emotionalen Problemen (Freilinger et al., 2006; Hetherington & Kelly, 2002), sondern fungieren auch als Schutzfaktor bei der Verarbeitung belastender Lebensereignisse (Gass, Jenkins & Dunn, 2007). Durch den Verlust eines alleinerziehenden Elternteils kann eine bereits vorhandene Parentifizierung noch verstärkt werden. Ein besonderes Augenmerk liegt daher auf der Entlastung des Kindes von einer altersmäßig unangemessenen Rollenumkehr.

Versterben beide Elternteile, wird das Gefühl von Sicherheit und Aufgehobensein in Beziehung zu den wichtigsten Objekten und in der Welt tiefgreifend erschüttert. Die anhaltende Aktivierung familiärer und sozialer Ressourcen unter Hinzuziehung der zuständigen Behörden sowie ggf. eine therapeutische Unterstützung sind in diesem Fall umso wichtiger.

3.3.5 Tod von Pflege- oder Ersatzeltern

Reaktivierung von Verlusterfahrungen

Der Tod von Ersatzeltern trifft bei Kindern, die in Pflege sind oder adoptiert wurden, auf eine empfindliche Stelle. Häufig haben sie bereits zuvor vielfältige belastende bis traumatische Erfahrungen durchlebt, wie Vernachlässigung, Trennung, Verlust oder Gewalt. Sie wurden von ihren leiblichen Eltern getrennt. Je nach Altersstufe wird dies bereits bewusst erlebt und wahrgenommen. Das Leben in einer Pflege- oder Adoptivfamilie ermöglicht es solchen Kindern, neue Bindungserfahrungen zu machen. Erneute Trennungserfahrungen sollten daher vermieden werden. Kommt es dennoch zu einem Verlust einer unmittelbaren Bezugsperson, ist es wichtig, diesen vor dem Hintergrund der früheren Erfahrungen (Entzug des Sorgerechtes z. B. wegen Misshandlung, Tod etc.) im Hinblick auf die kindliche Reaktion und Verarbeitung sowie den Umgang mit Sterben und Tod zu reflektieren. Der erneute Verlust kann alte Wunden bzw. Traumatisierungen und damit verbundene unbewusste existenzielle Ängste oder Phantasien anrühren, z. B. den anderen nicht in einer Beziehung halten zu können, nicht wichtig genug zu sein oder erneut verlassen bzw. im Stich gelassen zu werden. Damit einhergehende Affekte wie Wut, Panik, Selbsthass und Verzweiflung bedürfen umso mehr eines stabilen und Halt gebenden Umfeldes durch Menschen, die dem Kind langfristig verlässlich zur Seite stehen, seine Gefühle aufnehmen und es in der Bewältigung unterstützen. Reicht dies nicht aus, ist eine therapeutische Begleitung sinnvoll (vgl. Brisch, 2006).

Zusammenfassung

Die Entwicklung eines Konzeptes von Tod und Sterben bei Kindern geht mit der kognitiven und emotionalen Entwicklung einher und ist durch Kultur und Sozialisation sowie die Lebensgeschichte der Eltern und des Kindes beeinflusst. Das „reife" Todeskonzept entwickelt sich im Laufe der Kindheit und umfasst verschiedene Dimensionen, die in unterschiedlichen Altersstufen erreicht werden. Das Todeskonzept kann in vier Teilkonzepte (Irreversibilität, Nonfunktionalität, Kausalität, Universalität) untereilt werden.

In der Säuglings- und Kleinkindzeit ist das Kind (existenziell) auf die Befriedigung seiner Bedürfnisse und ein verstehendes und Halt und Geborgenheit gebendes soziales Umfeld angewiesen. Kinder in dieser

Phase haben noch kein Konzept vom Tod und können zwischen Tod und Trennung nicht unterscheiden. Der Verlust einer nahen Bezugsperson kann u. a. das emotionale Gleichgewicht und die Entwicklung eines Urvertrauens empfindlich stören und zu Trennungsangst und Regulationsstörungen führen.

Kinder im Alter von 3 bis 5 Jahren sind im magisch-onmipotenten Denken bzw. Egozentrismus verhaftet und beziehen vieles auf sich. Tod und Verlust können Phantasien hervorrufen, dafür verantwortlich zu sein. Im Alter von 4 bis 7 Jahren, auf der Stufe des anschaulichen Denkens, wird der Tod als zeitweilig und reversibel oder graduell aufgefasst. Endlichkeit und Endgültigkeit werden noch nicht verstanden. Kommt es in dieser Phase zu einem Verlust, fragen Kinder häufig über Wochen oder Monate nach dem Menschen. Sie reagieren mit Trennungsangst, regressiven Verhaltensweisen oder Forderungen nach Ersatzpersonen.

Ab ca. 6 Jahren verfügen Kinder über ein Todeskonzept, das Endlichkeit und Abschied einschließt. Sie machen sich über Krankheit Gedanken. Oft zeigen sie sich stark, um Eltern nicht zu belasten. Magische Vorstellungen und Verschuldungsphantasien spielen weiterhin eine Rolle. Die Affektregulation ist noch instabil.

9- bis 11-jährige Kinder sind zunehmend besser in der Lage, Gefühle zu regulieren. Es besteht die Fähigkeit, in biologischen sowie kausalen Zusammenhängen zu denken und zu verstehen. Die Tragweite des Todes wird vollständig verstanden. Gefühle kommen häufig indirekt zum Ausdruck oder werden zurückgehalten.

In der Pubertät, der Phase der Ablösung und Suche nach der eigenen Identität, ist es Jugendlichen möglich, abstrakt zu denken. Manchmal kommt es zur Vermeidung wichtiger Informationen, um Emotionsausbrüche zu vermeiden. Häufig trauern Jugendliche alleine, zeigen eine Identifikation mit dem verstorbenen Elternteil und machen sich Sorgen um den gesunden Elternteil.

Im Alter von 15 bis 17 Jahren sind die Integration der Veränderungen, die Annahme des Selbst sowie äußere und innere Ablösung wichtige Entwicklungsschritte. Es fällt Jugendlichen aufgrund höherer Introspektions- und Reflexionsfähigkeiten leichter, Gedanken und Gefühle auszudrücken und darüber zu sprechen. Reaktionen auf Verlust und Trauerprozess sind komplexer und denen Erwachsener ähnlich.

Bei Kindern und Jugendlichen gibt es keine klare Unterscheidung zwischen normaler und pathologischer Trauer. Von komplizierter Trauer kann gesprochen werden, wenn die Entwicklung des Kindes gefährdet und die Bewältigungsmechanismen dysfunktional sind. Auffälligkeiten zeigen sich bei machen Kindern und Jugendlichen erst nach anscheinender Symptomfreiheit. Die kindliche Entwicklung verläuft in Entwicklungsphasen bzw. -linien. Störungen in einem Bereich bzw. einer Phase können in einer darauffolgenden Phase kompensiert werden oder sich weiter komplizierend auswirken. Kommt es zu einer Diskrepanz zwischen den mit Tod und Sterben einhergehenden Belastungen und den Bewältigungsmöglichkeiten des Kindes, kann es zu einer Traumatisierung kommen. Gibt es einzelne oder kumulative belastende oder traumatische Vorerfahrungen, kann es sein, dass das Kind nicht mehr in der Lage ist, die Ereignisse zu integrieren.

4 Familienorientiertes Arbeiten am Lebensende

4.1 Anforderungen an Beratung und Therapie von Familien mit einem sterbenskranken Angehörigen

Einbeziehung der Familie als „unit of care“

Die Familie stellt in den meisten Fällen für Schwerstkranke und Sterbende die wichtigste Unterstützung dar. Ihre Einbeziehung als „unit of care“ ist in der Palliativmedizin von der Weltgesundheitsorganisation gefordert (World Health Organization, 2002). Die Unbestimmtheit des Sterbens und des Todes stellt für die Familie eine große Herausforderung dar. Weiterzuleben nach dem Tod eines Familienmitgliedes ist eine Erfahrung, die jedem irgendwann widerfährt. Der Tod ist daher gerade in Familien sehr gegenwärtig, er bedeutet eine Unterbrechung des Gewohnten und kann zu einem biografischen Wendepunkt der Familie oder einzelner ihrer Mitglieder werden.

Vielfältige Anforderungen an Familien von Sterbenden

Durch den medizinischen Fortschritt kommt es bei vielen chronischen Krankheitsverläufen, insbesondere bei Krebserkrankungen, zu einer verlängerten Sterbephase, in der nicht mehr mit Heilung gerechnet wird, aber das unmittelbare Sterben möglicherweise monatelang, in manchen Fällen jahrelang nicht eintritt. Das heißt, Familien sind mit Phasen der Verschlimmerungen der Krankheitssymptome ihres Angehörigen konfrontiert, mit vergleichsweise kurzen Aufenthalten in Krankenhäusern und durch die Pflegebedürftigkeit mit z. T. gravierenden Auswirkungen auf den familiären Alltag. Wegen der häufigen ambulanten Behandlungen, oftmals bei verschiedenen Fachärzten und kurzen Verweildauern in Krankenhäusern ist es umso wichtiger, die Familie in die Behandlung mit einzubeziehen, weil sie die Kontinuität der Versorgung leistet. Damit ist ein aktives Vorgehen seitens der behandelnden Ärzte und Therapeuten gemeint.

In Familien wird immer weniger Wissen und Erfahrung im Umgang mit Sterben und Tod tradiert. Auch im Gesundheitssystem, z. B. bei der Krankenhausentlassung von Schwerkranken, wird durch Professionelle wenig Know-how vermittelt. Patienten und ihre Angehörigen bekommen teilweise sehr unterschiedliche Informationen von verschiedenen Fachärzten, Pflegediensten und Ehrenamtlichen (im Hospizdienst). Da es nicht möglich ist, eine genaue Prognose zu bekommen, ertragen Familienmitglieder mitunter lange Phasen der Unsicherheit über den weiteren Krankheitsverlauf. Viele beschäftigen sich mit dem bevorstehenden Sterben, versuchen sich darauf vorzubereiten und sich vorzustellen, wie sie es erleben werden. Diese Prozesse erfordern von der Familie eine besondere Fähigkeit zur Flexibilität und Veränderung. Dabei benötigen sie mitunter auch psychotherapeutische Unterstützung.

Die Hauptbelastungen der Familie sind Zukunftsangst, unklare oder ungenügende Informationen, den Kranken leiden zu sehen, sowie die Ungewissheit, was als nächstes geschehen wird (Strittmatter, 2007). Bei einer Expertenbefragung zum Bedarf an psychosozialer Unterstützung für Krebspatienten im Akutkrankenhaus wurden die größten Versorgungslücken bei Angehörigengesprächen, Kriseninterventionen und Sterbebegleitungen ermittelt (Koch, Weis, Matthey & Mehnert, 1998). In vielen Studien zeigte sich, dass der subjektive Unterstützungsbedarf nicht mit der Belastung durch Symptome der Krankheit identisch ist (z. B. Watson, St. James-Roberts, Ashley, Tilney, Brougham, Edwards, Baldus, Romer, 2006).

Belastung durch Ungewissheit und Zukunftsangst

Zu den Risikobelastungen für behandlungsbedürftige psychosoziale Begleiterscheinungen bei Tumorpatienten gehören auch das Lebensalter (Kinder/ Eltern), weil eine erhöhte Vulnerabilität durch Abhängigkcit und Verantwortung gegeben ist (Koch et al., 1998). Die eigene Lebensgeschichte wird von Beginn an erheblich vom Erleben schwerer Krankheitsverläufe, Tod und Sterben von nahen Angehörigen beeinflusst. Gerade Verlusterlebnisse durch den Tod eines nahen Angehörigen, besonders wenn sie sich in der Kindheit ereignen, können zur Entwicklung psychischer Krankheiten führen. Die mangelnde Anerkennung der tiefen emotionalen Bedeutung von kindlichen Verlusterfahrungen in der Gesellschaft wirkt verstärkend (Lang-Langer, 2009, S. 10). Dieses insuffiziente reflexive Empathievermögen (Koren-Karie, Oppenheim & Getzler-Yosef, 2004) betrifft all die Menschen, die als Kind eine reale traumatisierende Verlusterfahrung gemacht haben. Es führt dazu, dass sich die Betroffenen ungehalten fühlen, d. h. ihre Bedürfnisse und Motive nicht verstanden werden, so wie die Realität des Verlustes emotional nicht anerkannt wurde. Auch transgenerational haben frühe Verlusterfahrungen (z. B. der Eltern als Kinder), besonders wenn sie mit Depression im familiären Umfeld beantwortet wurden, Auswirkungen auf den Umgang mit Verlusten im Familienleben. Durch spätere Lebenskrisen oder Erkrankungen können diese Erfahrungen reaktiviert werden.

Bedeutung früherer Verlusterfahrungen

Gespräche mit ganzen Familien werden im medizinischen Kontext selten von diesen selbst initiiert. Da in der individuumzentrierten Medizin die Einbeziehung von Familienangehörigen in Deutschland in vielen Bereichen noch nicht selbstverständlich ist (Cierpka, 2001) erwarten die Patienten dies auch nicht von ihren behandelnden Ärzten und Therapeuten. Demzufolge werden häufig Familienangehörige oder Schwierigkeiten mit ihnen gar nicht erwähnt, obwohl sich viele Patienten wünschen, dass sie vom Arzt auch auf emotionale Themen angesprochen werden. Dabei kann schon ein Gespräch mit dem Erkrankten über die familiäre Situation sowie Möglichkeiten einer Einbeziehung seiner Familienangehörigen hilfreich sein. Dabei kann eine Systemorientierung im Therapeuten, d. h., dass die Familienan-

Einbeziehung von Familienangehörigen noch nicht selbstverständlich

gehörigen „mitgedacht" werden, wichtiger sein als die Anwesenheit von Familienmitgliedern.

Auswirkungen der Krankheit auf die Familie im Fokus der Familienmedizin

Anders als in der Familientherapie als Psychotherapieform, in der Störungen der Familieninteraktion durch eine Veränderung von Interaktionsmustern der Familienmitglieder behandelt werden, stehen in der Familien*medizin* die Schwierigkeiten mit der Erkrankung und ihre Auswirkungen auf die Familie im Mittelpunkt. Familienorientiert arbeitende Therapeuten werden häufig als „psychosoziale Feuerwehr" genutzt (Altmeyer, Kröger & McDaniel, 2002). Wenn sie diesen Auftrag annehmen, können sie neben der konkreten Hilfe für eine Familie auch dazu beitragen, dass durch den interdisziplinären Ansatz die Grenzen zwischen den verschiedenen medizinischen Disziplinen durchlässiger werden. Manche Familien fühlen sich unangenehm berührt, wenn ihnen eine derartige psychotherapeutische Hilfe angeboten wird. Die Empfehlung für Familiengespräche bei familiären Konflikten am Lebensende eines Familiemitgliedes wird häufig eher als bedrohlich erlebt. Die Vorstellung, vor einem Fremden mit der ganzen Familie zu sprechen, löst Ängste und Schamgefühle aus. Die Befürchtung, dass das, was in der Familie als unaussprechbar bzw. unbesprechbar gilt, durch die Interventionen des Therapeuten ans Tageslicht kommen könnte, kann zu einer Ablehnung eines Familiengesprächs führen. Die Ablehnung gegenüber psychotherapeutisch geführten Familiengesprächen wird zusätzlich hervorgerufen durch die Angst, dass durch die systemorientierte Sichtweise des Familientherapeuten die Rolle des Indexpatienten nicht aufrechterhalten werden kann und andere Familienmitglieder gleichfalls in das Blickfeld des Therapeuten geraten können. Das kann dazu führen, dass manche Familienmitglieder gar nicht oder nur widerwillig an dem Gespräch teilnehmen. Hilfreich und sinnvoll ist es deshalb, wenn Familiengespräche bzw. die Einbeziehung von Familienangehörigen von den somatischen Behandlern empfohlen werden und sie als Teil der Regelversorgung erlebt werden kann (Romer et al., 2007). Auch die explizite Mitteilung, dass eine schwere Erkrankung für alle Familien eine Belastung darstellt, im Sinne einer normalen Reaktion auf eine außerordentliche Belastung, beruhigt die Stigmatisierungsangst der Familie. Gleichwohl kann es für den Therapeuten schwierig sein, diese besondere Belastung von vorher bestehenden Schwierigkeiten oder Störungen in Familien zu differenzieren.

Ängste können Barriere darstellen

Verständigung im Vordergrund familienorientierten Arbeitens

Vorrangig geht es zunächst um Verständigung über die aktuellen Belastungen und Klärung, was die einzelnen Familienmitglieder zum Ausdruck bringen wollen und weniger um ein deutendes Verstehen möglicher unbewusster Anteile. Das Bemühen des Therapeuten oder Arztes um *Verständigung* im Unterschied zum *Verstehen* kann wie ein Vorbild auf die Kommunikation der Familienmitglieder untereinander wirken. Verständigung meint eine gemeinsame Wirklichkeitskonstruktion während Verstehen eher eine kognitive Einordnung in diagnostische oder therapeutische Kategorien beinhaltet, was zu vorschneller Lösungs- und Ressourcenorientierung (im

Sinne von Leitfäden) führen kann und wenig hilfreich ist. Das Bemühen um Verständigung und Klärung der Wünsche und Bedürfnisse einzelner bedeutet eine Vielfalt, die auch Konfliktpotenzial enthält. Hilfe für Familien in diesen existenziellen Situationen besteht aus unserer Sicht aber nicht unbedingt darin, mit ihnen diese Konflikte zu lösen, sondern behilflich zu sein, dass sie ihre eigene Konfliktfähigkeit wieder erlangen. Familien soll geholfen werden, mehr Spielraum für starken Gefühlsausdruck und zur Antizipation bedrohlicher Ereignisse, insbesondere des Todes, zu gewinnen. Das Erleben starker Gefühle ermöglicht es einer Familie gemeinsam zu trauern (vgl. Kapitel 2.3 zur antizipierenden Trauer). Das Zulassen und (Mit-)Teilen der mit der Trauer verbundenen Gefühle kann den Zusammenhalt fördern und helfen, den Prozess des Abschiednehmens gemeinsam zu gestalten, anstatt in einer ohnmächtigen Erstarrung gefangen zu sein. Manche Familien benötigen hierzu Unterstützung, wenn beispielsweise Familienmitglieder gegenseitig die Reaktionen der anderen nicht verstehen, der gesunde Partner von seinen Gefühlen überwältigt oder von der Belastung überfordert ist, sodass er nicht mehr auf die Bedürfnisse anderer eingehen kann. Wenn familiäre Kommunikationsmuster verbessert werden können, gelingt die Anpassung an die neue Lebenssituation leichter.

4.2 Wichtige Aspekte für Beratung und Therapie in der palliativen Situation

Die palliative Situation

Besonderer Unterstützungsbedarf von Familien in palliativen Situationen

Wenn wir im Folgenden von der palliativen Situation sprechen, so meinen wir eine unheilbare, fortschreitend zum Tode verlaufende Krankheitssituation. Der Familie ist diese Situation in der Regel bekannt, jüngere Kinder manchmal ausgenommen, aber Familienmitglieder benötigen nicht selten gerade in dieser Krankheitsphase Unterstützung. Minderjährige Kinder zeigen in diesen Situationen Verhaltensweisen, die dazu führen können, dass eine Familie Beratung sucht.

Unterschiedliche emotionale Anerkennung des bevorstehenden Todes

Wie in anderen Krankheitsstadien auch, so wird auch in dieser Situation der medizinische Zustand der Unheilbarkeit durch Ärzte mitgeteilt. Es wird damit eine Situation erklärt und – wenn es gut geht – sachlich gut vermittelt und verstanden, damit jedoch nicht zwangsläufig in seiner emotionalen Bedeutung erfasst. Diesen Prozess der emotionalen Anerkennung des bevorstehenden Todes erleben Familienmitglieder unterschiedlich.

Palliativmedizin findet in Krankenhäusern, Hospizen, Tageshospizen und in der ambulanten Pflege statt. Dass bedeutet, dass Therapeuten, die diesen Familien hilfreich zur Seite stehen wollen, sich in unterschiedlichen Kontexten auskennen und sich flexibel auf diese einstellen müssen. Zentrale Themen in der Begleitung sind die antizipierende Trauerarbeit der Einzelnen, die, wie Kapitel 2.3 beschrieben, bereits in dieser Phase einsetzt, weil sich der Erkrankte wie seine Angehörigen durch die schwere Krankheit mit Verlusten auseinandersetzen muss sowie mit der Kommunikation innerhalb der Familie. Die gesamte Familie muss sich mit der emotionalen Verfügbarkeit füreinander auseinandersetzten und sich darüber verständigen.

Der Sterbende

Da sich die palliative Situation sehr lange hinziehen kann, kommen Patienten in dieser Phase auch im Rahmen von Eltern- oder Familiengesprächen zu Beratungen und Psychotherapien. Wenige Psychotherapeuten behandeln auch bettlägerige Patienten zu Hause, in Hospizen oder Krankenhäusern.

Emotionale Bedürfnisse von Sterbenden

In der Sterbephase kann das Bedürfnis nach Nähe zunehmen und in ein Bedürfnis übergehen, umsorgt zu werden ohne Gegenleistung geben zu müssen (Eissler, 1978). Diese „regressive Sehnsucht" (Köhle, Simons & Kubanek, 1990) kann sich in dem Bedürfnis nach Zugehörigkeit und Abschiednehmen äußern und dem Wunsch bei der Planung der Zukunft der Familie mitzuwirken: „Todkranke und Sterbende sind in hohem Maße für das Beziehungsverhalten anderer sensibilisiert. Kleine Abweichungen vom üblichen, erwarteten Verhalten werden – oft zu Recht – bedeutungsvoll erlebt" (Köhle et al., 1990, S. 1058). Wenn Sterbende ausgeschlossen werden oder sich so fühlen, droht der soziale Tod dem physischen zuvorzukommen. Dies bedeutet unter Umständen einen schweren innerfamiliären Konflikt, weil die Familienmitglieder, je länger die Sterbephase oder die palliative Situation dauert, um so mehr Phantasien entwickeln können, dass es zu Ende gehen möchte. Das führt oft dazu, dass die Noch-Lebenden ausgeschlossen werden. Aber gerade die Teilhabe an Planungen des Familienlebens kann ihr Noch-Dasein beweisen, deshalb ist es für den Sterbenden selbst so wichtig. Heftige negative Gefühle als Reaktion auf die Unabwendbarkeit des eigenen Ausgeliefertseins können dabei auftreten wie Eifersucht (z. B. auf Haushaltshilfen), Neid (z. B. auf zukünftige Partner) oder Missgunst (die sich darin äußern kann, dass z. B. eine Hausaufgabenhilfe nicht zugelassen werden kann).

Die Elternperspektive

Elterliche Fähigkeiten (parenting function) werden selten im Rahmen von Erwachsenenberatungen oder Psychotherapien für Erwachsene bearbeitet. In palliativen Situationen benötigen Eltern von minderjährigen Kindern mehr als kognitive Orientierung darüber, wie sie mit ihren Kindern sprechen können. Sie benötigen Hilfestellung, die sich direkt auf ihre Elterlichkeit bezieht und sie in ihren elterlichen Kompetenzen und ihrem subjektiven

Gefühl „gute Eltern zu sein“ stärkt. Die familientherapeutische Perspektive kann auch in Einzelbehandlungen- oder beratungen einen Beitrag dazu leisten, wie die Elterlichkeit sowohl des kranken als auch des gesunden, überlebenden Elternteils unterstützt und gestärkt werden kann. Steht Letztere praktisch und emotional nicht zur Verfügung, erleiden Kinder einen doppelten Elternverlust. Entwicklungsstörungen sind dann kaum vermeidbar. Unter emotionaler Verfügbarkeit verstehen wir die Fähigkeit, sich auf die innere Welt des Kindes einzulassen und den Ausdruck von Emotionen, auch wenn diese den Eltern fremd sind, zuzulassen. Elternsein ist anstrengend. In Krisensituationen der Familie strengen Kinder ihre Eltern in besonderem Maße an. In den verschiedenen Abschnitten erläutern wir anhand von Beispielen, welchen Belastungen insbesondere Eltern in palliativen Situationen ausgesetzt sind und wie sie unterstützt werden können.

Kognitive und emotionale Hilfestellungen für Eltern

Emotionale Verfügbarkeit

Die Kindperspektive

Wie bereits in Kapitel 2 ausführlich dargestellt wurde, haben Kinder und Jugendliche aus entwicklungspsychologischen Gründen z. T. sehr stark von Erwachsenen abweichende Vorstellungen über Sterben und Tod. Wie dies in Familienberatungen und Psychotherapien integriert werden kann, zeigen wir in diesem Kapitel anhand von Beispielen. Es muss Kindern gegenüber nicht alles ausgesprochen werden, aber alles, was ausgesprochen wird, muss wahr sein.

Systemorientierung

Familienorientierung am Lebensende bedeutet, auch an Schnittstellen zwischen medizinischen und psychosozialen Bereichen tätig zu sein. Dabei kann es immer wieder zu Konkurrenz zwischen Ärzten und Psychotherapeuten kommen. Wenn Ärzte selbst eine höhere Beratungskompetenz haben, verstehen sie eher den Sinn unabhängiger Beratung und verlieren die Angst vor Konkurrenz (Dewald, 2001). Wenn Psychotherapeuten mehr Kenntnisse in palliativmedizinischen Fragen und über Abläufe im Krankenhaus und Hospiz haben, erleichtert es ihnen die Einfühlung in ihre Patienten und kann Verunsicherungen durch widersprüchliche ärztliche vs. psychologische Empfehlungen zu vermeiden helfen. Wir haben in unseren Darstellungen keine Ordnung nach Berufsgruppen vorgenommen. Eine Systemorientierung, d. h., dass die Familie als Ganzes und ihre Entwicklungen in den Blick genommen werden, ist für alle Berufsgruppen, die mit Todkranken zu tun haben, hilfreich und kann dazu beitragen, dass Interaktionsstörungen sowohl innerhalb der Familien als auch zwischen den verschiedenen, versorgenden Disziplinen nicht überwiegen.

Interdisziplinarität vs. Konkurrenzdenken

Familie als Ganzes im Fokus

4.3 Ansätze für die Einbeziehung von Angehörigen in verschiedenen medizinischen Praxisfeldern

In fast allen medizinischen Disziplinen wird die Einbeziehung von Familienangehörigen von Patienten erwähnt. Zum Teil existieren hierfür ausgearbeitete Konzepte. Im Folgenden wird ein Einblick in einige der publizierten Konzepte und Strategien in den verschiedenen Fächern gegeben.

Hausärztliche Medizin

Familiäre Probleme werden in hausärztlicher Behandlung selten explizit ausgesprochen

In der hausärztlichen Medizin, in der ein bis zwei Drittel aller Familien mit mehreren Familienmitgliedern bei demselben Hausarzt in Behandlung sind, werden familiäre Probleme eher selten angesprochen, obwohl viele Patienten dies wünschen (Himmel & Kochen, 1998). Angehörige sind aus Patientensicht wichtige Partner bei Entscheidungen für oder gegen medizinische Maßnahmen. In Deutschland ist die Familienmedizin ein Teil der Allgemeinmedizin, in der Kenntnisse der Beziehungen der Familienmitglieder untereinander und zu ihrer Umwelt als wesentlich erachtet werden (DEGAM). Familiäre Interaktionen werden aber vergleichsweise selten durch den Hausarzt angesprochen, obwohl es von Patienten wie auch von Ärzten durchaus stärker gewünscht wird. Im Rahmen eines Curriculums „psychosomatische Grundversorgung“ für somatisch tätige Ärzte wird nur ein Abend für dieses Thema angesetzt, was wiederum dazu führt, dass Ärzte zwar motiviert, aber nicht geschult werden können. Anders ist dies in einem von Cierpka (2001) entwickelten Modellprojekt zur „familienorientierten psychosomatischen Grundversorgung“: Neben der Vermittlung familientheoretischer Kenntnisse wird praxisrelevantes Handlungswissen, um die Angehörigen seines Patienten mit einzubeziehen, gelehrt. Außerdem wurde ein Konzept für „familienmedizinische Fallkonferenzen“, eine Kombination aus Balintgruppenarbeit mit systemisch-familientherapeutischen Interventionen, entwickelt. Dabei wird besonderes Augenmerk darauf gelegt, welche Rolle dem Arzt von dem Patienten und seiner Familie bewusst oder unbewusst übertragen wird und welche Rolle der Arzt aufgrund seines eigenen Hintergrundes annimmt.

„Familienorientierte psychosomatische Grundversorgung“

„Familienmedizin für die Praxis“

In ihrem Buch „Familienmedizin für die Praxis“ haben Hegemann, Asen und Tomson (2000) eine praxisorientierte Anleitung für Hausärzte entwickelt, die Familienmitglieder in ihre Behandlungen einbeziehen wollen. Sie geben z. B. Praxisbeispiele für familienorientierte Arzt-Patient-Dialoge und kommentieren diese mit den Gedanken, die sich beim Arzt während des Gespräches einstellen.

„Gesamtdiagnose“ als Konzept

Michael Balint (1969) entwickelte aus seiner Zusammenarbeit mit Hausärzten das Konzept der „Gesamtdiagnose“, die einen „Überblick über die körperlichen und emotionalen Zustände des Patienten und über seine Beziehungen zu sich selbst und anderen Menschen einschließlich des Arztes geben" soll (Clyne, 1975, S. 115, zitiert nach Herzog, 2011). Die ebenfalls von ihm entwickelten und nach ihm benannten Balintguppen arbeiten unter der Vorraussetzung, dass es keine neutralen Beobachter von Krankheit oder Störung geben kann. Balintgruppenarbeit stellt heutzutage einen wichtigen Baustein in Aus- und Weiterbildung dar, der dem Arzt Verstehensmöglichkeiten des sozialen Umfelds seiner Patienten bietet. Sie vermittelt aber weniger praktische Fertigkeiten, um Familienangehörige einbeziehen zu können, wenngleich in den letzten Jahren Ansätze der systemischen Therapie, das Psychodrama und andere Verfahren integriert wurden (Herzog, 2011).

„Reflektierte Kasuistik"

Thure von Uexküll führte in der mit Wolfgang Wesiack entwickelten „Theorie der Humanmedizin" (1988) die „reflektierte Kasuistik" als Instrument zur Erforschung und Lehre einer integrierten Medizin ein. Auch in der reflektierten Kasuistik geht es mehr um eine nachträgliche Reflexion eines Fallgeschehens und weniger um konkrete Strategien einer erweiterten Behandlungspraxis. Ein Handlungswissen wird wenig vermittelt.

In Krankenhäusern sieht es ähnlich aus. 10 % der deutschen allgemeinen Krankenhäuser halten psychiatrisch-psychosomatische Konsiliar- und Liaisondienste vor (Janssen et al., 1999). Paar- und Familiengespräche finden nur in Einzelfällen und routinemäßig nur in Forschungsprojekten statt.

Familientherapie

Familientherapie im Allgemeinen wird zum einen zur Behandlung von Störungen der zwischenmenschlichen Beziehungen in Familien angewandt als auch zur Ressourcenentwicklung und als Bewältigungshilfe bei schweren psychischen oder körperlichen Erkrankungen (Scheib & Wirsching, 2004). Dabei kann generell von einer Effektivität und Effizienz dieser Behandlungsmethode ausgegangen werden trotz der z. T. sehr verschiedenen zugrunde liegenden psychotherapeutischen Richtungen (ebd.). Paar- und Familientherapie wird häufig als ein Element der Behandlung eingesetzt und mit anderen Verfahren kombiniert. Bei chronischen körperlichen Krankheiten erscheinen familiensystemorientierte Vorgehensweisen besonders wirksam, wenn sie in Kooperation mit den somatischen Behandlern stattfinden (ebd.). Dieses ist bei Behandlungen von Kindern und Jugendlichen sowohl in der somatischen (Pädiatrie) wie in der psychotherapeutischen Medizin (Kinder- und Jugendpsychiatrie und Psychotherapie) inzwischen lange etabliert.

Medizinische Familientherapie bei chronischen körperlichen Erkrankungen

Unter dem Begriff „medizinische Familientherapie" bzw. „systemische Familienmedizin" wird also die Anwendung familientherapeutischer Perspektiven und Interventionstechniken in der somatischen Medizin verstanden. Diese werden einerseits auf den Patienten, seine Behandlungen, seine Krankheitsverarbeitung und seine Angehörigen bezogen, andererseits auf die Mitarbeiter und Strukturen der Krankenversorgung. Medizinische Familientherapie stellt somit eine Spezialisierung und Weiterentwicklung bestehender familientherapeutischer Konzepte bzw. deren Integration in die somatische Medizin dar. Sie gehen zurück auf das 1977 von George Engel (Engel, 1977) entwickelte biopsychosoziale Krankheitsmodell. Es betont die Kooperationen zwischen verschiedenen Fachdisziplinen, in die psychologische und soziale Fächer mit einbezogen sind. Alle Faktoren, die biomedizinischen wie die psychosozialen, werden gleichwertig berücksichtigt, d.h. auch möglichst simultan diagnostiziert. Außerdem versteht sich der Behandler selbst als Teil des handelnden Umfelds des Patienten. Er ist also nicht unabhängiger Beobachter. Die Familie sowie andere Behandler werden, nicht nur unter funktionalen Gesichtspunkten, mit einbezogen (z.B. zur Verbesserung der sogenannten Compliance) d.h. es wird nicht ausschließlich *über* die Familienmitglieder gesprochen, sondern *mit* ihnen. Eine wichtige Folgerung aus dem biopsychosozialen Krankheitsmodell besteht darin, das alles, was an der Entstehungsgeschichte (Ätiologie) der Krankheit sowie deren Krankheitszeichen (Symptomen) und deren Behandlungen beteiligt ist, nicht entweder als biologisch oder psychologisch anzusehen ist, sondern sowohl biologisch als auch psychologisch (Egger, 2005).

Biopsychosoziale Sichtweise medizinischer Familientherapie

Systemische Therapie hat sich aus der klassischen Familientherapie heraus entwickelt und findet inzwischen auch in anderen Settings (z.B. Einzel- oder Gruppentherapie) statt. Die systemorientierte Sichtweise bedeutet, dass die Kommunikations- und Interaktionsmuster in der Beziehung zu sich selbst, der Krankheit, der Umwelt und bedeutsamen anderen (z.B. Familienangehörige) zum Gegenstand des Verstehens und der Veränderung gemacht werden (Geigges, 2011). Trotz bestehender empirisch abgesicherter Modelle scheint die Einbeziehung von Angehörigen auch in der systemischen Therapie im klinischen Kontext nicht immer selbstverständlich. So beschreiben Liechti und Liechti-Darbellay (2011), dass systemische Therapeuten selbst manchmal nicht genau wissen, warum sie die Angehörigen nicht regelhaft einbeziehen. Der Unterschied zwischen einer Einbeziehung der Angehörigen und den klassischen Indikationen für Paar- und Familientherapie besteht darin, dass bei ersterer eine Krankheit und die mit ihr einhergehenden Probleme im Zentrum stehen und bei letzterer die Familie bzw. das Paar. In der klassischen Familientherapie wurde die Krankheit als *Folge* dysfunktionaler Familienbeziehungen gesehen (z.B. die schizophrenogene Familie, die psychosomatische Familie, die Krebsfamilie; Geigges, 2011). Diese inzwischen überholte Sichtweise ist mit dafür verantwortlich, dass der Einbeziehung von Familienangehörigen von diesen selbst mit Skepsis entgegen gesehen wird. Wenn jeder Arzt- oder Therapeutenkontakt als Untersuchungssituation aufgefasst wird, die dazu dient, krankheitswertige Symptome zu finden, kann das Einbeziehen von Familienangehörigen bedeuten, dass jetzt auch bei ihnen nach Problemen gesucht werden soll.

Einbeziehung von Familienangehörigen auch in der systemischen Therapie nicht selbstverständlich

Um die Familie zu schützen, sagt der Patient dann: „Die kommen sowieso nicht“ oder: „Ich möchte nicht, dass die da mit hineingezogen werden.“ Allerdings passiert es auch nicht selten, dass Patienten von ihren systemischen Therapeuten gar nicht erst gefragt werden, ob ihre Angehörigen mit einbezogen werden sollen (Liechti & Liechti-Darbellay, 2011). Das liegt u. a. daran, dass diese nicht genau wissen, *wie* sie es tun sollen, d. h. keine konkreten Strategien vorhanden sind. Die Autoren geben vier Empfehlungen für den Einbezug Dritter: (1) dem Klienten explizit verstehen zu geben, dass er entscheidet, ob, wann und wer einbezogen wird, (2) erklären, wie die Kontakte konkret gestaltet werden und was der Therapeut mit den neu gewonnenen Erkenntnissen anfangen wird, (3) nicht motivierte Familienmitglieder als wichtige Bezugspersonen als „Konsiliarius“ und nicht als „Problemfall“ einbeziehen und (4) sich von der Leitidee der Einbeziehung nicht abbringen lassen, sondern ggf. immer wieder zu versuchen Angehörige mit einzubeziehen.

Empfehlungen für den Einbezug von Angehörigen

Der Begriff Familienmedizin wird unterschiedlich verwendet. Er wurde bereits 1945 von Richardson („patients have families“), einem US-amerikanischen Internisten, geprägt. In vielen Ländern wird er synonym mit dem Begriff Allgemeinmedizin verwendet. Neben der Erforschung kommunikativer Prozesse in Familien ist auch die Arzt-Patient-Kommunikation ein zentrales Thema der medizinischen Forschung. In den USA entstanden Ende der 70er Jahre Entwicklungen, systemische Ansätze in die somatische Medizin zu integrieren. Dozenten familienmedizinsicher Fakultäten, die gleichzeitig Familientherapeuten sind, entwickelten zunächst Konzepte für Ärzte, die dafür Sorge tragen sollten, Bedürfnisse und Sorgen sowohl von Familienangehörigen, anderen Fachärzten oder den sozialen Diensten bei der Versorgung der Patienten zu berücksichtigen (z. B. Doherty & Baird, 1983). 1992 erschien das Buch „Medical Family Therapy“ von McDaniel, Hepworth und Doherty. Erstmalig richtet sich dieses Buch an Psychotherapeuten (nicht vorrangig Ärzte), die im medizinischen Kontext arbeiten. Hier wurde der Begriff „medizinische Familientherapie“ geprägt. Die Autoren entwickelten darin Ideen für eine medizinische Weiterbildung für Psychotherapeuten, die nicht nur Wissen über Krankheitsverläufe und Behandlungen beinhaltet, sondern auch Beziehungswissen über Arbeitsabläufe in Krankenhäusern oder medizinischen Praxen. Sensibilisierung für die unterschiedlichen Rollen der Helfer in der Krankenbehandlung mit unterschiedlichen Sprachkulturen (Fachsprachen), Arbeitsabläufen und Kommunikationsformen der einzelnen Berufsgruppen fördert einen respektvollen Umgang miteinander. Dazu gehören auch die Aneignung von medizinischem Grundwissen und das Erkennen der Grenzen des eigenen Faches (vgl. auch McDaniel et al., 1992). In der medizinischen Familientherapie gilt nicht ein familiärer Konflikt als Anlass für gemeinsame Gespräche, sondern die schwere Krankheit eines Mitglieds der Familie, weil die Krankheit zum „organisierenden Prinzip“ der Familie wird (Kröger, 2007).

Wurzeln und Themen der Familienmedizin

Sprachbarrieren zwischen den verschiedenen Fachrichtungen

Es gibt keine gemeinsame Sprache für das biomedizinische und das psychotherapeutisch-psychosoziale System, was sich schon an dem Begriff „Familienmedizin" zeigt, der wie andere Begriffe (z. B. Schweigepflicht oder Gespräch) in beiden Systemen mit jeweils unterschiedlichen Bedeutungen benutzt wird. Für eine gelingende Zusammenarbeit ist es notwendig, in beiden Sprachsystemen kompetent zu sein. Die Zusammenarbeit in einem multiprofessionellen Team fördert diese Kompetenz. Um in solchen Kooperationen erfolgreich zu sein, muss nicht nur gemeinsam über und mit Patienten gesprochen werden, sondern es müssen auch die unterschiedlichen theoretischen Referenzrahmen gemeinsam und reflektiert anerkannt werden. Ein gemeinsamer Austausch unter den Behandlern über die eigenen theoretischen Hintergründe (z. B. in interdisziplinären Fortbildungsveranstaltungen) führt weiter als die gegenseitige Überweisung der Patienten.

Familienmedizin als Metarahmen

Die medizinische Familientherapie stellt einen Metarahmen dar (Breunlin, Schwartz & MacKune-Karrer, 1992), der in jedem psychotherapeutischen Ansatz (psychodynamisch, verhaltenstherapeutisch oder systemisch) eingesetzt werden kann. Sie verfolgt im Wesentlichen zwei grundlegende Ziele: (1) die Förderung von Selbstkompetenz, was bedeutet, dass der Patient und seine Familie Einfluss nehmen und wählen können und (2) Förderung von Verbundenheit, womit gemeint ist, dass verschiedenste Formen sozialer Unterstützung wirksam werden können.

Die Auswirkungen einer Krankheit auf den Patienten und seine Familie werden entscheidend davon mitbestimmt, in welcher Phase des Lebenszyklus sich die Familie befindet (Rolland, 1987). Jeder Übergang von einer Phase in die nächste bedeutet für Familien eine Veränderung ihres inneren Gleichgewichtes und ihrer Organisationsform, an die die Familie sich anpassen muss. Fallen lebensbedrohliche Krankheiten und Sterbefälle in eine familiäre Übergangsphase, können sich die Belastungen für die Familie potenzieren. Auf dem Gebiet der Familientherapie erschien vor gerade einmal 20 Jahren das erste Buch, das sich mit Sterben und Tod auseinandersetzte (Walsh & McGoldrich, 1991).

Psychoonkologie

Es ist in der Psychoonkologie schon seit Langem bekannt, dass Angehörige von Krebspatienten in der Phase der Erstdiagnose und in weiteren kritischen Krankheitsphasen in vergleichbarem Ausmaß belastet sind wie die Patienten selbst (Keller, 1998). Die Fortschritte onkologischer Behandlungsmöglichkeiten erlauben es Patienten, längere Phasen „normalen" Lebens zwischen den akuten Krankheitsphasen zu haben. Dies bedeutet für die Familie besonders hohe Anpassungsfähigkeiten aufbringen zu müssen. Sie müssen sich einerseits auf schwere Krankheitsphasen und Sterben vorbereiten und andererseits die guten, aus kindlicher Perspektive scheinbar gesunden Pha-

Anforderungen an Angehörige von Krebskranken

sen, integrieren. In der Psychoonkologie ist die Einbeziehung von Familienmitgliedern eigentlich selbstverständlich oder wie Frances M. Lewis (2010, S. 115) es ausdrückte: „Cancer is a family's illness, not a patient's disease" („Krebs ist eine Krankheit der Familie, nicht eine Erkrankung des Patienten", Übers. d. Autorinnen). Das bedeutet, dass der Psychoonkologe eigentlich immer in Beratungen oder therapeutischen Begleitungen die Familienangehörigen seiner Patienten mit im Blick hat. In einer Expertenbefragung wurden Angehörigengespräche und familientherapeutische Verfahren als wichtig erachtet, aber nur in 35 bis 40 % aller Einrichtungen angeboten (Weis, Koch & Matthey, 1998). Interventionen für Partner Krebskranker (Kruse et al., 2003) und Interventionen für ganze Familien oder Kinder von Krebskranken wurden in der Psychoonkologie entwickelt (Moore, Pengelly & Rauch, in Druck; Moore & Rauch, 2010; Muriel & Rauch, 2003). Es gibt aber wenige beschriebene Interventionen, die Eltern helfen, die Reaktionen ihrer Kinder besser zu verstehen und eine angemessene Kommunikation mit dem sterbenden Elternteil zu unterstützen (Christ, 2006). Eine Ausnahme bildet das PACT-Programm („Parenting at challenging times", „Elternsein in herausfordernden Zeiten", Übers. d. Autorinnen), das in einem allgemeinen Krankenhaus freie Konsultationen mit einem Kinderpsychotherapeuten für krebskranke Eltern anbietet. Auch Christ (2006) gibt Anregungen, wie Eltern insbesondere von Kleinkindern geholfen werden kann, ihren Kindern Sterben und Tod verständlich zu machen. So ist es beispielsweise wichtig, dass Eltern „offene Kommunikation" nicht falsch verstehen und alle ihre Gefühle ungefiltert vor dem Kind ausbreiten. Sie sollten Hilfestellungen bekommen, Krankenhaus- oder Hospizbesuche für die Kinder vorzubereiten.

Krebs als Familienerkrankung

Hilfestellungen für Eltern

In der Pädiatrischen Psychoonkologie besteht eine über 20-jährige Erfahrung in der Einbeziehung von Eltern und Geschwistern erkrankter Kinder. Es wurden Versorgungskonzepte in enger Kooperation mit medizinischen Behandlungsteams auch für palliative Situationen geschaffen. Die Grundlage aller Konzepte ist eine ressourcenorientierte Familienorientierung (Arbeitsgemeinschaft der Wissenschaftlichen Medizinischen Fachgesellschaften, Leitlinie der psychosozialen Arbeitsgemeinschaft in der pädiatrischen Onkologie und Hämatologie Stand 02/2008 AWMF Register Nr. 025/002).

Palliativmedizin, Palliativ Care und Hospizarbeit

Die Palliativmedizin entwickelte sich als Antwort auf eine „soziale Krise" (Obliers & Köhle, 2011), in der Sterbenskranke immer weniger in ihren Familien versorgt wurden. Die Verlagerung des Sterbens ins Krankenhaus führte zur Entwicklung der Palliativmedizin (im englischsprachigen Raum „palliative care", dieser Begriff betont mehr die Pflege) wie auch der „hospice medicine", in der neben der Linderung der Symptome Sterbender auch Raum für persönliche Entwicklung am Lebensende gegeben werden soll. Die Auseinandersetzung mit Sinnfragen und Beziehungsproblemen gehört

Persönliche Entwicklung am Lebensende im Blick haben

ebenso dazu wie die Reflexion der eigenen Biografie. Das bedeutet, dass Symptomkontrolle und psychosoziale Begleitung in etwa gleichen Teilen die klinische Arbeit ausmachen (ebd.). Dem physischen Tod soll nicht der soziale Tod oder der Zusammenbruch psychischer Funktionen vorausgehen. Die begrenzte Verfügbarkeit insbesondere auch psychosozialer Hilfen für Familien von Sterbenden führt dazu, dass von den Krebskranken, die es ausdrücklich wünschen, nur etwa die Hälfte tatsächlich zu Hause verstirbt, obwohl es bei der Mehrzahl prinzipiell möglich wäre (Hürny & Schwartz, 2011). Für die Hinterbliebenen bedeutet das Gefühl, dem Verstorbenen etwas schuldig geblieben zu sein, eine Erschwernis für ihren Trauerprozess und kann depressive Entwicklungen begünstigen.

Anforderungen an Familienangehörige

Droht der Verlust eines Familienmitgliedes durch eine lebensbedrohliche Erkrankung, werden viele unterschiedliche Gefühle in den einzelnen Familienmitgliedern ausgelöst, die die praktische gegenseitige Unterstützung erschweren können. Auch der Grad der Unsicherheit über den weiteren Verlauf, insbesondere der Übergang von der Krankenhaus- zur häuslichen Pflege stellt die familiären Aufgaben vor hohe Anforderungen. Dabei kann es zur emotionalen Isolation der Familienmitglieder untereinander kommen. Es gibt wenig Studien und Erfahrungsberichte darüber, wie Familiengespräche in palliativen Situationen geführt werden können. Die Mehrzahl der Studien beschäftigt sich mit trauernden Eltern oder Partnern, nur wenige mit den Bedürfnissen von Familien mit einem sterbenden Mitglied. Sie bleiben mit Empfehlungen wie „die Kommunikation zwischen den Familienmitgliedern und dem Personal sollten verstärkt werden" (Knapp & Contro, 2009, S. 479, Übers. M. H.) sehr allgemein, ohne genauer zu beschreiben, wie diese Gespräche tatsächlich angeregt und geführt werden können. Aus Untersuchungen von trauernden Eltern wissen wir, dass in der Sterbephase Gespräche verstärkt gewünscht werden. Wichtig ist außerdem, insbesondere wenn Kinder gestorben sind, dass Gespräche auch nach dem Tod angeboten werden (Carter & Levetown, 2004). Auch McDaniel (1992) beschreibt, was für die Unterstützung von Familien mit terminaler Krankheit wichtig ist, z. B. Zukunftsplanung und offene Kommunikation, ohne allerdings genauer zu beschreiben, wie solche Gespräche stattfinden. Sie gibt folgende Anregungen, wie Familientherapeuten Familien unterstützen können:

Gespräche vor und nach dem Tod sind wichtig für Angehörige/ Hinterbliebene

- Beistand für die Pflegenden des sterbenden Familienmitglieds leisten, indem die Pflege positiv konnotiert wird und den Angehörigen die Möglichkeit gegeben wird, Gefühle zu äußern.
- Mit dem Sterbenden besprechen, was den Familienangehörigen noch gesagt werden soll, durch Rückgriff auf früher gelungenen Umgang mit Verlusten. Den Sterbenden ermuntern mitzugestalten, wie er erinnert werden möchte.
- Selbstwirksamkeit von Patienten und Familien fördern, indem besprochen wird, wie Entscheidungen mit Ärzten besprochen werden können (Ärzte regen solche Gespräche selbst kaum an).

- Familientherapeuten können anregen, sich Rituale nutzbar zu machen.
- Familientherapeuten sollten flexibel zu Verfügung stehen und auch Behandlungsteams bei deren eigener Trauer unterstützen.

In ihrer Arbeit beschreiben Reiss und Kaplan de Nour (1989), wie sich Rollen und Interaktionen in verschiedenen Behandlungsphasen verändern und wie Erfolge des Behandlungssystems – bestehend aus medizinischem Personal, Patient und Familie – aufeinander aufbauen können. Sie beschreiben sogenannte Hauptaufgaben für die drei Phasen von Krankheit. In der akuten Phase werden „Diagnostik und Unterstützung" als Hauptaufgaben beschrieben, in der chronischen Phase „Entwicklung und Rehabilitation, Aufrechterhalten einer positiven Einstellung" und in der terminalen Phase „Wohlbefinden und Gelassenheit".

Hauptaufgaben für unterschiedliche Krankheitsphasen

Für den Umgang mit Jugendlichen bei kritischen Ereignissen beschreibt Frydenberg (1997) einige Möglichkeiten, wie Eltern unterstützend wirken können: positive Kommunikation, starker Rückhalt, die Möglichkeit, Gefühle frei und offen äußern zu können sowie gegenseitiges Vertrauen. Für den Umgang mit einem Sterbenskranken oder Verstorbenen in der Familie hieße das, keine Informationen zurückzuhalten oder zu beschönigen, Fragen offen zu beantworten und eigene Gefühle nicht zu verbergen. Missverständnisse, die durch falsch oder nicht beantwortete Fragen entstanden sind, können die seelische Verarbeitung bzw. den Trauerprozess behindern (Bürgin, 1989).

Umgang mit jugendlichen Angehörigen

Verständigungsprobleme zwischen sterbenskranken Patienten, ihren Angehörigen und Ärzten und Pflegepersonal werden auch in der Palliativtherapie als Problem dargestellt. Dumont und Kissane (2009) beschreiben, wie in Familiengesprächen mit Sterbenden und Trauernden Fragen gestellt werden können, um die familiäre Kommunikation anzuregen. Sie untersuchten, welche Frageformen an welcher Stelle des therapeutischen Prozesses in Familiengesprächen angewandt wurden, beschreiben aber nicht, wie diese Familiengespräche zustande kamen.

Mögliche Verständigungsprobleme mit medizinischem Personal

Nilsson et al. (2009) beschreiben in einer in der Zeitschrift *Cancer* veröffentlichten Interviewstudie an 668 Patienten mit fortgeschrittenen Krebserkrankungen und einer Lebenserwartung von unter 6 Monaten, dass Patienten mit abhängigen Kindern und ihre pflegenden Partner eine schlechtere Lebensqualität hatten, seltener Patientenverfügungen hatten und stärker unter Ängsten und Depressionen litten als die Patienten ohne minderjährige Kinder. In dieser empirischen Studie zum Erleben des Sterbeprozesses von Eltern minderjähriger Kinder wird erstmalig die Elternschaft von Patienten als wichtiger Faktor anerkannt und beschrieben, wie wenig empirisches Wissen über elterliche Sorgen und Ängste am Lebensende bekannt sei. Die Autoren ziehen den Schluss, dass diese Familien einen höheren Bedarf an psychosozialer Unterstützung als kinderlose Patienten haben.

Patienten mit minderjährigen Kindern

Familiäre Trauerprozesse

In der Literatur der Palliativmedizin und Hospizarbeit finden sich auch Ausführungen zu Trauerprozessen in Familien. Trauer verstärkt Bindungen. Es ist ein angeborenes Gefühl und es führt zu Konflikten, wenn nicht getrauert werden kann. Unterschiedliche Reaktionen der Familienmitglieder führen zu oder resultieren aus Distanzierung und Schweigen. Die Ungleichzeitigkeit der Trauerreaktionen bei verschiedenen Familienmitgliedern und die soziale Kontrolle innerhalb von Familien („Der trauert gar nicht!" oder „Der hat ja nicht einmal geweint!") bietet viel Konfliktpotenzial. Ein Ziel familienorientierten Arbeitens ist es, die Familie so zu unterstützen, dass sie zusammenhalten kann, auch wenn unterschiedliche Wege der Trauer gegangen werden. So kann eine Trennung vom Partner beispielsweise Ausdruck einer Verschiebung der Aggression auf den Verstorbenen darstellen. Diese Verschiebung kann verschiedene Gründe haben und in der zum Tode führenden Krankheit, aber auch in der Beziehung zum Verstorbenen begründet liegen.

Unterbrechung des familiären Gleichgewichts

Eine ernsthafte Erkrankung und der Tod eines Familienmitglieds führen zu einer Unterbrechung (disruption) des familiären Gleichgewichts. (Brown, 1989) beschreibt verschiedene Faktoren, die Einfluss auf das Ausmaß der Unterbrechung haben (Übers. d. Autorinnen):

- der soziale und ethnische Kontext des Todes,
- die Geschichte vorangehender Verluste,
- der Zeitpunkt im Lebenszyklus,
- die Art des Todes,
- die Position und Funktion des Familienmitglieds,
- die Offenheit des Familiensystems.

Psychosomatische Medizin

In der psychosomatischen Medizin wird der Patient vor dem Hintergrund seiner Lebensgeschichte und seiner familiären Beziehungen wahrgenommen. Allerdings finden auch hier selten gemeinsame Gespräche oder Beratungen mit Patienten und ihren Familienangehörigen statt, obwohl die Wirksamkeit familienorientierter Interventionen in verschiedenen Studien nachgewiesen wurde (eine Übersicht findet sich bei Cierpka, 2001). Der Umgang mit Krankheit und Gesundheit wird in der Familie gelernt. So zeigen Untersuchungen, dass die Wahrscheinlichkeit, im Erwachsenenalter eine psychische oder psychosomatische Erkrankung zu entwickeln, durch das Einwirken psychosozialer Belastungen in der Kindheit (bis zum 14. Lebensjahr) um das 5- bis 20-fache erhöht wird. Zu den gesicherten Belastungsfaktoren gehört auch eine schwere körperliche Erkrankung von Mutter oder Vater (Egle, Hardt, Franz & Hoffmann, 2002). Die Lebensgeschichte wird erheblich vom Erleben schwerer Krankheitsverläufe sowie Tod und Sterben von nahen Angehörigen beeinflusst. Diese Erlebnisse können durch spätere Lebenskrisen oder Erkrankungen reaktiviert werden.

Krankheit, Tod und Sterben nehmen Einfluss auf die eigene Lebensgeschichte

Insbesondere „Zeit-Marken“ (Keller, 2000), wie das Erkrankungsalter der Angehörigen oder die Dauer der Erkrankung, werden als Zeichen zwangsläufiger Wiederholung interpretiert.

Psychotraumatologie

Seit Mitte der 1990iger Jahre sind Forschungsarbeiten entstanden, die sich mit Traumafolgestörungen als Reaktion auf schwere körperliche Erkrankungen beschäftigen (z. B. Mehnert & Koch, 2007). Seit einigen Jahren gibt es auch Arbeiten über Traumafolgestörungen bei Angehörigen lebensbedrohlich Erkrankter. Im günstigen Fall führt das Erleben schwerer Krankheit und Sterben und Tod in der Familie zu persönlichem Wachstum der Angehörigen („posttraumatic growth“). So ist empirisch nachgewiesen, dass die Auseinandersetzung mit traumatisch erlebten Lebenskrisen zu subjektiv empfundenen positiven Veränderungen im Leben der Betroffenen führen kann. Die beschriebenen Krisen umfassen schwere körperliche Krankheiten, wie Herzinfarkt, Krebserkrankungen, Knochenmarktransplantation, aber auch Gewalterfahrung, Flugzeugabsturz oder das Leben als Eltern mit behinderten Kindern (Kissil et al., 2010). Beim posttraumatic growth kommt es zu Veränderungen der Selbstwahrnehmung, der sozialen Beziehungen und der Lebensperspektive. Bislang gibt es kaum Studien, die posttraumatic growth bei Familien oder Kindern kranker Eltern untersucht haben. Posttraumatic growth unterscheidet sich von Resilienz insofern, als dass posttraumatic growth mehr als eine angemessene Bewältigung bedeutet, nämlich eine tiefe Veränderung innerhalb der Persönlichkeit des Betroffenen, die sich unbeabsichtigt nach einem plötzlichen, traumatischen Ereignis (z. B. plötzlicher Tod) einstellt. Damit ist nicht die Rückkehr zum prätraumatischen Zustand gemeint (Kissil et al., 2010). In einer Untersuchung von adoleszenten afrikanisch-stämmigen Amerikanern fanden Kissil et al. (2010), dass die größte Veränderung, die diese Jugendlichen durch eine mütterliche Krebserkrankung erlebten, eine veränderte Sicht auf das Leben überhaupt war. So gaben die Jugendlichen (in spontanen Äußerungen!) an, jetzt besser Entscheidungen für sich selbst treffen zu können

„Posttraumatic growth“

Tiefe persönliche Veränderungen möglich

4.4 Wenn das Sterben bevorsteht

4.4.1 Kommunikation über die palliative Situation

Kommunikation mit dem erkrankten Elternteil

Die palliative Situation kann Monate oder Tage andauern und mit wenigen bis ausgeprägten somatischen und psychischen Symptomen einhergehen.

Sterbende und hinterbliebene Eltern mit minderjährigen Kindern leiden häufiger unter psychischen Störungen

In einer multizentrischen Interviewstudie zu Lebensqualität und psychiatrischen Störungen von Patienten in der Palliativmedizin zeigte sich, dass sterbende Eltern minderjähriger Kinder sowie ihre gesunden Partner vermehrt zu Angst- und Panikstörungen sowie Depressionen neigen und einen höheren Bedarf an psychosozialer Unterstützung haben als Patienten ohne Kinder (Nilsson et al., 2009). Der Patient und seine nächsten Angehörigen beschäftigen sich in dieser Situation noch viel konkreter als vorher damit, wann und wie das Sterben eintreten wird und wie sie die Zeit bis dahin miteinander verleben wollen. Das Bedürfnis oder auch ein häufig mit Angst verbundenes Gefühl der Verpflichtung, miteinander über diese Situation sprechen zu müssen, aber nicht zu wissen wie, führt dazu, dass in dieser Situation Therapeuten oder Beratungsstellen aufgesucht werden.

Wunsch nach Beratung wird manchmal nicht direkt geäußert

Dabei wird das Anliegen, Wege zu finden um offener miteinander sprechen zu können, nicht immer direkt geäußert. Manchmal werden Patienten auch von ihren Ärzten beauftragt, eine Beratung in Anspruch zu nehmen, wenn die Ärzte sich außerstande fühlen, mit dem Patienten darüber zu sprechen, was und wie er mit seinen Angehörigen über die palliative Situation sprechen kann. In ähnlicher Weise wie der psychosomatische Patient, der beim Psychotherapeuten häufig kein eigenes Anliegen schildern kann, versucht der unheilbar erkrankte Patient zu verstehen, warum sein behandelnder Arzt oder seine Angehörigen wünschen, dass er sich „professionelle Hilfe“ sucht.

Beispiel: „Was sagen Ihre anderen Kunden denn?“

Ein Geschäftsmann Ende 50, der unheilbar an einem Bronchialkarzinom erkrankt ist, wird von seiner 15 Jahre jüngeren Ehefrau gedrängt, eine Psychoonkologin aufzusuchen. Sie selbst vereinbart den Termin für ihn. Sie ist in höchster Sorge, weil sie das Gefühl hat, er gäbe sich auf und kämpfe nicht mehr. Er wird von ihr zu dem Gespräch gebracht, weiß nicht so recht, was er sagen soll und fragt: „Was sagen Ihre anderen Kunden denn?“

Der Patient, der noch nie vorher bei einem Psychotherapeuten gewesen ist, fragt sich, was denn dort besprochen werden kann. Er möchte seiner Frau ihren drängenden Wunsch nicht abschlagen, hat aber scheinbar kein eigenes Anliegen. Bisher ging es im Rahmen der akutmedizinischen Behandlung immer darum ihn zu heilen, was nun nicht mehr möglich ist. Er fragt sich, welche Form von Heilung nun in einer psychotherapeutischen Praxis zu erwarten sei. Im Gesprächsverlauf geht es daher um die Ergründung eigener Anliegen und Wünsche, um das Verstehen der Dynamik in der Beziehung der Eheleute zueinander sowie um die große Angst der Ehefrau vor dem Verlust ihres Mannes, über die in der Ehe nicht gesprochen werden konnte. In der Therapeutin entsteht das Gefühl, dass die Ehefrau ihren Ehemann bei ihr abgeben wollte. Gerade die negativen Gefühle, wie möglicherweise

Todeswünsche der Ehefrau und ihre daraus folgenden Schuldgefühle, mögen zu dieser „Abgabe" des Ehemannes geführt haben.

Wie lebensgeschichtlich bedeutsame Erfahrungen mit Sterben und Tod den späteren Umgang damit prägen, zeigt das nachfolgende Fallbeispiel.

Beispiel: „Ich will kein palliatives Gequatsche!"

Ein Patient, der auf einer Palliativstation liegt, wird von einer Krankenschwester immer wieder aufgefordert, mit der Psychoonkologin zu sprechen. Er möchte das nicht. Schließlich wird er unwirsch und sagt: „Ich will kein palliatives Gequatsche!" Die Krankenschwester ist beunruhigt, denn der Patient hat zwei Kinder im Grundschulalter, die ihn ab und zu besuchen, über die palliative Situation jedoch nicht aufgeklärt sind. Sie überzeugt schließlich die Ehefrau, eine Psychotherapeutin aufzusuchen. Dieser berichtet die Ehefrau, dass die Krankenschwester darauf bestanden habe, dass sie komme. Im Gespräch über ihre Familiengeschichte erfährt die Therapeutin, dass die Mutter ihres Ehemannes starb, als er 16 Jahre alt gewesen sei. Ihr Mann habe über den Tod seiner Mutter niemals gesprochen. Auch beim Sprechen über die Erkrankung ihres Mannes hätten sie das Wort Krebs vermieden. Ihr 6-jähriger Sohn habe auf die Aufklärung, der Vater habe einen Tumor, gesagt: „Papi, zum Glück hast du keinen Krebs, denn daran kann man ja sterben!"

Dieses Beispiel macht deutlich, dass es dem Vater u. a. aufgrund eigener belastender Vorerfahrungen nicht möglich ist, mit seinem Sohn über seinen Tod zu sprechen. In einem Gespräch mit ihm könnte es u. a. darum gehen, einen Zusammenhang zwischen seinen früheren Erfahrungen und der jetzigen Situation herzustellen und ihn und seine Ehefrau zu unterstützen, ihre Kinder auf den bevorstehenden Tod vorzubereiten. Gleichzeitig drückt die Aussage seines Sohnes sein Wissen aus, sozusagen in der verneinenden Form. Diese Form ermöglicht es dem Vater, das Kind zu belügen. Das Kind passt sich extrem den Bedürfnissen des Vaters an. So passen sich auch erwachsene Patienten oft gegenüber dem Arzt, von dem sie spüren, dass er nicht über die Wahrheit sprechen kann, an.

Innerfamiliäre Kommunikation mit den Kindern

Unsicherheiten bzgl. der Kommunikation mit den eigenen Kindern

Sich mit dem (eigenen) Sterben auseinanderzusetzen und darüber zu sprechen, fällt (fast) allen Menschen schwer. Den eigenen Kindern zu sagen, dass man sterben wird, stellt für viele Eltern das Schlimmste dar, was sie sich vorstellen können. Einerseits besteht der Wunsch, mit Kindern ehrlicher umzugehen, als man es vielleicht selbst als Kind erlebt hat (das gilt für Betroffene wie Professionelle gleichermaßen) und andererseits besteht eine große Unsicherheit, wie man mit Kindern über Sterben und Tod sprechen soll. Das heißt, selbst wenn Einigkeit darüber besteht, dass man die Kinder eines Sterbenden über die Situation aufklären sollte, so fühlen sich doch häufig weder die Eltern noch die behandelnden Ärzte oder die Pflegenden dazu in der Lage. Das liegt u. a. daran, dass alle gerade im Zusammenhang mit unheilbaren Krankheiten die Erfahrung machen, dass Information und Wissen an sich nicht beruhigend wirken, wenn nämlich überwältigender Schmerz und Trauer mobilisiert werden. Gespräche können dazu führen, dass Sorgen und Ängste verstärkt werden und neue Fragen auftauchen. Diese Wirkung haben insbesondere die Fragen jüngerer Kinder nach Sterben und Tod. Kindliche Fragen und Kommentare zum Thema Sterben und Tod wirken auf Erwachsene zuweilen befremdlich, schockierend, bedrohlich oder ängstigend. Dies trifft umso mehr zu, wenn in der Familie tatsächlich jemand stirbt. Bemerkungen von Kindern lösen bei Erwachsenen die Frage aus, ob diese Reaktionen „normal" seien. Interessanterweise lösen auch Fragen, die auf ein tiefes Verständnis oder eine innere Reife des Kindes schließen lassen, mitunter unangenehme Gefühle aus. Kinder können sich mit einer großen Offenheit und Neugier an Erwachsene wenden und zeigen damit oftmals ein beeindruckendes Vertrauen. Es ist wohltuend für Eltern, von Therapeuten, Ärzten oder anderen Helfern oder von anderen Eltern zu hören, dass diese Ähnliches mit ihren Kindern erleben. Angeleitete Gruppengespräche für Eltern bieten dafür eine Gelegenheit. So wurden beispielsweise in Gruppengesprächen mit krebskranken Müttern zum Thema Sterben und Tod folgende Kinderfragen von ihren Müttern zur Sprache gebracht (nach Haagen & Möller, 2011, S. 150):

Gespräche können Sorgen und Ängste verstärken

Kindliche Fragen nach dem Sterben

- Mama, der und der hatten Krebs und sind gestorben. Du hast doch auch Krebs. Warum stirbst du nicht? (7 Jahre)
- Mama, an Krebs kann man auch sterben! (10 Jahre)
- Mama, verabschiedest du dich, wenn du stirbst? (5 Jahre)
- Wenn du sterben musst, bekomme ich dann die Wohnung? (4 Jahre)
- Wenn du dann tot bist, geh ich jede Woche zum Grab und leg Blumen hin. (6 Jahre)
- Wenn du stirbst, hast du mich dann noch lieb? (6 Jahre)
- Hast du als Kind auch gedacht, dass du an Brustkrebs stirbst? (4 Jahre)
- Wie viel muss man krank sein, dass man stirbt? (4 Jahre)
- Doof, dass du Krebs hast, aber gut, dass du nicht gestorben bist. (8 Jahre)

Eltern entwicklungspsychologisch aufklären

Die Mütter waren überrascht davon, dass auch andere Kinder sich mit dem Tod beschäftigten, und fragten sich, wie sie darauf kommen und wie sie auf die Fragen eingehen sollten. Hierzu ist wichtig, den Eltern einen entwicklungspsychologischen Referenzrahmen (Romer & Haagen, 2007) und Erklärungen über den Hintergrund der alterspezifischen kindlichen Gedanken und Gefühle (z. B. Entwicklung des Todeskonzeptes) zu geben. Etliche Mütter berichteten, dass ihre Kinder die Eltern eindringlich gebeten hatten, ihnen nichts zu verschweigen; insbesondere wichtige Informationen über den Verlauf der Erkrankung und mögliches Sterben. Manche der Mütter berichteten selbst von eigenen kindlichen Erlebnissen mit Sterben und Tod und machten auf diese Weise der Gruppe verständlich, wie wichtig es für Kinder ist, bei derart existenziellen Fragen des Familienlebens nicht ausgeschlossen zu werden. Gerade die Frage, wer wen wann informiert, kann in Familien mit einem Sterbenden sowie deren Umgebung starke Verunsicherungen auslösen. Es passiert immer wieder, dass Kinder nicht über den bevorstehenden Tod eines Familienmitglieds informiert werden.

Kinder nicht ausschließen

In beratenden Gesprächen mit den Eltern geht es ferner darum, mit ihnen über ihre eigenen Gefühle, Ängste und Sorgen in Bezug auf die Vergangenheit und Gegenwart zu sprechen. Ist es ihnen möglich, diese zuzulassen und darüber zu sprechen, erleichtert es auch, mit ihren Kindern ins Gespräch zu kommen. Potenzielle Fragen der Kinder und durch das Gespräch entstehende Beunruhigungen und Sorgen sollten antizipiert werden und es sollte überlegt werden, wie damit umgegangen werden kann. So kann die ohnehin spürbare bedrohliche Realität zu einer in der Familie geteilten Realität werden. Eltern sind in dieser Situation hinsichtlich des Umgangs Modell. Es ist wichtig, Unterschiede in den Ansichten und Erfahrungen der einzelnen Familienmitglieder anzuerkennen. Dürfen diese zu dem Erleben einer gemeinsamen Wirklichkeit dazugehören, können daraus Ideen und Handlungsimpulse entstehen, die Angst und Hilflosigkeit reduzieren und ermöglichen, sich gegenseitig tröstend beizustehen und u. U. vom anderen zu profitieren.

Modellfunktion der Eltern

Beispiel: „Ich halte diese Lieblosigkeit nicht aus“

In den letzten Tagen einer 40-Jährigen, die zu Hause stirbt, kümmert sich ihre 70-jährige Mutter liebevoll um sie. Der 7-jährige Sohn der Sterbenden wird von verschiedenen Verwandten betreut. Es bestehen unterschiedliche Auffassungen darüber, ob das Kind zu seiner sterbenden Mutter ins Zimmer darf oder nicht, die jedoch kaum besprochen werden. Eines Tages platzt es aus der Großmutter heraus: „Ich halte diese Lieblosigkeit nicht aus!“, was zu einem Streit zwischen ihr und ihrem Schwiegersohn, dem Vater des Kindes, führt. In diesem Streit kann die Großmutter ihr Entsetzen über die Situation äußern. Das führt schließlich zu einem verständnisvolleren Umgang zwischen ihr und dem Schwiegersohn. Rückblickend sagt sie: „Das war eine Harmonie, das hätte ewig so weitergehen können“. In Bezug auf ihren Enkel kommt sie ein halbes Jahr nach dem Tod ihrer Tochter zu einer anderen Einschätzung: „Wir haben alles falsch gemacht, aber wir haben es so gut gemacht, wie wir konnten. In 62 Jahren hat sich nichts am Umgang mit Kindern, deren Eltern sterben, geändert!“ Sie selbst hatte ihre Mutter als 8-Jährige verloren und durfte nicht an der Beerdigung teilnehmen.

Wenngleich es Großmutter und Vater gelingt, untereinander über ihre Gefühle und das Entsetzen bzw. den Schmerz über das Sterben der geliebten Tochter/Ehefrau zu sprechen, ist die Verständigung mit dem (Enkel-)Sohn nicht möglich. Frühzeitige begleitende Gespräche, wie die Großmutter im Nachhinein bemerkte, hätten hierfür möglicherweise den Raum eröffnet.

Den Grund des Beratungsanlasses klären

Manche Angehörige leiden unter enormem Anforderungsdruck

Jeder Todesfall eines nahen Angehörigen, ob Vater oder Mutter minderjähriger Kinder oder ein eigenes Kind, stellt eine einmalige Situation dar. Dies führt neben der extremen emotionalen Belastung auch zu einem besonderen Druck, „alles richtig machen zu wollen“ oder „nichts falsch machen zu wollen“, was häufig als Anliegen für eine Beratung in diesen Situationen genannt wird. Daraus entsteht die Gefahr, von Seiten der Berater oder Psychotherapeuten voreilig Ratschläge zu geben, etwa, dass es wichtig sei, dass das Kind sich von dem Verstorbenen verabschiede oder ein Bild für den Sterbenden malen solle, ohne dass die individuelle Situation und die familiäre Erfahrung in Bezug auf Sterben und Tod zur Sprache gekommen bzw. berücksichtigt worden ist. Auch andere Angehörige, Lehrer oder Nachbarn drängen manchmal Betroffene, eine Beratung aufzusuchen. Die Vorstellung, etwas Wichtiges zu versäumen, wenn man nicht sofort professionelle Hilfe in Anspruch nimmt, ist auch als Ausdruck eigener Hilflosigkeit und Angst vor Versagen oder Schuldgefühlen verstehbar. Das bedeutet aber auch, dass die Betroffenen sich weggeschickt fühlen können und spüren, dass ihre Not für andere unerträglich und nicht zumutbar ist.

Den Auftrag der Familie klären

Wichtig ist es für Therapeuten, selbst unter – realem oder phantasiertem – Zeitdruck den Auftrag der Familien genau zu klären. Dabei geht es zunächst um eine möglichst genaue Verständigung über die aktuelle Lebenssituation. Auch das konkrete Besprechen der Ziele der Beratung oder Behandlung befördert die Verständigung über das Anliegen der Familie. Es kann, bei aller Belastung, etwas Befreiendes haben, wenn Familien das Gefühl (zurück)gewinnen, sich einander zumuten zu können. Gerade in diesen ängstigenden Ausnahmesituationen, wenn die Betroffenen von sich selbst das Gefühl haben, „nicht normal zu sein“ oder „neben sich zu stehen“, bedeutet es einen ungeheuren Trost, wenn man diese Gemütslage vor der Familie nicht verbergen muss und sie vielleicht sogar miteinander teilen kann. Das therapeutische Ziel wäre hier, die innerfamiliäre Verständigung sowie Toleranz gegenüber Unverständlichem beim anderen zu fördern bzw. (wieder) zu ermöglichen und damit die therapeutische Begleitung überflüssig zu machen.

Beispiel: „Ich habe Angst, dass etwas in ihrem Innern passiert"

Ein 36-jähriger Vater zweier Kinder im Grundschulalter meldet sich mit der Frage, wie er seinen Kindern erklären könne, dass ihre Mutter nicht mehr geheilt werden könne. Seine Kinder sind 7 und 9 Jahre alt, seine Frau ist seit 4 Jahren an Brustkrebs erkrankt. Zum Zeitpunkt der Erstdiagnose wurde mit den Kindern nicht über die Erkrankung gesprochen. Unter aufwendigen medizinischen Behandlungen verschlechtert sich ihr Zustand derzeit stark, sodass die Familie damit rechnet, dass sie stirbt. Eine weitere Chemotherapie lehnt die Frau ab und beginnt stattdessen eine naturheilkundliche Behandlung in einer anderen Stadt. Zum Erstgespräch erscheint der Vater deshalb allein. Er berichtet, dass er, nachdem er sich durch Bücher darauf vorbereitet habe, vor einigen Wochen den Kindern gesagt habe, dass die Mama an der Krankheit sterben könne. Beide Kinder reagierten sehr erschrocken und weinten. Die 9-jährige Tochter protestierte: „Ich will aber, dass meine Kinder eine Oma haben!" und der Sohn sagte: „Wenn Mama tot ist, bleiben wir hier wohnen!" Der Vater erzählt viele Aussprüche seiner Kinder mit dem Wunsch, zu verstehen, was in seinen Kindern innerlich vorgeht. „Ich habe Angst, dass etwas in ihrem Innern passiert, dass ich nicht kontrollieren kann." Ihm kommen die unterschiedlichen Verhaltensweisen seiner Kinder rätselhaft vor. So weint der Sohn kaum, stellt auch wenig Fragen, aber lässt den Vater nicht aus den Augen und steigt sogar beim Tanken mit dem Vater aus dem Auto.

In dem Erstgespräch mit der Kindertherapeutin ist es für den Vater wichtig, ausführlich seine Wahrnehmung der Kinder zu schildern und ihre Fragen und wörtlichen Reden mitzuteilen. Außerdem sucht er Austausch darüber, wie er mit den Kindern leben könnte, wenn seine Frau jetzt stürbe. Er fragt sich, ob er auch dann alles gemeinsam mit seinen Kindern mache könne oder er sie von bestimmten Erlebnissen fernhalten müsse, er etwas „falsch" machen könne. Eine allgemeine Aufklärung darüber, dass Kindern eine Begegnung mit Sterbenden und Verstorbenen zumutbar sei, dass sie aber eine emotional sichere Begleitung und eine angemessene Vorbereitung benötigen, regen bei ihm eigene Vorstellungen an. Im Sinne einer Psychoedukation werden ihm Erfahrungen anderer und Ergebnisse von Untersuchungen trauernder Kinder und Erwachsener erklärt. Er fühlt sich entlastet durch seine wiedergewonnene Fähigkeit, sich das Leben mit seinen Kindern vorstellen zu können, wobei für ihn insbesondere die Erkenntnis, gerade auch die sehr traurigen und verzweifelten Gefühle und Gedanken mit seinen Kindern teilen zu dürfen, hilfreich ist.

Reaktivierung eigener Kindheitserinnerungen bei Erwachsenen

Nicht immer stellen Kinder als Angehörige den Grund für eine Anmeldung beim Psychotherapeuten oder in einer Beratungsstelle dar. Wie oben beschrieben wurde, können im Kontakt mit Kindern in Erwachsenen Erinnerungen und Gefühle aus der eigenen Kindheit reaktiviert werden. Daraus entstehende Konflikte, Ängste und Sorgen, die mitunter nur indirekt zur Sprache kommen. So kann es passieren, dass diese dem Therapeuten entgehen, vor allem, wenn er den vermeintlichen Auftrag, in Bezug auf die Kinder zu beraten, zu rasch aufnimmt.

Beispiel: „Ich weiß nicht, was ich den Kindern sagen soll …"

Ein Vater von zwei Söhnen (10 und 6 Jahre) wendet sich das erste Mal an die Psychotherapeutin, als seine Frau mit der infausten Prognose eines Gebärmutterhalskrebses konfrontiert ist. Er weiß nicht, wie er mit den Kindern über das möglicherweise bevorstehende Sterben sprechen kann. Seine Frau will keine weiteren Chemotherapien, nur eine Mistelbehandlung, und mit den Kindern nicht über ihr mögliches Sterben sprechen. Er erwähnt kurz, dass er sich an das Sterben seiner Mutter vor 10 Jahren erinnert fühlt. Sie weinte immer, wenn er ins Zimmer kam. Die Therapeutin erklärt ihm u. a., dass es nicht schädlich für die Kinder sein müsse, mit ihnen über den bevorstehenden Tod zu sprechen und dass in weiteren Terminen solche Gespräche mit den Kindern gemeinsam vorbereitet werden können. Einen dafür vereinbarten Termin sagt er kurzfristig telefonisch ab.

Die Therapeutin hat die Bemerkung des Patienten über das Sterben seiner eigenen Mutter „überhört". Sie reagiert auf die kognitive Unaufgeklärtheit der Kinder und gibt dem Patienten ungefragt allgemeine Informationen über Kinder sterbender Eltern. Offenbar beantwortet sie damit aber nicht die Frage des Patienten. Möglicherweise fühlt sich dieser unverstanden oder gar genötigt, mit seinen Kindern – entgegen dem Wunsch seiner Frau – aufklärend zu sprechen. Seine eigenen Ängste vor dem, was er auf sich zukommen sah, bleiben unausgesprochen und unverstanden.

Wie durch das Sprechen über frühere Erfahrungen und daraus resultierende Ängste und Befürchtungen ein hilfreicher Dialog über den Umgang mit den eigenen Kindern entstehen kann, zeigt das nachfolgende Beispiel.

Beispiel: „Zu der Einsamkeit ohne den Vater kam noch die Einsamkeit in der Welt"

Eine Psychotherapeutin wird auf eine Station gerufen, weil die Ehefrau eines Patienten mit Hirntumor, von dem angenommen wird, dass er nur noch wenige Wochen leben wird, Hilfe braucht. Im Gespräch beginnt sie rasch von dem Tod ihres eigenen Vaters zu erzählen als sie 8 Jahre alt war. Niemand hätte mit ihr gesprochen, sie sei in ihr Zimmer geschickt worden und habe dann, als sie aus dem Fenster schaute, gesehen, wie der Sarg aus dem Haus getragen wurde. Zu der familiären Sprachlosigkeit in all den Jahren danach sagt sie: „Zu der Einsamkeit ohne den Vater kam noch die Einsamkeit in der Welt". Sie fürchte jetzt, dass sich „alles" für ihren 9-jährigen Sohn wiederholen werde, weil er seinen Vater im Krankenhaus nur selten besuchen wolle.

Erst nach einem ausführlichen Gespräch über die damalige Situation berichtet sie vom Krankheitsverlauf ihres Ehemannes und der aktuellen Familiensituation. In zwei Familiengesprächen mit ihr und ihren Kindern erlebt sie, wie die Kinder über ihren sterbenskranken Vater sprechen. Die Familie spricht ausführlich über die Besuchssituationen, die Kinder äußern ihre Wünsche. Das wirkt beruhigend auf die Mutter und sie fühlt sich mit ihren Kindern wieder handlungsfähiger. Mit der Therapeutin vereinbart sie noch ein Einzelgespräch, um über Abschiedsmöglichkeiten und die Trauerfeier zu sprechen. Bei allem Schmerz äußert sie sich erleichtert, dass sich ihre Kindheitserlebnisse mit Sterben und Tod nicht wiederholen müssen.

Das innerfamiliäre Gespräch anregen

Manchmal kommen Lehrer oder Erzieher, die mit Kindern palliativ Erkrankter arbeiten, zur Beratung, wie es das nachfolgende Beispiel zeigt.

Lehrer oder Erzieher wünschen Beratung

Beispiel: „Was soll ich mit meinen Schülern besprechen?"

Eine Lehrerin einer 1. Klasse wendet sich an eine Beratungsstelle mit der Frage, ob sie die schwere, möglicherweise bald zum Tode führende Krankheit der Mutter einer Schülerin in der Klasse zum Gesprächsthema machen solle. Andere Eltern haben von der Erkrankung gehört und die Lehrerin besorgt angesprochen, wie sie denn damit umgehen werde. Die betroffenen Eltern selbst haben noch nicht mit ihrem Kind über die tödliche Krankheit der Mutter gesprochen. Dies führt die Lehrerin auf den zwischen den Eltern bestehenden Trennungskonflikt zurück. Die Lehrerin befürchtet nun, dass die Schülerin durch Klassenkameraden von der tödlichen Krankheit ihrer Mutter erführe.

Es ist besser, wenn es Helfern in diesen Situationen gelingt, in Familien das innerfamiliäre Gespräch anzuregen und wieder zu beleben, als wenn sie selbst diese Informationen weitergeben. So könnte die Lehrerin in dem oben genannten Beispiel, wenn sie sich selbst dazu in der Lage fühlt, die betroffenen Eltern fragen, ob sie mit ihr über ihre Familiensituation sprechen möchten und – wenn dem so wäre – sich erkundigen, warum die

Eltern bisher davon abgesehen haben, mit ihrer Tochter über die tödliche Krankheit der Mutter zu sprechen.

Wenn Familien in palliativen Situationen offen miteinander sprechen können, fördert dies Vertrauen und Nähe untereinander, was tröstlich ist. Wenn Kinder aber in ihrer Reflexionsfähigkeit unterschätzt werden, dann müssen sie so tun, als ob „nichts wäre" und versuchen, indirekt Informationen zu bekommen.

Beispiel: „Ich trau' Mama einfach nicht mehr"

Eine 10-Jährige erzählt ihrer Therapeutin nach dem Tod ihres Vaters, dass sie es schade fände, in den letzten Lebenstagen ihres Vaters nie mit ihm allein gewesen zu sein. Die Besuche am Krankenbett hatten immer gemeinsam mit ihrer Mutter und der kleineren Schwester stattgefunden. Sie hatte nicht gewusst, dass ihr Vater so bald sterben würde. Aber besonders belastend sei für sie die Tatsache, dass sie erst am Abend und nach der Geburtstagsfeier ihrer jüngeren Schwester von dem Tod ihres Vaters am Morgen erfahren hatte. Jetzt fiele es ihr sehr schwer, ihrer Mutter zu vertrauen. Sie beobachte ihre Mutter sehr genau, versuche bei Telefonaten in der Nähe zu sein und suche heimlich im Papierkorb nach Zigarettenschachteln, obwohl ihre Mutter ihr versprochen habe, nicht mehr zu rauchen. Die Mutter fühle sich durch das Verhalten ihrer Tochter sehr gestört.

In diesem Fall ist es der Vertrauensverlust, der zu einer Beziehungsstörung zwischen Mutter und Kind geführt hat. Dieser hatte sich bereits in der Sterbephase des Vaters angebahnt und durch die verzögerte Mitteilung über den eingetretenen Tod verschärft.

Gespräche mit Jugendlichen

Besonderheiten im Umgang mit jugendlichen Angehörigen

Das Gespräch mit Jugendlichen ist nicht immer einfach. Jugendliche verfügen zwar über ein größeres kognitives Wissen über Sterben und Tod und haben eventuell schon einschlägige Erfahrungen gemacht. Dadurch ist es weniger verunsichernd oder ängstigend, mit ihnen das Thema Sterben und Tod anzuschneiden. Gleichwohl sollten die kommunikativen Besonderheiten im Umgang mit Jugendlichen, ob in der Familie oder in Beratungssituationen, beachtet werden. Dazu gehört das Lebensgefühl vieler Jugendlicher, dass Erwachsene einen nicht verstehen können, eben weil sie erwachsen sind. Jugendliche haben häufig das Gefühl, eine ganz „andere", eigene Weltsicht zu haben, die sich von der der Erwachsenen unterscheidet. Dazu kann auch die Einstellung zu Sterben und Tod gehören. Es kann hilfreich sein, wenn der erwachsene Gesprächspartner im Gespräch nicht betont, er würde ihre

Weltsicht kennen oder sie gar ändern wollen. Offenes, echtes Interesse, das auch ungläubiges Erstaunen beinhalten darf, eröffnet Möglichkeiten der Verständigung. Außerdem sind manche Jugendliche besonders skeptisch, wenn Erwachsene mit ihnen sprechen wollen. Sie fragen sich stärker als Kinder „Warum will der Erwachsene das?" oder „Was hab' ich davon?"

Jugendliche kommen häufig auf Wunsch der Eltern in die Beratung

Beim Psychotherapeuten werden Jugendliche meistens von ihren Eltern angemeldet. Im Falle von sterbenden Eltern geben die Jugendlichen nach unserer Erfahrung häufiger dem Wunsch der Eltern nach, eine Beratung oder ein Vorgespräch in Anspruch zu nehmen, weil sie ihren Eltern diesen Wunsch nicht abschlagen wollen. Gleichwohl verstehen sie häufig nicht, warum ihre Eltern das wünschen. Der Jugendliche fragt sich: „Was möchten meine Eltern? Worüber soll ich mit einem fremden Menschen reden? Worüber reden meine Eltern mit Psychotherapeuten?"

Beispiel: „Verarbeiten heißt: nicht dran denken"

Ein 16-Jähriger, dessen Vater nach jahrelanger Krebserkrankung im Sterben liegt, wird auf Wunsch seines Vaters einer Kinder- und Jugendlichenpsychotherapeutin vorgestellt. Der Vater hat lange eine psychoonkologische Begleitung in Anspruch genommen und äußerte gegenüber der Therapeutin am Telefon den Wunsch, dass der Sohn auch die Möglichkeit zu therapeutischen Gesprächen haben solle. Im anschließenden Gespräch mit dem Jungen entsteht eine große Unsicherheit, worüber überhaupt gesprochen werden kann. Er schaut die Therapeutin mit großen, fragenden Augen an. Vor Jahren war er schon mal bei einem Kindertherapeuten gewesen, da habe er malen sollen, was „nichts gebracht" habe, erzählt der Jugendliche. Seine Eltern wollten, dass er jemanden zum Sprechen finde, aber er weiß gar nicht, ob das helfe. In der Schule ist es „blöd", seit die Lehrer davon erfahren haben, dass sein Vater im Sterben liege: „Sonst interessieren sich die Lehrer einen Scheißdreck für einen, aber kaum ist so was, stürzen sie sich wie die Geier auf einen!" Im Grunde habe er alles schon verarbeitet. Auf die Frage, was Verarbeiten bedeuten würde, antwortet er: „Verarbeiten heißt nicht dran denken!"

In dem oben geschilderten Fall hat der Vater jahrelang eine psychoonkologische Begleitung gehabt. Er macht sich Sorgen um seinen Sohn, vor allem, weil dieser sich zurückzieht. Dem Vater gelingt es nicht mehr, mit ihm so zu sprechen, wie er es sich wünscht. Der Jugendliche bringt gegenüber der Therapeutin zum Ausdruck, dass er das Interesse von Außenstehenden an seiner Innenwelt (wenn Lehrer ihn fragen, wie er mit der Situation zurechtkäme) schamlos findet: „Wie die Geier" stürzen sie auf ihn. Ihre Fragen und Blicke empfindet er als zudringlich, weil sie einen unangenehmen Kontakt mit den eigenen Gefühlen auslösen. Er versucht sich durch Rückzug und

Ablenkung aus Angst vor Destabilisierung vor den anderen (und möglicherweise auch vor den Eltern und Therapeuten) zu schützen.

Aus der Schule werden immer wieder Erlebnisse wie diese berichtet. Gerade das betont mitleidsvolle Interesse an der familiären Situation von Schülern mit einem sterbenden Elternteil wird von diesen als unangenehm erlebt. Auch Nachbarn erkundigen sich manchmal bei Kindern Sterbenskranker, wenn sie es vermeiden wollen, die Erwachsenen selbst zu fragen. Innerhalb von Familien kann auch eine Delegation von der Art, dass Eltern von ihren Kindern erhoffen, dass diese Gespräche initiieren, vorliegen. Ein Familiengespräch bzw. ein gemeinsames Elterngespräch mit dem Jugendlichen zu Beginn kann hilfreich sein, um den Kontext zu klären, in dem Eltern eine psychotherapeutische Diagnostik oder Therapie für ihr Kind wünschen.

Gemeinsames Gespräch zu Beginn der Beratung kann hilfreich sein

Beispiel: „Wie lange dauert die Trauer?"

4 Wochen nach dem oben beschriebenen Gespräch kommt der 16-Jährige wieder zu der Therapeutin. Er berichtet vom Tod des Vaters, welchen er im Beisein einer Pflegerin zwei Wochen zuvor erlebt hatte. Der Vater habe sich nicht verabschiedet, habe nie von Tod oder Beerdigung gesprochen, beklagt sich der Sohn bei der Therapeutin. Heute sei der Jugendliche zum ersten Mal wieder in die Schule gegangen, er fühle sich unendlich müde. Er habe seit dem Tod noch nicht gewagt, Alkohol zu trinken, und möchte wissen, wie lange die Trauer dauere.

Die Therapeutin sagt ihm, was sie von anderen Jugendlichen über die Trauer nach Elternverlust weiß. Er fragt genauer nach und es entwickelt sich ein zaghafter Austausch. Die Therapeutin erklärt ihm auch die Möglichkeiten ambulanter Psychotherapie sowie die von Trauergruppen für Jugendliche, Internetadressen und Büchern. Am Ende sagt er, dies Gespräch sei besser gewesen als das erste, weil er mehr erfahren habe.

Es ist manchmal schwierig zu erkennen, ob die Gespräche für Jugendliche hilfreich sind. Zur Wahrung ihrer eigenen Autonomie kann es für sie wichtig sein, Erwachsene nicht zu benötigen und Ratschlägen ihrer Eltern und Lehrer nicht zu folgen. Es kann entmutigend auf sie wirken, wenn sie wahrnehmen, dass sie sorgenvoll angesehen werden. Jugendliche betonen dann mitunter, dass „man sich um sie nicht sorgen muss". Für Eltern ist es hilfreich zu erfahren, dass der Rückzug ihres jugendlichen Kindes nicht bedeutet, dass es sie ablehnt oder nicht mehr liebt, sondern eine Abwehr überwältigender Gefühle wie Wut und Trauer darstellen kann. Der Ausdruck der in der Adoleszenz notwendigen Aggressivität zur Ablösung von den Eltern wird in Familien mit Sterbenskranken besonders häufig gehemmt. Von geschwächten, kranken Eltern kann sich ein Jugendlicher nicht kraftvoll ab-

Autonomiestreben von Jugendlichen berücksichtigen

Rückzug als Abwehr überwältigender Gefühle begreifen

stoßen. Somatisierungen und andere internalisierende Störungen können dann an die Stelle offener, aggressiver Auseinandersetzungen treten, wie das folgende Beispiel zeigt.

Beispiel: „Über Krebs weiß ich alles!"

Ein 15-jähriger Junge wird wegen Schwindelanfällen, bei denen er mehrfach fast ohnmächtig geworden ist, in einem Kinderkrankenhaus als Notfallpatient aufgenommen. Eine ausführliche Diagnostik einschließlich bildgebender Verfahren ergibt keinen pathologischen Befund. Es wird zu einer psychologischen Untersuchung geraten. Die Eltern melden ihn in der Beratungsstelle „Kinder körperlich kranker Eltern" an, weil die Mutter seit 12 Jahren an Brustkrebs leidet und sich inzwischen in einer palliativen Situation befindet. Im psychotherapeutischen Erstgespräch gibt der Jugendliche sich betont lässig, er hat keine Fragen oder Wünsche. Über seinen Schwindel kann er ausführlich sprechen, es fühle sich an „wie Watte im Kopf". Er kann zu Hause nur im abgedunkelten Zimmer liegen. Über die Krebserkrankung seiner Mutter will er nicht sprechen. Weil er seine Mutter immer zu allen Ärzten und Untersuchungen begleitet hat, weiß er über Krebs „alles".

Der Therapeut spricht mit dem Jugendlichen viele Stunden lang fast ausschließlich über seine Körperwahrnehmungen, die der Beschreibung einer Dissoziation gleichen. Für den Therapeuten sind diese Stunden quälend und gehen mit dem Gefühl einher, gar nicht helfen zu können und zu dürfen. Als schließlich für den Jugendlichen und für seine Eltern aussprechbar ist, dass es zu Hause für Mutter und Sohn nicht mehr aushaltbar ist, kann eine tagesklinische, jugendpsychiatrische Behandlung beginnen. Über das Sterben der Mutter kann erst Monate später, als dieses unmittelbar bevorsteht, gesprochen werden.

Familien kommen oft erst spät in die Beratung

Wie in diesem Fall kommen Familien manchmal sehr spät in eine Beratung oder Therapie. Symptome bestehen dann mitunter schon viele Jahre und werden nicht von allein im Anamnesegespräch mitgeteilt. Der Vater dieses Jugendlichen wünschte, dass seinem Sohn ausführlich die Ergebnisse der Untersuchungen im Kinderkrankenhaus erklärt würden, dann würde er „einsehen", dass er nichts habe. Die Mutter war sehr stolz gewesen, dass sie in all den Jahren ihrer Krankheit keine psychoonkologische oder psychotherapeutische Begleitung in Anspruch nehmen musste. Dabei war die Familie seit Jahren schwer belastet und der Jungendliche hatte häufig auf krisenhafte Entwicklungen der mütterlichen Erkrankung mit unterschiedlichsten Somatisierungen reagiert. Verschiedene Fachärzte, denen von der Erkrankung der Mutter nichts erzählt wurde, waren innerhalb von 10 Jahren aufgesucht worden, ohne dass eine Diagnose gestellt oder eine Behandlung eingeleitet wurde. Erst als er das Zimmer und sein Bett quasi nicht mehr verließ und damit auch nicht zur Schule ging, bekam er therapeutische Hilfe.

Überraschende Gespräche mit Jugendlichen, die ohne vorherige Abstimmung mit dem Arzt/Therapeuten in die Praxis gemeinsam mit einem oder beiden Elternteilen kommen, können eine Herausforderung darstellen. Weiß der Arzt oder Therapeut nicht, welche Familienmitglieder seinen Patienten begleiten werden, kann er sich auf das Gespräch nicht einstellen und mit unerwartet heftigen Gefühlen konfrontiert werden.

Beispiel: „Und dann bringt sie auch noch ihre Tochter mit!"

Eine Hausärztin, die sich gerade in der Weiterbildung Palliativmedizin befand, bemüht sich um ausführlichere Gespräche mit ihren sterbenskranken Patienten. So fordert sie eine Patientin, die etwa gleichaltrig mit der Ärztin ist und an einer rasch progredienten Krebserkrankung leidet, auf, zum nächsten Termin ihren Ehemann mitzubringen. Als die Patientin mit ihrem Ehemann und ihrer 15-jährige Tochter erscheint, fühlt sich die Ärztin jedoch verunsichert und nicht mehr in der Lage, das geplante Gespräch über das bevorstehende Sterben zu führen. „Ich hatte nicht gedacht, dass mich eine Jugendliche so aus der Bahn werfen könnte!" sagt sie später.

Manchmal wird dieser Effekt unbewusst gewünscht. So kann eine kranke Mutter hoffen, dass in Gegenwart ihrer Kinder Ärzte vielleicht nicht so direkt und offen mit ihr sprechen. Andererseits kommt es auch vor, dass insbesondere jugendliche Kinder von schwer kranken Patienten darauf bestehen, bei einem Arztgespräch dabei zu sein, um endlich genauer zu erfahren, wie es um den erkrankten Elternteil steht. Jugendliche beobachten Erwachsene sehr genau und spüren, wenn ihnen etwas unangenehm ist. Wenn Patienten und ihre Angehörigen das Gespräch mit einem Arzt suchen, so sollte dieser Wunsch nicht vorschnell mit einer Empfehlung zu einem Psychotherapeuten enttäuscht werden.

In dem oben genannten Beispiel wird die Ärztin durch die Anwesenheit der Jugendlichen überrascht. Sie ist darauf nicht eingestellt, was zu einer Verunsicherung ihrerseits führt. Jugendliche können mitunter starke Identifikationen bei Erwachsenen hervorrufen. In diesem Fall hatte die Ärztin, die selbst als Jugendliche ihre Mutter an einer Krebserkrankung verloren hatte, überhaupt nicht mit einer so schnellen und heftigen Identifikation mit der Tochter ihrer Patientin gerechnet.

Identifikation der Helfer mit Patienten/Angehörigen

Identifikationen der Helfer mit Schwerstkranken oder ihren Angehörigen lösen tiefe Erschütterungen aus und sind ein Grund dafür, warum diese Tätigkeit auf die Dauer sehr erschöpfend wirken kann. Im Umgang mit Familien ist es hilfreich, wenn Helfer ihre „Einfallstore" kennen und wissen, zu welchen Identifikationen sie besonders neigen. Im Umgang mit Jugendlichen kann mitunter die Identifikation mit dem Jugendlichen selbst oder aber mit seinen Eltern derart einseitig sein, dass es dem Helfer schwerfällt, sich in die jeweils andere Seite einzufühlen. Das kann durchaus vom Helfer als belastend wahrgenommen werden („Empathiestress"; Riedesser, persönl. Mitteilung), kann es doch eine Aktivierung des emotionalen Austauschs zwischen Familienmitgliedern verhindern und zu einer Verfestigung oder Verschärfung familiärer Konflikte führen.

Innerfamiliäre Kommunikation über den Umgang mit der Erkrankung

Offene Kommunikation manchmal nur bedingt hilfreich

Eine von in diesem Feld tätigen Professionellen geforderte offene Kommunikation über die Erkrankung und Prognose (Rauch et al., 2002, 2003, 2006) ist für Kinder, Jugendliche und Familien sinnvoll. Wird diese jedoch normativ gefordert und auf negativen Folgen bei Unterlassung hingewiesen, kann es für die Familien schwierig und nicht mehr hilfreich sein. Nicht selten haben Patienten schon negative Wirkungen einer schonungslosen Aufklärung selbst erlebt und möchten nicht, dass ihre Familienangehörigen Ähnliches erfahren. So können sie sich genötigt fühlen, etwas sagen oder tun zu müssen, ohne dass sie das Gefühl haben, dass derjenige, der dazu rät, sich wirklich für ihr eigenes Erleben, das ganz eng mit der eigenen Lebens- und Krankengeschichte verbunden ist, interessiert.

Aber es gibt auch die Situation, dass Eltern eine „schonungslose" Aufklärung ihrer Kinder wünschen, sie aber nicht selber geben wollen. Dann werden manchmal Professionelle gebeten, den Kindern die tödliche Krankheit zu erklären. Nach Möglichkeit sollte man diesem Wunsch nicht nachgeben, weil diese Mitteilungen für den Trauerprozess der Familie außerordentlich wichtig sind und lebenslänglich in Erinnerung bleiben. Meist ist es doch möglich, dass der gesunde Elterteil sich durch vorbereitende Gespräche ermutigt und wieder kompetent fühlt, seinen Kindern diese wichtigen, die Familie ganz persönlich betreffenden traurigen Wahrheiten mitzuteilen, wenngleich es für sie das Schwerste ist, was sie je ihren Kindern mitteilen mussten. Es gibt jedoch auch Situationen, in denen die Eltern erschöpft und in Bezug auf ihre Fähigkeit, Eltern zu sein („parenting function"), erschüttert oder verunsichert sind. Zur Elternschaft gehört ein gewisses Maß an Unverwüstlichkeit und Stabilität sowie die Fähigkeit, das eigene Überleben zu sichern, bis die eigenen Kinder „groß" sind. Dieses Konzept von Elterlichkeit, das auch die Fähigkeit beinhaltet, zwischen eigenen Gefühlen und Gefühlen des Kindes im Wesentlichen zu unterscheiden, wird durch eine zum Tode führende Erkrankung total erschüttert. Wenn dann außerdem behandelnde Ärzte zu einer Begleitung oder Beratung durch Psychotherapeuten raten, erleben manche Eltern dies als Beleg dafür, dass ihre Elternfunktion unzureichend ist und

Verunsicherungen von Eltern bzgl. ihrer elterlichen Kompetenzen

andere viel besser mit ihren Kindern umgehen könnten. Wenn Therapeuten in dieser Situation zu rasch dem Wunsch der Eltern folgen, kann dies dazu führen, dass ihr Gefühl von elterlicher Hilflosigkeit weiter verstärkt wird. Entscheidend ist, ihre psychische Befindlichkeit auch hinsichtlich ihrer Elternfunktion wahrzunehmen und insbesondere für eine Entlastung von Schuldgefühlen zu sorgen und diese nicht zu verstärken. Wenn es gelingt, dass Eltern im Rahmen von Beratungen und Therapien wieder das Gefühl erlangen, auch trotz schwierigster und trauriger Lebensumstände ihr Selbstwertgefühl als Eltern stabilisieren können, dann können sie wieder elterliche Verantwortung übernehmen, was für beide Seiten eine Ressource darstellt.

Selbstwertgefühl stärken

Manchmal bestehen auch verdeckte oder offene Konflikte bezüglich des „richtigen" Umgangs mit den Kindern zwischen den Eltern oder zwischen den jeweiligen Herkunftsfamilien (vgl. Beispiel „Ich halte diese Lieblosigkeit nicht aus"). Dann wird womöglich der Professionelle als Schiedsrichter benötigt. Es ist jedenfalls außerordentlich wichtig, die empfundene Hilflosigkeit und Unfähigkeit von Eltern durch Übernahme von Verantwortung nicht zu vergrößern und gar ein (traumatisches) Scheitern mit zu verursachen (Pleyer, 2003). Nach unserer Erfahrung gelingt es zumeist, Eltern darin zu unterstützen, diese wichtigen Gespräche mit ihren Kindern selbst zu führen (manchmal in Gegenwart der Therapeuten), wenn Verständnis für ihre Hilflosigkeit entwickelt werden konnte. Häufig reichen wenige vorbereitende Gespräche aus, bis die Eltern selbst mit ihren Kindern sprechen können. Sollte es den Eltern jedoch nicht möglich sein, können auch Aufklärungsgespräche mit den behandelnden Ärzten und Therapeuten geführt werden. Diese sollten jedoch ausführlich mit den Eltern und den Ärzten vorbereitet werden. Wir haben aber auch in seltenen Fällen Familien begleitet, in denen mit den Kindern nicht über den bevorstehenden Tod eines Elternteils gesprochen werden durfte, weil die Eltern es nicht wünschten. Dieser Wunsch ist zu respektieren.

Verständnis für elterliche Hilflosigkeit entwickeln

Beispiel: „Im Krankenhaus lächelt einen keiner an."

Eine Frau besucht ihren todkranken Mann jeden Tag im Krankenhaus und bringt abwechselnd eines der beiden Kinder (10 und 14 Jahre) mit. Ihr wird geraten, eine Kindertherapeutin aufzusuchen. Die Mutter sagt der Therapeutin, im Krankenhaus sei ihr gesagt worden, die Kinder bräuchten „Betreuung", sie könne nicht wirklich verstehen, warum. Auf die Frage, wie sie die Besuche im Krankenhaus erlebe, sagt sie: „Man wird komisch angeguckt, wenn man oft zu Besuch kommt. Keiner lächelt einen an!"

Die Sprachlosigkeit im Gesundheitssystem mit Professionellen oder von Professionellen untereinander über das, was Familien in lebensbedrohlichen Situationen erleben, ist für diese oft befremdlich. Umso merkwürdiger erscheint es ihnen dann, wenn eine Überweisung zu einem Psychotherapeuten ausgesprochen wird. Für Psychotherapeuten ist es wichtig, sich den Überweisungskontext schildern zu lassen und ggf. auch mit den Ärzten selbst zu sprechen, um den Auftrag genauer zu verstehen. In diesem Fall bestand ein Missverständnis bezüglich des Auftrags „Betreuung". Die Mutter hatte den Eindruck, dass die Ärzte und Schwestern bei dem so distanzierten Umgang im Krankenhaus mit ihr und ihren Kindern doch gar nicht wissen können, was ihre Kinder brauchen.

Überweisungskontext von Betroffenen genau klären

Beispiel: „Die Ärzte sprechen von unheilbar, die Kinder fragen nach dem Sterben, wie soll ich da optimistisch sein?"

Eine 45-jährige Sängerin, Mutter von einem 8-jährigen Sohn und einer 12-jährigen Tochter ist seit 5 Jahren an Brustkrebs erkrankt. „Jetzt sprechen die Ärzte von ‚chronisch' und ‚unheilbar'", sagte sie unter Tränen. Innerhalb der Familie hätten sie immer offen über die Erkrankung und die verschiedenen Komplikationen und Behandlungen gesprochen, so auch über die palliative Situation. Sie berichtete, dass die Kinder jetzt auch mal nach dem Sterben fragen würden und sie „halt nicht immer Optimismus verbreiten könne". Die Beratungsstelle habe sie aufgesucht, weil sie die alleinige Verantwortung für die Kinder nicht mehr haben wolle. Ihr Mann sei als Geschäftsmann viel unterwegs und wenig mit den Kindern im Gespräch. In erster Linie wünsche sie sich eine Diagnostik der Kinder, weil sie fürchte, die Kinder hätten bereits Schaden genommen.

In dieser Familie wird offen gesprochen, aber es handelt sich eher um einen Austausch von medizinischen Fakten, ähnlich den Informationen, die die Mutter von ihren Ärzten erhält. Von diesen wird sie als schwierige Patientin eingestuft, weil sie nie mit einer Behandlung zufrieden ist. Beruhigend wirkt der offene Austausch mit den Kindern auf die Mutter nicht, eher im Gegenteil. Sie hat den Kindern versucht, die Unheilbarkeit ihrer Erkrankung zu erklären und diese hatten ganz folgerichtig nach dem Sterben gefragt. Das hat die Mutter sehr beunruhigt und bereits bestehende Schuldgefühle ihren Kindern gegenüber wegen ihrer Berufstätigkeit verstärkt. Zwischen ihrem Mann und ihr ist ein Austausch über eigene Gefühle zu der rezidivierenden Brustkrebserkrankung schon längere Zeit nicht mehr möglich. Mehrere Familien- und Paargespräche über die Erkrankung, die Lebensgefahr und die ungewisse Zukunft regen die Kreativität des Paares wieder an, die innere Verfügbarkeit für die erforderlichen Veränderungen durch den Krankheitsverlauf zu ermöglichen. Dazu gehört auch ein Trauerprozess über nicht gelebte Gemeinsamkeit in der Vergangenheit und die durch die chronische Krankheit entstandenen Verluste. Dadurch werden die ausgeprägten Schuldgefühle der Mutter entlastet und der Vater kann mehr Verantwortung für das Familienleben übernehmen, ohne Vorwürfe von Seiten seiner Frau zu befürchten. Die Kinder zeigen sich entlastet, dass ihre Eltern sich wieder mehr um einander kümmern und berichten in einem Familiengespräch stolz von den durchgeführten Renovierungsarbeiten in der Wohnung.

Dieses Beispiel zeigt, dass auch Familien, in denen über die Unheilbarkeit einer Erkrankung gesprochen wird, Unterstützung darin benötigen können, sich an die veränderte Lebenssituation anzupassen und mit der Ungewissheit umzugehen. In palliativen Situationen geht es für Familien auch darum, Wege zu finden, mit der Ungewissheit über das Sterben und den Zeitpunkt des Todes zu leben. Diese Ungewissheit betrifft die Helfer gleichermaßen.

Gespräche mit Geschwisterkindern

Geschwisterbindung als Ressource

Im Angesicht einer lebensbedrohlichen Erkrankung eines Familienmitglieds ist die Geschwisterbindung als Ressource von besonderer Bedeutung. Geschwister sind Menschen, die in der gleichen Situation sind, wenngleich sie diese unterschiedlich erleben. Es ist in Familien nicht selbstverständlich, dass Geschwister miteinander über das Erlebte sprechen und sich emotional unterstützen. Dies gilt insbesondere dann, wenn ältere Geschwister jüngere beaufsichtigen oder mehr als andere Geschwister in Aufgaben um den Sterbenskranken herum eingebunden sind. Durch Familiengespräche oder gemeinsame Gespräche mit allen Geschwistern kann der emotionale Austausch unter den Geschwistern angeregt werden und so neben der geteilten äußeren Realität auch das Erleben einer gemeinsamen Wirklichkeit erfahren werden. Dazu gehört auch, über die Wahrnehmung individueller Ängste und Sorgen sowie verschiedener Bewältigungsversuche die Unterschiedlichkeit von Geschwistern zu erfahren. Beratungsgespräche mit Geschwisterkindern können die Kommunikation untereinander erleichtern und helfen, diese möglicherweise noch nicht ausgeschöpfte Ressource zu nutzen.

Familiengespräche

Wenn das Sterben eines Familienmitglieds bevorsteht, stellt das eine Krisensituation dar, die zu starken Verunsicherungen und zeitweiliger Desorganisation des Familienlebens führen kann. Bisherige Bewältigungsmechanismen der Familie erreichen ihre Grenzen. Eine Einladung zu einem Familiengespräch, die vom Behandlungsteam des sterbenden Familienmitglieds ausgeht, kann eine hilfreiche Unterstützung für alle Betroffenen sein.

Diese sollte im Sinne einer symptomunabhängigen Indikationsstellung für präventiv psychotherapeutische Maßnahmen bei potenziell traumatogenen Belastungs- und Risikokonstellationen (Romer & Riedesser, 1999) formuliert werden. Wichtig ist, dass sie von Mitgliedern des Behandlungsteams oder dem behandelnden Arzt ausgesprochen wird und die Familie nicht zu einem „fremden" Familientherapeuten fortgeschickt wird. Die Einladung könnte wie im folgenden Kasten dargestellt ausgesprochen werden. Auch kann es für Familienangehörige hilfreich sein, wenn Helfer den Wunsch formulieren, „einmal alle kennenlernen zu wollen" und damit die Familie als Ganzes anerkannt wird.

Angemessen zum Familiengespräch einladen

Einladung zu einem Familiengespräch

„Wir wissen, dass Familienangehörige sehr belastet sind, wenn eines ihrer Mitglieder sterbenskrank ist. Diese Belastung ist nichts Unnormales und kommt bei vielen Familien vor. Wir haben gute Erfahrungen damit gemacht, einmal mit der ganzen Familie zu sprechen. In diesem Rahmen können auch Ängste und Sorgen von jedem Einzelnen besprochen werden."

Verschiedene Settings können hilfreich sein

Für die Rahmenbedingungen des Familiengesprächs ist es hilfreich, wenn mehrere Personen aus dem Helfersystem, z. B. ein Arzt und ein Psychotherapeut, bei dem Gespräch dabei sind und ein Raum gewählt wird, in dem das Gespräch ungestört stattfinden kann. Angst kann gemindert werden, wenn zunächst Informationen gegeben und eingeholt werden. Kinder und Jugendliche müssen altersgerecht angesprochen werden. Hilfreich ist es auch, wenn Vorerfahrungen mit Therapeuten erfragt werden und Wünsche oder Befürchtungen bezüglich des Familiengesprächs genannt werden können. Zudem sollten der Zeitrahmen und Ziele des Gespräches festgelegt werden. Zu den Zielen für Familiengespräche vor dem Tod eines Familienmitglieds gehören:

Mögliche Ziele von Familiengesprächen

- Klarheit darüber gewinnen, wie sie im Alltag in Bezug auf die Krankheit miteinander umgehen, dazu gehört auch, wer wen wann über was informiert.
- Dafür Sorge tragen, dass alle Familienmitglieder, auch jüngere Kinder, verstehen, was in dieser letzten Krankheitsphase geschieht.
- Ängste, Sorgen, Befürchtungen, Interventionsphantasien und mögliche Schuldgefühle aktiv ansprechen und aussprechen lassen.
- Unterschiedliche Gefühle, Wahrnehmungen und Verhaltensweisen der einzelnen Familienmitglieder zur Sprache bringen und damit anerkennen und wertschätzen.
- Vorhandene Familienrituale erfassen und möglicherweise neue entwickeln lassen, dazu gehört auch, wo und wie der Sterbende seine letzten Tage verbringen möchte.

- Bisher ungenutzte Ressourcen aufspüren und Wünsche formulieren, die verbleibende Zeit zur Weiterentwicklung der Familie als Ganzes zu nutzen.
- Erzählungen über Familienkrisen und deren Bewältigung in der Vergangenheit anregen.
- Raum für Gefühle der Trauer im Sinne antizipierender Trauerarbeit geben bzw. diese Gefühle ansprechen.

Kinder in Gespräche direkt einbeziehen

Kinder sollten direkt und mit Namen angesprochen und einbezogen werden. Durch projektive Fragen (siehe nachfolgenden Kasten) können die Vorstellungen und Wünsche der Kinder erfragt werden. Häufig ist es für Eltern neu und erhellend, was Kinder bezüglich der aktuellen Familiensituation im Familiengespräch mit Ärzten oder Therapeuten äußern.

Fragen an minderjährige Kinder im Familiengespräch

- Wenn es eine andere Familie gäbe, was würde sie in dieser Situation brauchen?
- Was würden die Kinder über die Krankheit wissen wollen?
- Wie könnten andere Menschen der Familie helfen?
- Wenn du Ärzte beraten könntest, was würdest du ihnen über Kinder erklären wollen?

Es ist hilfreich, wenn es gelingt, für einander offen zu sein, wenn Fragen gestellt und gehört werden. Sie müssen gar nicht alle beantwortet werden. Nähe innerhalb der Familie kann dadurch entstehen, dass alles gefragt werden kann.

Wenn nicht alle Familienmitglieder kommen wollen oder möchten, sollte das kein Hinderungsgrund für ein Familiengespräch sein; es sollte aber nach dem nicht anwesenden Familienmitglied gefragt werden und möglicherweise auch seine Sichtweise auf die Familiensituation zur Sprache gebracht werden. Die Anerkennung und Würdigung der Leistungen und Belastungen der Familie in einer solchen Notsituation kann durch eine gemeinsame Einladung an alle ihre Mitglieder nicht hoch genug eingeschätzt werden.

Unterstützung der familiären Selbstwirksamkeit

Wenn die Familie zu einem Therapeuten geschickt wird, besteht die Gefahr, dass sie sich missverstanden fühlt und befürchtet, das Gesicht zu verlieren und dazu übergeht, eigene Belastungen zu dissimulieren. Dies erleben wir immer wieder, insbesondere mit schwer kranken Müttern minderjähriger Kinder. Der Widerstand gegen Konfliktaufdeckung ist in Familien mit Schwerkranken eher hoch. Manche interpretieren eine solche Überweisung möglicherweise dahingehend, dass sie annehmen, der Arzt gehe davon aus, dass die Familie krankmachende Konflikte habe. Es ist daher wichtig, explizit darauf hinzuweisen, dass es nicht um Familientherapie im engeren Sinne, sondern um eine Unterstützung der familiären Selbstwirksamkeit geht. Diese Hilfe zur besseren Selbsthilfe bedarf häufig nur weniger Gespräche. So kann es beispielsweise die Selbstwirksamkeit und Verbundenheit der Familie stärken, wenn man ihnen bei der Einführung eigener Rituale behilflich ist. Dies müssen nicht unbedingt neue Rituale sein. Manchen Familien wird in Gesprächen zu diesem Thema bewusst, dass sie Bräuche oder Gewohnheiten haben, die durchaus als hilfreiche Rituale geeignet sind. Religionsgemeinschaften und Kirchen bieten ebenfalls Möglichkeiten der Ritualfindung.

Beispiel: „Ich kann doch nicht vor dem Tod zum Pastor gehen!"

Ein Elternpaar wendet sich an eine Beratungsstelle, nachdem bei dem 45-jährigen Vater die Diagnose eines rasch tödlich verlaufenden Hirntumors gestellt wurde. Es finden einige Gespräche darüber statt, wie die Eltern mit ihren 7- und 8-jährigen Kindern über die palliative Situation sprechen können. Daraufhin gelingen die Familiengespräche im häuslichen Rahmen so befriedigend, dass keine weiteren in der Beratungsstelle gewünscht werden. Aber eine weitere Frage bewegt die Eltern: Sie sind seit Jahren nicht mehr in der Kirche gewesen, wünschen sich aber eine kirchliche Trauerfeier. Sie kennen den Pastor in ihrer Gemeinde nicht und meinen, dass sie mit dem bereits eingetretenen Trauerfall dort nicht hingehen können. Im Gespräch darüber ändert sich ihre Haltung dazu. Sie erörtern mit der Therapeutin gemeinsam, welche Fragen (insbesondere zu Familienritualen) sie mit einem Pastor besprechen wollen und fühlen sich erleichtert durch die Vorstellung, den Pastor anrufen zu dürfen.

Aktive Bewältigung und Ressourcen eruieren und fördern

„Familien wird gewöhnlich nicht gesagt, dass sie etwas gut machen" (McDaniel et al., 1992, S. 259), d. h., es fehlt ihnen die Anerkennung dessen, was ihnen gelingt. Im Zusammenleben mit einem sterbenden Familienmitglied erbringt die Familie häufig Höchstleistungen. Es gilt, Bewältigungsstrategien und Ressourcen zu benennen und zu unterstützen. Die im folgenden Kasten dargestellten Fragen können dabei hilfreich sein.

Fragen zu Bewältigung und Ressourcen in Familien mit einem Sterbenden

- Welche Einstellungen haben einzelne Familienmitglieder zu Tod und Sterben?
- Wie werden Beziehungen nach außen gepflegt?
- Wie geht es dem Paar in der Familie?
- Wie geht es den Kindern untereinander?

– Welche Probleme haben mit der Krankheit zu tun, welche mit anderen Bedingungen des Familienlebens?
– Wie sind die Beziehungen einzelner Familienmitglieder zum medizinischen System?
– Welche Unterstützungen bekommt die Familie von außen?

Selbstverständnis des Therapeuten als Moderator

Hilfreich ist ein aktives und strukturierendes Vorgehen, damit sich alte, dysfunktionale Muster der Kommunikation nicht wiederholen. Außerdem sind konfrontierende Äußerungen sowie Ratschläge zu vermeiden. Dem Therapeuten kommt eine Moderatorfunktion zu. Das kann eine Chance für die Familie sein, sich besser gegenseitig zu verstehen, etwas über die kindlichen Sichtweisen zu lernen, zu reflektieren, was sie für Ressourcen hat und wie gut sie bisher gelebt hat. Durch das Herstellen eines Verständnisses für unbewusste Motive und Auswirkungen der Lebenskrise kann den Eltern Unterstützung gegeben werden. Das kann Intimität herstellen, Bindungen stärken und es ermöglichen, eigene intime Gefühle gegenüber den Angehörigen auszudrücken. Damit führt die Nähe des Todes zu größerer Verbundenheit zwischen den Familienmitgliedern und kann damit die Todesfurcht mildern (Florian, Mikulincer & Hirschberger, 2002). Trauer hat eine bindungsstiftende Funktion. Trauerausdruck wird zumeist intuitiv von anderen verstanden und führt dazu, dass Menschen sich gegenseitig beistehen. Diese angeborene Funktion kann aber nur genutzt werden, wenn die entsprechenden Gefühle auch geäußert und gezeigt werden.

Familiäre Verbundenheit stärken

Insbesondere Kinder haben eine begrenzte Fähigkeit zur Antizipation bedrohlicher Ereignisse und für das Ertragen negativer Gefühle. Wenn die Familie wieder mehr Spielraum gewonnen hat, kann sie Kindern in diesen schwierigen Situationen besser beistehen.

4.4.2 Besuche am Sterbebett

Besuche am Sterbebett sind sehr besondere Momente im Familienleben. Wenn Therapeuten von Familienmitgliedern dazu befragt werden oder ihnen solche Situationen geschildert werden, dann sind häufig Konflikte oder besonders verstörende Erlebnisse der Anlass für das Gespräch. Häufig wird gefragt, ob und wie Kinder sich von Sterbenden verabschieden können und wie sie dabei begleitet werden sollten. Manchmal entstehen darüber Konflikte zwischen Familienangehörigen, wenn ein Teil den Besuch für sinnvoll erachtet und ein anderer Teil ganz dagegen ist. Es kann hilfreich sein, allgemeine Informationen darüber zu geben, wie Kinder in welchen Altersstufen Tod und Sterben verstehen können und wie wichtig es für die meisten Kinder ist, von diesen wichtigen Familienereignissen nicht ausgeschlossen zu werden. Wenn Erwachsene das vehement ablehnen, können eigene Erlebnisse als Kind dahinterstehen. Wenn diese erzählt werden

Kinder nicht ausschließen

können und der Betroffene formulieren kann, was er sich selbst damals als Kind gewünscht hätte, gelingt häufig eine Einfühlung in die aktuelle Situation, was dazu führt, dass die Betroffenen wieder eigene Vorstellungen entwickeln können.

Beispiel: „Die Ärztin hat gesagt, er wird traumatisiert, wenn er den Vater nicht nochmal sieht."

Ein 40-jähriger Mann bricht auf der Terrasse vor den Augen seiner Frau und seines 12-jährigen Sohnes mit einem Herzinfarkt zusammen. Er schwebt tagelang in Lebensgefahr. Die Ärztin auf der Intensivstation raten der Mutter, den Sohn an das Bett des Vaters zu führen. Der Mutter ist sich unsicher, ob ihr Sohn mitkommen soll, um den Vater aus dem Koma zu wecken oder um sich zu verabschieden. Sie bereitet ihren Sohn nicht auf den Besuch vor. Im Zimmer angekommen, sieht dieser den Vater mit einer großen Narbe am Kopf (Platzwunde nach dem Sturz) im Intensivbett liegen und gleitet fast ohnmächtig am Türrahmen zu Boden.

Besuche beim Sterbenden gut vorbereiten

Besuche, insbesondere auf Intensivstationen, sollten vorbereitet werden, d. h. dass Kindern, aber auch erwachsenen Angehörigen vorher erklärt wird, was sie erwartet, wie der Patient aussieht, welche Apparate angeschlossen sind, was der Patient mitbekommt etc. Die kindlichen Besucher sollten beim ersten Mal begleitet und eingewiesen werden, insbesondere auch dann, wenn sie von sich aus keine Fragen stellen und angepasst wirken.

4.4.3 Abschied nehmen vom verstorbenen Familienmitglied

Abschieds- und Todesrituale

Wenn ein Familienmitglied gestorben ist, gilt es Abschied zu nehmen. In unserer individualisierten und säkularisierten Gesellschaft gibt es wenige verbindliche Sterbe- und Todesrituale, an denen Familienangehörige und Freundeskreise teilnehmen können. Jede Familie muss ihre eigenen Wege finden, was mit Verunsicherungen, aber auch Chancen verbunden ist. Rituale können ermöglichen, dass aus einzelnen Trauernden eine Gemeinschaft entsteht.

Rituale können helfen

Abschiedsrituale können ein hilfreicher Ausdruck der Zuneigung und Liebe zum Verstorbenen und ein Ausdruck der Zusammengehörigkeit der Hinterbliebenen sein. Es wird häufig als tröstlich erlebt, an Ritualen teilzuhaben und vielleicht sogar z. B. an der Gestaltung der Beerdigung oder Trauerfeier mitzuwirken. Wenn das nicht möglich ist, können lang anhaltende Schuldgefühle, wütende Enttäuschung (besonders bei Jugendlichen) oder auch Entfremdung zwischen den Hinterbliebenen die Folgen sein. Der Abschied vom Verstorbenen kann mit verschiedenen Ritualen begleitet werden: Abschied am Totenbett, Aufbahrung vor der Trauerfeier, Trauerfeier und Beisetzung, Leichenschmaus. In Familien herrschen selten einheitliche Vorstellungen darüber vor, wie und ob diese Abschiedsrituale begangen werden sollen. Bei verschiedenen Familienmitgliedern bestehen unterschiedliche, biografisch geprägte Erfahrungen und Erwartungen. Häufig wurde vor dem Ereignis in der Familie nicht darüber gesprochen, welche Trauerrituale jedem einzelnen gefallen oder welche ängstigend wirken. Viele Menschen haben konkrete Wünsche und Vorstellungen, wie sie sterben und beerdigt werden möchten, sprechen aber selten oder gar nicht mit ihren Angehörigen darüber.

Übermittlung der Todesnachricht

Nachricht vom Tod einfühlsam übermitteln

Entscheidend für den Abschied und den beginnenden Trauerprozess ist die Art, wie die Nachricht vom Tod übermittelt wird: ob der Tod erwartet wurde oder plötzlich eintrat, wie der Betroffene zu dem Verstorbenen und auch zu dem Nachrichtenüberbringer in Beziehung steht. Im Falle von plötzlichen Todesfällen kann schon die Nachrichtübermittlung traumatisierend wirken. Es ist sehr wichtig, dass die Nachricht den nächsten Angehörigen unmittelbar und einfühlsam überbracht wird. Eine Verzögerung kann die Trauerarbeit erschweren. Dies gilt besonders auch für Kinder. Wenn der Tod erwartet wird, ist es hilfreich, dass Angehörige sich darüber verständigen, wer wie und von wem unterrichtet werden möchte. Gerade für Kinder und Jugendliche ist es hilfreich, dies zu wissen und darauf vertrauen zu können. Sie können ihren Alltag, der eine wichtige stabilisierende Funktion hat, weiterleben ohne Angst haben zu müssen, dieses wichtige Ereignis zu verpassen oder ausgeschlossen zu sein.

Beispiel: „Ich kann es mir einfach nicht vorstellen!"

Eine 12-jährige Jugendliche ist gerade auf einer Klassenreise, als ihr von der Mutter getrennt lebender Vater überraschend an den Folgen einer akuten Lungenentzündung verstirbt. Sie erfährt davon erst nach ihrer Rückkehr. Während der Trauerfeier, die von der väterlichen Verwandtschaft ausgerichtet wird, werden sie und ihre beiden Schwestern als Kinder des Verstorbenen nicht erwähnt, was sie empört. Anschließend erfährt sie, dass eine Verabschiedung am offenen Sarg möglich war, dies aber den Kindern nicht gesagt wurde. Sie fällt in eine reaktive Depression mit zunehmendem Schulleistungsversagen und sozialem Rückzug. Erst als es ihr zwei Jahre später gelingt, mit ihren Schwestern in familientherapeutischen Gesprächen darüber zu sprechen, wie schwer es ihr falle, den Tod des Vaters zu begreifen und wie sie gemeinsam sein Andenken bewahren können, löst sich ihre depressive Symptomatik auf.

Wie Menschen die Nachricht vom Tod eines nahen Angehörigen erhalten, ist ein prägendes Ereignis, dass sie nie vergessen werden. Für Ärzte, die diese Nachricht überbringen müssen, gibt es Empfehlungen, die die Bedürfnisse der Hinterbliebenen berücksichtigen (z. B. Marrow, 1996). Es sollte keine Eile bestehen und nach Möglichkeit ein ungestörter Raum aufgesucht werden. Die Angehörigen sollten über medizinische Dinge genau und verständlich aufgeklärt werden. Ehrlichkeit in Bezug auf die Todesursache, medizinische Eingriffe und Wiederbelebungsmaßnahmen schafft Vertrauen. Nach der Mitteilung sollten sie nicht allein gelassen und ihnen sollte die Möglichkeit gegeben werden, den Verstorbenen anzuschauen und Abschied zu nehmen. Dazu ist es nötig, dass sie sich – so lange sie wollen – ungestört in einem Raum mit dem Verstorbenen aufhalten können. Auch über die Kleidung des im Krankenhaus Verstorbenen oder andere Gegenstände wie Ringe oder Prothesen sollte in angemessener Weise gesprochen werden. Enttäuschung, Entsetzen oder auch Verstörung können ausgelöst werden, wenn Hinterbliebene erleben, wie nach erfolglosen medizinischen Behandlungen keine Zeit und kein Interesse mehr an dem Patienten und seinen Angehörigen besteht. Mitunter bekommen die Angehörigen weniger durch das gesprochene Wort, sondern eher durch Gestik, Mimik und den Ort des Gespräches diesen Eindruck. Diese Szenen brennen sich in das Gedächtnis ein und werden innerlich immer wieder erlebt, wie die folgenden Beispiele zeigen.

Nachricht vom Tod ehrlich und in ungestörter Atmosphäre überbringen

Beispiel: „Und dann gaben sie mir sein Bein!"

Der erwachsene Sohn eines im Rahmen eines Routineeingriffs verstorbenen Patienten bekommt nach einer kurzen Aufklärung über die vermutete Todesursache auf dem Flur einen Beutel mit der Kleidung seines Vaters sowie dessen Beinprothese kommentarlos in die Hand gedrückt.

Beispiel: „Und dann schob er mir die Packung über den Tisch!"

Eine 40-jährige Frau sucht eine Nervenärztin wegen unklarer Schmerzattacken und Schlaflosigkeit auf. Sie möchte auf keinen Fall die von einem anderen Arzt verordneten Antidepressiva einnehmen. Mit wenigen Worten berichtet sie von dem Tod ihres 3-jährigen Kindes vor einigen Monaten. Nachdem der Arzt ihr mitgeteilt hätte, dass das Kind nicht überleben werde, habe er ihr eine Packung Beruhigungsmittel über den Tisch geschoben.

Psychotherapeutische Gespräche

Manche Familien suchen bei Psychotherapeuten Rat, manchmal auch auf besonderes Drängen von Angehörigen oder Ärzten, wenn Abschiedsrituale geplant werden müssen. Im Folgenden wird anhand von Beispielen ausgeführt, mit welchen Fragen sich die Familien an die Beratungsstelle oder die psychotherapeutische Praxis wenden und welche Möglichkeiten der Beratung und psychotherapeutischen Intervention es gibt.

Mögliche Fragen von Hinterbliebenen

Häufige Fragen von Hinterbliebenen
– Wann und wie kann ich mich von dem Verstorbenen verabschieden? – Wie können sich minderjährige Kinder verabschieden? – Muss ich mich an die Wünsche des Verstorbenen hinsichtlich der Trauerfeier und Bestattung halten?

Berücksichtigung menschlicher und rechtlicher Aspekte

Die Frage, ob Angehörige den Verstorbenen noch einmal ansehen, sich am offenen Sarg verabschieden oder eine Totenwache halten, ist für viele ängstigend und zwiespältig. Viele Erwachsene haben selbst noch nie einen Toten gesehen und können sich nicht vorstellen, ob sie sich oder ihren Kindern das zumuten wollen. Außerdem werden seit Langem fast alle Handlungen am Leichnam dem Bestatter überlassen. In Familien existiert darüber kaum tradiertes Wissen. Im Sterbefall gilt es, menschliche sowie rechtliche Aspekte zu berücksichtigen, die häufig vermischt werden. In jedem Bundesland in Deutschland gibt es ein eigenes Bestattungsrecht und es existieren viele Vermutungen darüber, was erlaubt ist und was nicht. So wissen beispielsweise wenige, dass bei natürlichem Tod eine Aufbahrung zu Hause, auch beim Versterben im Krankenhaus, für zwei Tage möglich ist. Am Leichnam zeigt sich das Paradox der gleichzeitigen An- und Abwesenheit eines Menschen (Macho, 1987). In Sterbe- und Trauerritualen wird die Vergänglichkeit, der Gegensatz von Sein und Nichtsein konkret gemeinsam mit anderen erlebbar (Singer, 2011).

Einnahme familientherapeutischer/systemischer Perspektive in Gesprächen

Wenn jüngere Erwachsene sterben, dann haben sie als Angehörige häufig Partner, Kinder und Eltern. Gerade bei den einmaligen Ritualen im Todesfall ist es schwierig, die verschiedenen Wünsche und Bedürfnisse der einzelnen Familienmitglieder, die verschiedenen Generationen angehören, zu integrieren. Es ist nach unserer Erfahrung hilfreich, in beratenden Gesprächen mit einzelnen, auch vor Beginn einer Psychotherapie, eine familientherapeutische oder systemische Perspektive einzunehmen. Dazu gehört zunächst die Erhebung der Familiengeschichte, insbesondere der Umgang mit Krankheit, Sterben und Tod, die damit einhergehenden Bindungs- und Lernerfahrungen, Erlebnisse seelischer Belastungen als auch hilfreicher Unterstützungen. Auch wenn konkrete Ratschläge oder Einschätzungen zu einer bestimmten familiären Situation von Seiten des Ratsuchenden eingefordert werden, ist es notwendig, zunächst mehr über die Kranken- und die Familiengeschichte zu erfahren. Eine aktive, unerschrockene und wohlwollende Haltung wirkt beruhigend und klärend. Da bei diesen Patienten selten eine psychotherapeutische Behandlungsmotivation besteht, ist es nötig zu erklären, warum es für den Psychotherapeuten wichtig ist, diese Dinge zu erfahren.

Beispiel: „Auch Therapeuten mögen nicht gern über den Tod sprechen – ich weiß nicht, ob Sie das wissen."

Eine 63-jährige Frau meldet sich in der psychotherapeutischen Praxis an, ein halbes Jahr nachdem ihre Tochter an Eierstockkrebs verstorben ist. Sie kümmert sich um ihre Enkeltochter (die Tochter der Tochter) und fragt sich, warum diese niemals nach der Mama frage. Im Anmeldetelefonat sagt sie: „Wenn Sie mir sagen, dass ich allein zurechtkomme, dann ist das auch eine Ansage." Die Therapeutin beginnt das Erstgespräch mit der sichtlich nervösen älteren Dame mit der Frage: „Sind Sie das erste Mal in einer psychotherapeutischen Praxis?" um anschließend zu erklären, in welcher Weise sich psychotherapeutische von anderen Arztpraxen unterscheiden (meist keine Helferin, Anrufbeantworter, Erklärungen zur Terminvergabe, zur Wartezimmersituation, zur Vertraulichkeit und zum Unterschied von probatorischen und genehmigten Sitzungen). Die Patientin berichtet, dass sie vor 32 Jahren schon eine Langzeitbehandlung gemacht habe, weil sie nicht bei ihren leiblichen Eltern aufgewachsen sei. Dabei sei für sie „alles klar geworden". Jetzt möchte sie nur über ihre Enkeltochter sprechen.

Während sie über die 4 Jahre währende Krankengeschichte ihrer Tochter berichtet, erkundigt sie sich plötzlich: „Wie sind Ihre Geschäftsbedingungen? Ich war letztes Jahr schon mal bei einer Psychologin, da sollte ich eine Woche vorher absagen, wenn ich nicht konnte. Das ging doch nicht, während ich meine kranke Tochter und meine Enkelin betreute! Auch Therapeuten mögen nicht gern über den Tod sprechen – ich weiß nicht, ob Sie das wissen." Außerdem berichtet sie, dass ihr Schwiegersohn, der Vater der Enkelin, nicht wünsche, dass sie mit ihrer Enkelin auf den Friedhof gehe. „ Was mich so fertig macht, es ist so, als habe es keine Mama gegeben". Am Ende dieses Erstgespräches erklärt die Psychotherapeutin ausführlich, wie eine psychotherapeutische Behandlung in ihrer Praxis aussähe und dass in den probatorischen Sitzungen auch über ihre Lebensgeschichte gesprochen werden sollte, selbst wenn ihr, der Patientin „alles klar" sei, damit die Psychotherapeutin sich in ihre Geschichte und ihre Person einfühlen könne. Eine Woche später kommt die Patientin zum zweiten Gespräch und drückt ihre Erleichterung und Angst aus: „Ich bin erleichtert raus letzte Woche! Auf dem Weg hierher dachte ich: hoffentlich lehnt sie mich nicht ab."

Obwohl die Patientin aus dem Beispiel Vorerfahrungen mit Psychotherapie hat, meint sie zunächst, nur über ihre Enkelin sprechen zu wollen und erwartet konkrete Ratschläge von der Therapeutin z. B. zu der Frage des Friedhofbesuchs. Ihre eigene, schmerzliche Lebensgeschichte will sie zunächst nicht erzählen. Später konstelliert sich diese Situation in der laufenden Psychotherapie immer wieder. Dann fragt sie: „Warum wollen Sie das wissen?", wenn die Therapeutin sich danach erkundigt, was wohl die Pflegemutter zu dieser Frage gesagt hätte, die die Patientin gerade zu einer konkreten Situation ihrer Enkelin gestellt hat. Im Psychotherapieverlauf erweist sich das Erzählen der eigenen Lebensgeschichte vor dem Hintergrund der zunehmenden Einfühlung in die Enkelin wie auch in die schwer kranke, sterbende Tochter als besonders hilfreich. Es gelingt auch, lange zurückliegende, teilweise traumatisch erlebte Ereignisse tiefer zu verstehen und die daraus resultierenden eigenen Reaktionen auf bestimmte Reize als sinnvoll zu erleben. Das Kohärenzgefühl der Patientin (Antonovsky, 1993) wird gestärkt.

Lebensgeschichte des Angehörigen

Wenn es gelingt, dass der Patient in ein freies Erzählen zu den Themen von Krankheit, Sterben und Trauer kommt, entwickelt er Vertrauen zum Therapeuten. Dann wird es für den Therapeuten auch möglich, durch verschiedene Fragetechniken wie indirekte oder zirkuläre Fragen etwas über die Sichtweisen andere Familienmitglieder zu erfahren. Außerdem bewirkt diese Fragetechnik, dass sich der Patient in die Innenwelt eines anderen einfühlen muss. Dabei ist es besonders wichtig, dass der Patient nicht den Eindruck gewinnt, der Therapeut sei insgeheim auf der Seite des Angehörigen, über den der Patient sprechen soll.

Indirekte oder zirkuläre Fragen stellen

Beispiele für zirkuläre Fragen

- Was meinen Sie, würde mir Ihr Schwiegersohn sagen, warum seine Tochter ihre verstorbene Mutter nicht sehen soll?
- Angenommen, Ihre Mutter, die starb als Sie noch ein Schulkind waren, wäre bei unserem Gespräch dabei, was würde Sie Ihnen empfehlen?

Abschied nehmen am Leichnam

Das Anschauen wie auch das Berühren des Leichnams ermöglicht eine sinnliche Wahrnehmung des Todes. Besonders bei erwarteten Todesfällen erfahren wir immer wieder, wie hilfreich es für die Angehörigen war, vorher über verschiedene Möglichkeiten des Abschieds am Leichnam gesprochen zu haben (z. B. unmittelbar am Krankenbett oder später aufgebahrt im Sarg). Eine 14-jähriger Junge drückte es so aus: „Wenn ich es nicht gesehen hätte, dann hätte ich nur die Vorstellung davon und nicht die Erinnerung. Jetzt weiß ich wenigstens, wie es ist." Was im Alltags-

Möglichkeiten des Abschiednehmens vor dem Tod klären

gespräch möglicherweise als pietätlos gilt, nämlich diese verschiedenen Möglichkeiten direkt anzusprechen, halten wir in beratenden Gesprächen durch Professionelle für unbedingt notwendig und zwar in ähnlicher Weise, wie in ärztlichen oder psychotherapeutischen Gesprächen über Selbstmordabsichten oder sexuellen Probleme durch aktive Gesprächsführung gesprochen wird.

Beispielfragen über Abschiedsmöglichkeiten am Verstorbenen

- Mit wem sprechen Sie über den bevorstehenden Tod Ihres Mannes?
- Wie reagieren Ihre Familienangehörigen darauf?
- Was fürchten Sie am meisten?
- Was wünschen Sie sich für den letzten Abschied von Ihrer Tochter?
- Was meinen Sie, wünscht sich der Sterbenskranke von Ihnen?
- Haben Sie beide darüber schon einmal gesprochen?
- Was haben Sie in früheren Jahren erlebt, wenn jemand gestorben war?

Es ist hilfreich und wirkt öffnend auf die Gesprächssituation, wenn der Arzt oder Therapeut einige einleitenden Erklärungen und Beschreibungen von Erfahrungen (die er z. B. von anderen Familien erfahren hat) gibt.

Beispiel: „Wie sieht der aus im Sarg?“

Eine 40-jährige Frau stirbt zwei Jahre nach der Krebsdiagnose auf ihren Wunsch zu Hause. Ihre Angehörigen sind nach der letzten Krankenhausentlassung auf wenige Tage der Sterbebegleitung eingestellt. Der Ehemann, der 7-jährige Sohn sowie die Mutter und Schwiegermutter bleiben im Haus. Schließlich schläft die Mutter der Patientin im Ehebett neben der Sterbenden, während die Schwiegermutter mit dem Enkel wegfährt. Nach dem Tod verläßt der Ehemann das Haus, bevor der Bestatter kommt, um den Sarg nicht sehen zu müssen. Die Mutter bleibt. Sie hatte als junge Erwachsene ihren Vater verloren und ihn nicht noch einmal sehen können. Jahrelang hatte sie diese „Horrorvorstellung“ geplagt („Wie sieht der aus im Sarg?“) und sie hatte sich geschworen, dass ihr das im Leben nicht wieder passieren solle. So kleidet sie ihre tote Tochter und war dabei, wie sie in den Sarg gelegt wurde. Sie findet sie „seltsam schön“. Einen Tag vor der Beerdigung schaut sie sie sich noch einmal an und empfindet großen Trost darin, dass sie so ganz fremd aussieht. „Das war irgendwie beruhigend“, sagt sie. Dass ihr Enkel alle diese Erfahrungen nicht machen konnte, wird ihr erst Monate später deutlich. Sie quält der Gedanke, dass er seine Mutter vergessen haben könnte, weil er nicht über sie spricht.

Die Familie in dem oben genannten Beispiel hat sich aus verschiedenen Gründen nicht wirklich emotional miteinander austauschen können. Eine Kindertherapeutin war zwar vor dem Tod der Mutter aufgesucht worden. Sie hatte die Notwendigkeit des Abschieds dem Vater gegenüber betont, die Mutter des Vaters hatte das aber vehement abgelehnt. Möglicherweise waren die Empfehlungen der Therapeutin ausschließlich auf das Kind bezogen gewesen und haben die familiäre Situation und die eigene biografische Erfahrung der Erwachsenen nicht ausreichend berücksichtigt.

Mögliche Schwierigkeiten beim Thema „Sterben und Tod" im Umgang mit älteren Menschen

Ältere Menschen haben manchmal schreckliche Erinnerungen an den Anblick eines Toten. Das kann an Kriegserlebnissen oder an anderen früheren Erfahrungen liegen. So sind manche, als Kind oder junge Erwachsene, unvorbereitet und emotional unbegleitet zu einer Aufbahrung mitgenommen worden. In den 50er und 60er Jahren wurde mit Kindern häufig nicht über Krankheit, Sterben und Tod gesprochen, ihnen hierzu nichts erklärt, häufig wurden sie nicht mit zu Besuchen am Krankenbett genommen. Wenn sie zu Trauerfeiern kamen, dann unvorbereitet. Aus solchen Erfahrungen kann später die Einstellung entstehen, so etwas nie wieder erleben zu wollen.

Beispiel: „Guck dir nie einen Toten an!"

Eine 40-jährige Frau begleitet ihren Mann auf der Palliativstation. Das Paar kennt sich seit ihrem 17. Lebensjahr. Ihre eigene Mutter, die wenige Monate zuvor gestorben ist und zu der sie ein sehr enges Verhältnis hatte, habe ihr immer wieder gesagt: „Guck dir nie einen Toten an!". Die Mutter, die ihrerseits ihren Vater mit 18 Jahren verloren hatte – er war zu Hause mit einem Herzinfarkt zusammengebrochen – hatte ihr dies Vermächtnis ohne Erklärungen hinterlassen. Jetzt, wo ihr Mann im Sterben liegt, meint sie sich daran halten zu müssen, ist sehr verunsichert und sucht psychotherapeutischen Rat.

Wie können Kinder Abschied von Verstorbenen nehmen?

Individuellen und entwicklungspsychologischen Kontext von Kindern klären

Die Frage, wie Kinder von einem Verstorbenen Abschied nehmen können, berührt Erwachsene ganz unmittelbar. Sie werden an eigene Kindheitserlebnisse erinnert, erleben eine Verunsicherung, die manchmal ängstigend wirken kann. Wenn Ärzte und Therapeuten zu diesen Fragen um Rat gefragt werden, ist bei Kindern genauso wichtig, den individuellen Kontext zu erfassen und außerdem den entwicklungspsychologischen Stand des Kindes zu erfassen, bevor eine Empfehlung oder ein Rat ausgesprochen wird. Hilfreicher für die Familien ist es allerdings, wenn es durch Gespräche gelingt, dass sie selbst eine Antwort auf ihre Fragen finden. Im folgenden Abschnitt werden einige Fragen und Erlebnisse aus der Perspektive von Kindern vorgestellt.

Viele Kinder fragen sich, woran sie erkennen können, dass jemand tot ist. Insbesondere das jüngere Kind, bei dem noch kein reifes Todeskonzept vorliegt, zeigt sich neugierig, pragmatisch und weniger ängstlich als ältere Kinder.

Beispiele, die die relative Unbefangenheit von Kleinkindern aufzeigen

Ein 5-jähriges Mädchen, das den Tod des Vaters im Hospiz miterlebt hat, sagt einige Wochen später zu ihrer Mutter: „Es ist nicht schlimm, dass er gestorben ist, aber dass er jetzt nicht mehr da ist.“

Eine Vorschulklasse besucht ein Bestattungshaus. Es werden Särge gezeigt und über Sterben und Tod gesprochen. Ein Kind kommt freudig nach Hause und überrascht seine Mutter mit dem Ausruf. „Mama, Mama, ich hab dir einen Sarg ausgesucht!“

Aber es ist auch für Kinder von großer Wichtigkeit, einen Toten als solchen erkennen zu können. Insbesondere dann, wenn ein Familienmitglied sterbenskrank ist, ist es für Kinder ängstigend, nicht zu wissen, woran man erkennen kann, wenn es gestorben ist.

Beispiel: Erkennen, ob jemand gestorben ist

Die Kinder einer an den Folgen von Krebs sterbenden Mutter, die zu Hause stirbt und im Wohnzimmer im Pflegebett liegt, rufen eines Tages ganz aufgeregt ihren Vater. „Mama ist gestorben!“. Der Vater sieht, dass sie nur eingeschlafen ist.

Beispiel: „Das passiert mir nie wieder, dass ich das nicht merke!“

Eine alleinerziehende Mutter von drei Kindern (2, 4 und 6 Jahre alt) erleidet einen Herzinfarkt in den frühen Morgenstunden und wird von ihren Kindern tot aufgefunden. Dieses traumatische Erlebnis wird Thema in familientherapeutischen Gesprächen, nachdem alle drei in eine Pflegefamilie aufgenommen und verhaltensauffällig geworden sind. Der inzwischen 12-jährige Älteste der Kinder beschreibt an einer Stelle im Gespräch sehr detailliiert, mit welchen Methoden man erkenne könne, ob ein Mensch tot sei. Das würde ihm im Leben nicht noch einmal passieren, dass er diese Frage nicht beantworten kann.

Viele Eltern erkundigen sich, ab welchem Alter sich ein Kind von einem verstorbenen Angehörigen am Totenbett oder in der Aufbahrungskapelle

Das Kind selbst und sein Kontext sind entscheidend dafür, wie Abschied genommen werden kann

verabschieden kann. Die Erfahrung zeigt, dass nicht das Alter, sondern zunächst der Wille des Kindes und die Begleitumstände entscheidend sind. Vorschnelle Aussagen, dass Kinder sich unbedingt am Leichnam verabschieden müssten oder es mit dem Hinweis auf eine mögliche Traumatisierung nicht dürften, sind wenig hilfreich: sie verwirren oder verstören häufig die Betroffenen. Wenn es gelingt, verschiedene Möglichkeiten und Szenarien mit der Familie durchzusprechen, sodass sie am Ende selbst zu einer eigenen, individuellen Entscheidung kommt, dann kann der Abschied beim Verstorbenen ein bewegendes, sich tief einprägendes Erlebnis im Familienleben sein. In einer großen longitudinalen Interviewstudie, in der Familien mit Kindern ab dem 12. Lebensjahr in drei Phasen nach dem Tod eines Elternteils an Krebs untersucht wurden, fanden Kissane, Bloch und McKenzie (1997), dass der Trauerprozess sowohl bei den Kindern als auch bei den Eltern erschwert war, wenn sie sich nicht am Leichnam verabschiedet hatten.

Beispiel: „Ich dachte, sie sei in den Westen gegangen."

Während einer Fortbildungsveranstaltung zum Thema Trauer bei Kindern berichtet eine Teilnehmerin, sie sei in der DDR bei ihrer Großmutter aufgewachsen. Diese fuhr als Rentnerin ab und zu in den Westen und erzählte der Enkelin, sie würde gerne dort bleiben, käme aber immer wegen ihr – der Enkelin – zurück. Als das Mädchen 12 Jahre alt war, starb die Großmutter an Lungenkrebs. Die Angehörigen hatten dem Mädchen nicht erlaubt, den Leichnam zu sehen. Bei der Trauerfeier habe sie die ganze Zeit geweint und das Gefühl gehabt, die Großmutter sei gar nicht gestorben, sondern in den Westen gegangen und habe der Enkelin nicht wehtun wollen.

Kissane und Mitarbeiter (1997) betonen, dass Kliniker einen Abschied am Leichnam unterstützen können. Auch Psychotherapeuten können dies tun, indem sie ein offenes Gespräch über verschiedenen Abschiedsmöglichkeiten mit den Betroffenen führen. Dabei ist es notwendig, dass Kliniker wie Psychotherapeuten konkrete Vorstellungen von den verschiedenen Möglichkeiten haben und diese auch aktiv benennen und beschreiben können.

Möglichkeiten des Abschiednehmens benennen, aber nicht zu-/abraten

Es ist nicht hilfreich, zu konkreten Abschiedsmöglichkeiten zu raten oder von ihnen abzuraten. Dazu ist es nötig, dass der Arzt oder Therapeut selbst seine eigene Position zu diesen Fragen kennt, um diese nicht als „allgemeingültig" den Betroffenen vorzuschlagen. Es sollten möglichst offen verschiedene Szenarien im Gespräch gemeinsam erörtert werden. Die eigenen Kindheitserfahrungen mit Sterben und Tod der die Kinder begleitenden Erwachsenen spielen dabei eine große Rolle.

Beispiel: „Ich möchte Mama ein Abschiedsküsschen geben."

Der Vater eines 4-jährigen Jungen wendet sich an das Personal der Intensivstation, auf der seine hirntote Frau liegt. Sein kleiner Sohn habe den Wunsch geäußert, der Mama noch ein Abschiedsküsschen geben zu wollen, nachdem ihm erklärt worden sei, dass seine Mutter sterben würde. Die Ärzte reagieren zunächst zurückhaltend und äußern die berechtigte Sorge, der Junge könne durch den Anblick seiner Mutter traumatisiert werden. Weil der Junge bei seinem Vater aber auf seinem Wunsch besteht, wenden die Ärzte sich an unsere Beratungsstelle. Zunächst werden in einem Einzelgespräch mit dem Vater allein die Hintergründe der Erkrankung seiner Frau, der Entwicklung ihres gemeinsamen Sohnes und der Familie besprochen. Dabei berichtet der Vater auch von eigenen Kindheitserlebnissen mit dem Tod der Großmutter, bei denen er die positive Erfahrung machen konnte, an Familienritualen teilnehmen zu können. Verschiedene Möglichkeiten einer Abschiedssituation (auf der Intensivstation noch an die Geräte angeschlossen oder nach Beenden der Beatmung zu Hause oder in der Kapelle) werden dem Vater vorgestellt und mit ihm erörtert. Im Gespräch wird der Vater ermutigt, seinem inneren Gefühl zu folgen, welche Form des Abschieds für seinen Sohn die beste sei. Er entscheidet sich, seinen Sohn mit auf die Intensivstation zu nehmen und ihm dort die Möglichkeit zu geben, sich von seiner Mutter zu verabschieden. In einem zweiten Kontakt wird dieser Abschied vorbereitet. Zu diesem Gespräch kamen der Vater, der Sohn und die Großmutter mütterlicherseits. Der Vater erklärt seinem Sohn auch anhand eigener Zeichnungen, was ihn erwarten würde. Er zeichnet das Intensivbett, die Mama und die Apparate, an die sie angeschlossen war, wie er es mit der Therapeutin besprochen hatte. Anschließend führt der Vater ihn an das Bett seiner Mutter, die Großmutter und die Therapeutin halten sich im Hintergrund. Der Vater erklärt seinem kleinen Sohn nochmals die Situation, während er engen Körperkontakt mit ihm hält und der Junge streichelt seine Mutter zum Abschied. Das Personal der Intensivstation hat sich in andere Räume zurückgezogen, den Besuch aber vorbereitet, indem z. B. das Intensivbett, in dem die Mutter lag, so tief wie möglich gestellt worden war. Anschließend beschreibt die Therapeutin den Mitarbeitern ausführlich die Abschiedssituation. Sie sind erleichtert, dass sie diesen Abschied nicht selbst begleiten mussten (vgl. Haagen & Romer, 2006).

Wünsche von Kindern ernst nehmen

Wenn Kinder den Wunsch äußern, den Verstorbenen noch einmal sehen zu wollen, dann sollte man diesen Wunsch immer ernst nehmen und überlegen, wie er ermöglicht werden könnte. Die Erklärungen müssen für jüngere Kinder sehr konkret und anschaulich sein. Sie stellen konkrete Fragen, mit denen sich die Eltern häufig an Beratungsstellen, Psychotherapeuten, Kindertherapeuten, die Kirche und auch an Bestatter (dessen Aufgaben sich zunehmend vom Handwerker und Händler zum psychosozialen Trauerbegleiter erweitern) wenden. Viele Eltern fragen sich, ob es „normal“ ist, solche Fragen zu stellen. Manche sind beunruhigt und befürchten, dass es ein „schlechtes Zeichen“ ist, wenn Kinder über Sterben und Tod nachdenken. Psychotherapeuten, aber auch Ärzte und Berater können Familien anregen, sich vor dem Tod eines sterbenskranken Familienmitgliedes darüber zu verständigen, welche Rituale sie wünschen, wovor sie Angst haben und welche Bedürfnisse jeder einzelne hat. Wenn jüngeren Kindern erklärt wird, dass jemand sterben wird, dann gilt es zu bedenken, dass sie noch nicht das Zeitverständnis eines Erwachsenen haben.

Beispiel: „Das wäre ja wie ein negatives Warten auf den Weihnachtsmann!“

Eine 37-jährige Mutter eines 6-jährigen Jungen wendet sich an die Beratungsstelle, nachdem ihr gesagt worden war, dass sie nur noch etwa 6 Monaten zu leben habe. Sie ist an Darmkrebs erkrankt. Sie spricht mit der Therapeutin darüber, wie sie ihrem Sohn, mit dem sie allein lebt und bisher alles offen besprochen hat, die palliative Situation erklären könnte. Ihr wird plötzlich klar, dass sie wegen des kindlichen Zeitgefühls ihres Sohnes es ihm nicht so sagen kann, wie es ihr von den Ärzten mitgeteilt worden war. „Das wäre ja wie ein negatives Warten auf den Weihnachtsmann!“

Oft wollen Sterbende ihre Angehörigen nicht belasten

Auch für den Sterbenden ist es beruhigend zu wissen, dass für alles gesorgt ist und die Angehörigen sich eines würdigen Abschieds annehmen. Sterbende schneiden das Thema oftmals nicht von sich aus an, weil sie ihre Angehörige nicht belasten wollen. So kann eine Sprachlosigkeit aus gegenseitiger vermeintlicher Schonung entstehen, unter der alle Betroffenen leiden.

Trauerfeier und Beerdigung

Trauerfeier ist bedeutend und tröstlich für Hinterbliebene

Die Teilnahme an der Trauerfeier oder Beerdigung gibt die Zugehörigkeit zum Trauernden zum Ausdruck und bedeutet auch eine Ehrerbietung, die Trauernde selbst als tröstlich erleben können. Durch die Anwesenheit bei der Trauerfeier sichtbar zu den Trauernden zu gehören, gibt der eigenen Person und deren Trauer eine Bedeutung oder bestätigt diese Bedeutung, und zwar sowohl für den Verstorbenen als auch für die Zurückgebliebenen. Für viele Familien ist es auch tröstlich, wenn sehr viele Menschen zur Trauerfeier kommen, womit die Bedeutung, die der Verstorbene hatte, zum Ausdruck gebracht wird. Dies zu erleben und dazuzugehören kann gerade auch für die Kinder des Verstorbenen tröstlich sein. Ein 12-Jähriger drückte es so aus: „Es war wichtig, dass ich da war. Wie hätte ich meinem Vater sonst die Ehre geben sollen?“

In vielen unserer Fallberichte wurde deutlich, wie wichtig es ist, Kinder an der Trauerfeier teilhaben zu lassen. Dabei ist es wichtig, dass Kinder vorbereitet werden auf das, was dort zu erwarten ist und ihnen ein Nahestehender zur Seite steht. Dieser sollte an dem Gefühlsleben des Kindes teilhaben, ihm zur Verfügung stehen, von den eigenen Gefühlen jedoch nicht überwältigt werden. Das würde dazu führen, dass der Erwachsene sich nicht mehr empathisch dem Kind zuwenden kann. Werden Kinder innerlich allein gelassen und werden dann von ihnen bestimmte Gesten oder Verhaltensweisen verlangt, beispielsweise den Toten zu berühren, kann eine tiefe Verstörung oder Überforderung ausgelöst werden.

Erleben es Erwachsene als Belastung, auf die Gefühle von Kindern einzugehen, dann ist dies häufig der Grund, Kinder nicht an der Trauerfeier teilnehmen zu lassen (Furmann, 1977). Das kann auch mit Schamgefühlen verbunden sein. Auf nahe Angehörige sind bei einer Trauerfeier viele Augen gerichtet. Treten Schamgefühle auf, so zeigen sie das Bedürfnis, eigene Gefühle vor den Blicken der anderen zu verbergen. Wurmser (2010) weist auf die Verbindung von Tod, Trauer und Scham hin. Durch den Tod wird aus einem lebendigen Menschen ein Leichnam, zivilrechtlich eine Sache, „und dieser Übergang vom Personhaften ins Dinghaft rührt an eine Urscham …“ (S. 20), die auch den Sterbenden betrifft, der darum weiß, bald „dinghaft“ zu sein.

Verbindung von Tod, Trauer und Scham

Beispiel: „Ich fühlte mich angeglotzt“

Ein Vater zweier Grundschulkinder berichtet ausführlich über die Beerdigung seiner Frau. Insbesondere ist er über sich selbst überrascht, dass er äußerlich so „kühl“ gewesen sei, er habe sich selbst beobachten können und sei sich steif vorkommen. Innerlich sei er sehr, sehr aufgeregt gewesen. Immer hätte er Angst gehabt, „angeglotzt“ zu werden oder etwas falsch zu machen. Die große Menge an Trauergästen und die Rede der Pastorin habe er als schön und tröstlich empfunden. Erst am nächsten Tag am Grab habe er viel weinen können.

Scham kann auch eine Ursache sein, sich vor den eigenen nahen Angehörigen und insbesondere vor den eigenen Kindern in der Trauer zurückzuziehen. Dies kann durch Erlebnisse in der Kindheit des Erwachsenen begründet sein. Wenn Eltern (innerlich) nicht zur Verfügung stehen und die Sehnsucht des Kindes nach Verbundenheit unbeantwortet bleibt und auch seine Sehnsucht danach nicht anerkannt wird, wirkt das schamauslösend. Das Kind kommt unbewusst zu dem Schluss: „es ist böse, jemanden zu benötigen“ (Hilgers, 2006, S. 77). Wenn dieses Kind dann als erwachsener Vater oder Mutter mit heftigen Gefühlen der Trauer und Einsamkeit konfrontiert ist, kann Scham insbesondere vor Kindern ausgelöst werden. Das

Schamerleben kann zur Maskierung von Affekten führen

Schamerleben führt dann zu einer Maskierung dieser Affekte, so wie im oben genannten Beispiel, in dem sich der Vater „äußerlich so kühl“ fühlte und Gefühle der Verbundenheit, Sehnsucht und Liebe vor allen anderen nicht sichtbar ausdrücken konnte. Diese Wahrnehmung von sich selbst wirkt tief verunsichernd, besonders auch auf die eigene Fähigkeit zur Elterlichkeit. Aus dieser Verunsicherung heraus werden manchmal sehr kurzfristige Beratungstermine gesucht.

Beispiel: „Darf ich meine Kinder mitbringen?“

Ein 35-jähriger Vater teilt telefonisch mit, dass seine Frau verstorben sei. Er möchte zu einem Gespräch kommen und fragt, ob er seine Kinder mitbringen dürfe oder solle (5 und 9 Jahre alt). In dem Telefonat erörtert er mit der Therapeutin kurz, wie es in dem einen und in dem anderen Fall für ihn wäre. Die Therapeutin gibt zu bedenken, dass seine Kinder so unmittelbar nach dem Tod ihrer Mutter (und noch vor der Beerdigung) vielleicht gar nicht mit jemand Fremden sprechen wollen oder dass er der Therapeutin vielleicht zunächst allein – „in Erwachsenensprache“ – seine Erlebnisse mitteilen wolle. Gleichzeitig versichert sie ihm, dass er sich jetzt nicht entscheiden müsse. Wenn er wolle, könne er seine Kinder mitbringen und die Therapeutin würde sich ihnen altersgerecht zuwenden. Damit signalisiert sie ihm, dass er, was die Settingfrage des Gespräches angeht, nichts „falsch“ machen könne. Dies gibt ihm die Sicherheit, die er benötigt, um sich in seine Kinder einzufühlen und Entscheidungen für sie treffen zu können. Er kommt dann allein, sagt schon bei der Begrüßung, dass er ein Glas Wasser brauche und dass er sich nicht setzen könne. Er wandert fast eine Stunde ohne Unterbrechung auf und ab und berichtet von dem Sterben seiner Frau, das eine Woche zurücklag. Er beginnt mit dem Satz: „Das Schlimme ist, dass wir nicht dabei waren.“ Seine Frau verstarb, während er mit den Kindern im Auto zu ihr unterwegs war. Als sie im Krankenhaus ankamen, war seine Frau bereits verstorben. Er erzählt genau, wie er mit seinen Kindern zu der Verstorbenen gegangen sei und mit ihr gesprochen habe. Später hat er nochmals allein Abschied genommen. Seitdem schlafen er und seine Kinder alle gemeinsam in einem Bett. Seine Erzählung nimmt fast die ganze Stunde in Anspruch. Am Ende spricht er die bevorstehende Beerdigung an. Die Therapeutin gibt einige Erfahrungsberichte von anderen Eltern mit Kindern in dem Alter seiner Kinder weiter, was bewirkt, dass er feststellt, wie sicher er sich in vielen der anstehenden Entscheidungen fühlt und was für ein tragendes Netz von Verwandten und Freunden er hat.

Ab dem Schulalter ist es sinnvoll, Kinder zu ermutigen, an einer Beerdigung teilzunehmen. Verwehren sollte man es auch nicht dem jüngeren Kind, besonders, wenn sehr nahe Verwandte gestorben sind. Trauerfeiern für entferntere Verwandte oder Bekannte können als Gelegenheit genutzt werden, Kinder mit diesem Ritual vertraut zu machen. Das Nachdenken darüber, ob und wie Kinder an einer Trauerfeier teilnehmen, kann auch für die Erwachsenen hilfreich sein, indem Ängste und Vorbehalte, die aus Erlebnissen der eigenen Kindheit rühren, bewusst wahrgenommen werden können.

Stimmung nach der Trauerfeier

Nach der Trauerfeier und ggf. Beisetzung gibt es das Ritual des Traueressens oder Leichenschmauses, der meistens in einem nahe gelegenen Restaurant stattfindet. Die Angehörigen werden nicht sofort allein gelassen, alle erhalten eine Stärkung. Häufig entfaltet sich anschließend eine gewisse heitere Atmosphäre, die die Trauernden selbst überraschen und irritieren kann, auch wenn es gleichzeitig als tröstend erlebt wird. Manchmal wird das Traueressen nicht gegeben, weil sich die Angehörigen nicht vorstellen können oder wollen, mit Freunden und Verwandten in dieser Form zusammenzusitzen. Das muss nicht immer an inneren oder äußeren Konflikten liegen. Es kann auch Unwissenheit und Unerfahrenheit sein. Nicht selten werden auch Kinder als Begründung genommen, warum ein Trauerritual nicht stattfinden kann. Aber gerade das Traueressen kann für Kinder eine gute Gelegenheit sein, sich wieder ungezwungen zu bewegen, mit Freunden und Verwandten zusammen zu sein und positive Geschichten aus dem Leben des Verstorbenen zu hören.

Kinder direkt einbeziehen

Beispiel: „Hier könnte Oma doch stehen"

Eine 4-Jährige läuft freudig beim Traueressen zwischen allen Verwandten und Freunden hin und her und schlägt ihrer Mutter dann vor, wo doch noch Platz wäre, um den Sarg mit der Oma hinzustellen, damit sie dabei wäre: „Hier könnte Oma doch stehen".

Anonyme Bestattung als Herausforderung für Angehörige

Anonyme Beisetzungen stellen eine besondere Herausforderung dar. Häufig entsteht die Entscheidung auf Wunsch des Verstorbenen, der seinen Hinterbliebenen Mühen ersparen will. Manchmal widersetzen sich Familien diesem Wunsch, was zu Konflikten führen kann, weil die letzten Wünsche Sterbender sehr bindend wirken. Wird dem Wunsch des sterbenden Angehörigen nachgegeben, kann es auch zu Konflikten führen, wenn die Hinterbliebenen damit unzufrieden sind, keine eindeutige Grabstätte zu haben. Jedenfalls sind der Ort und die Form der Bestattung Familienrituale, an dem sich die Unterschiedlichkeit einzelner Familienmitglieder besonders zeigen kann. Für Begleitungen ist es entscheidender, diese Verschiedenheiten zum Ausdruck kommen zu lassen, gegenseitige Einfühlung der Familienmitglieder untereinander zu ermöglichen und nicht eine „richtige" Lösung zu suchen oder zu präsentieren. Dies ist auch in Einzelgesprächen möglich, indem der Therapeut familienorientiert arbeitet.

Besuche auf dem Friedhof

Friedhöfe sind Orte der Auseinandersetzung mit der Vergänglichkeit, sind Orte der Trauer, aber auch eine Möglichkeit zur Begegnung mit der Geschichte, z. B. der Familiengeschichte. Wenn man über einen Friedhof geht, kann man erleben, wie man allein durch den Ort zum Nachdenken über wichtige Fragen des menschlichen Lebens angeregt wird. So geht es auch Kindern und sie können mit ihren Gedanken und Fragen die Erwachsenen bereichern. Wenn Friedhöfe gemieden werden, kann das als ein Anzeichen unverarbeiteter Trauer und Angst gewertet werden. Dann wird der Friedhof zu einem unheimlichen Ort.

Friedhofsbesuche nicht vermeiden

Beispiel: „Ach, ich dachte, wir gehen auf den Friedhof.“

Ein 13-jähriges Mädchen, deren Vater vor 7 Monaten gestorben ist, ist seit der Trauerfeier nicht auf dem Friedhof gewesen. Die Mutter sagt, sie wolle dort nicht hin. In Gesprächen bei der Psychotherapeutin spricht die Mutter ausführlich über ihre Schwierigkeiten mit ihrer Tochter. Es wird deutlich, dass die Mutter wenig Impulse und Anregungen insbesondere für den Umgang mit der Trauer gibt bzw. ihre Tochter wenig an ihren inneren Bewegungen teilhaben lässt. Ohne konkrete Vorschläge zu besprechen, wird im psychotherapeutischen Gespräch erörtert, welche Gefühle der Mutter wohl auch bei der Tochter vorhanden sein könnten und wie „man sich mit 13 so fühlt“. Dabei wird nicht ausschließlich auf die Trauersituation fokussiert. Einige Wochen später erzählt die Mutter: „Ich hab ihr am Sonntag vorgeschlagen, mit mir spazieren zu gehen. Sie kam erstaunlicherweise mit. Als ich in den Park einbiegen wollte, sagte sie: ‚Ach, ich dachte, wir gehen auf den Friedhof.‘ Das haben wir dann gemacht, haben beide geweint und das war irgendwie gut.“

4.5 Weiterleben ohne den Verstorbenen

4.5.1 Beratung und Therapie mit Trauernden

Häufig wird eine Beratungsstelle oder eine (psychotherapeutische) Praxis von Menschen erst nach dem Tod eines nahen Angehörigen aufgesucht. Einige suchen Beratung oder Therapie unmittelbar nach dem Todesfall eines nahen Angehörigen und nennen diesen als Grund für die Anmeldung. Andere kommen Monate bis Jahre nach dem Verlust, nicht selten auf Empfehlung von Hausärzten oder Angehörigen, nachdem sich verschiedene unerklärliche Beschwerden ausgebildet haben und wieder andere kommen erst nach vielen Jahren und beschreiben, dass sie die – häufig körperlichen – Beschwerden auf den lange zurückliegenden Verlust eines Partners oder Kindes zurückführen. Manche sagen im Erstgespräch, dass sie schon längere Zeit daran gedacht hatten, eine Psychotherapie oder Beratung in Anspruch zu nehmen, andere, dass sie niemals daran gedacht hätten, wenn sich nicht dieser Todesfall ereignet hätte.

Einsamkeit, Trauer und Unsicherheit bei den Hinterbliebenen

Das Ende emotional bedeutsamer Verbindungen löst stärkste psychologische Reaktionen von Einsamkeit, Trauer und Unsicherheit aus (Bowlby, 1980a). Nach dem Tod eines beispielsweise an Krebs verstorbenen Angehörigen stellt das Weiterleben ohne den verstorbenen Partner, das verstorbene Kind oder einen verstorbenen Elternteil eine gravierende Veränderung im Familienleben dar, denn die Pflege und Versorgung des Erkrankten nahm viel Zeit und Energie in Anspruch, die nach dem Tod „frei" wird. Auch muss sich das familiäre Gleichgewicht, die Rollenverteilung innerhalb der Familie nach dem Tod eines ihrer Mitglieder, neu ausbilden. Für diesen Prozess der Neuanpassung brauchen Familien häufig Unterstützung. Aber auch plötzliche, unerwartete Todesfälle führen dazu, dass Menschen Psychotherapie und Beratung aufsuchen, wenn sie sich durch die Todesumstände und die Bedeutung, die der Verstorbene für die sie hatte, vor einer nicht zu bewältigenden Traueraufgabe stehen sehen. Christ (2000) weist beispielsweise darauf hin, dass die Ereignisse, die auf den Tod eines Elternteils folgen, unter Umständen die Anpassung des Kindes an die neue Lebenssituation sogar stärker beeinflussen als der Tod des Elternteils selbst.

Unterschiedliche Formen von Trauer können zu Spannungen in der Familie führen

Jedes Familienmitglied „trauert anders". Dieser unterschiedliche Umgang kann zu Spannungen, Missverständnissen und Konflikten führen, wenn diese verschiedenen Reaktionsweisen nicht akzeptiert oder als Angriff auf die eigene Person verstanden werden. Jedes Familienmitglied versucht auf seine Art, die Erinnerung an den Verstorbenen zu bewahren. Manchmal bestehen große Ängste, andere könnten den Verstorbenen vergessen, insbesondere, wenn andere Familienmitglieder wieder scheinbar ungestört ihren Alltag leben können. „Die Toten zu erinnern erscheint als Verpflichtung von höchster Verbindlichkeit" (Bednarz, 2005, S. 17). Mit der Erinnerung wird eine gemeinsame Vergangenheit mit dem Verstorbenen konstruiert, was als tröstlich erlebt werden kann. Es kann aber im ungünstigen Fall auch so schmerzlich und quälend sein, dass krankheitswertige Symptome entstehen können. Andererseits kann ein möglicherweise aufgestelltes Tabu, über den Tod und den Toten zu sprechen bzw. mit dem Toten zu sprechen, zu emotionalen Blockierungen und Destabilisierungen führen. Die Bewahrung des Toten auch in der inneren Welt des Trauernden führt zu einer Stabilisierung seines durch den Verlust verursachten veränderten Identitätsgefühls. Bei diesem Prozess spielen Fragen, die sich Trauernde selbst stellen, eine wichtige Rolle (Bednarz, 2005). Fragen, die in erster Linie gehört und nicht beantwortet werden wollen, dienen der Konstruktion der neuen Wirklichkeit, dem Weiterleben ohne den Verstorbenen. Zuhören und Fragen (ohne zu bewerten) findet im Besonderen in beratenden oder psychotherapeutischen Gesprächen statt, die Trauernden in verschiedenen institutionellen Kontexten angeboten werden.

Gruppenangebote für trauernde Hinterbliebene

In freien Beratungsstellen, z. B. Instituten für Trauerarbeit oder Zentren für trauernde Kinder werden neben Einzelgesprächen häufig Gruppen getrennt für Kinder, Jugendliche und Erwachsene angeboten, in denen kreative Angebote gemacht werden sowie freies Spiel und freier Austausch gefördert werden. Es wird explizit darauf Wert gelegt, dass es sich nicht um ein therapeutisches, allenfalls ein beraterisches Angebot handelt, das durch speziell weitergebildete Trauerbegleiter, die oftmals ehrenamtlich arbeiten und eigene Verlusterfahrungen in ihrem Leben hatten, ein annehmendes Gegenüber für Trauernde bietet. Hilfreich wirkt es insbesondere für Menschen, die sich aktiv mit ihrer eigenen und der Trauer ihrer eigenen Familienmitglieder sowie fremder Familien beschäftigen wollen und können und keine zusätzlichen psychosozialen Belastungen bestehen. Insbesondere durch die Hospizbewegung und Selbsthilfeorganisationen, wie z. B. „Verwaiste Eltern", wurde die Wichtigkeit der Anerkennung von Trauer gefördert. Die Angebote wollen neben der Unterstützung Betroffener auch die gesellschaftliche Anerkennung von Trauer und Trauernden stärken und betonen mitunter, da es sich bei Trauer nicht um eine Krankheit handelt, dass keine Behandlung im Gesundheitssystem erforderlich ist.

Beratungsstelle „Kinder körperlich kranker Eltern"

In Spezialambulanzen von Kliniken, z. B. der in der Beratungsstelle „Kinder körperlich kranker Eltern" in der Universitätsklinik für Kinder- und Jugendpsychiatrie und Psychotherapie in Hamburg-Eppendorf, oder Familienberatungsstellen in psychoonkologischen oder psychosomatischen Abteilungen orientiert sich das Angebot an der Regelversorgung der jeweiligen Abteilung. So werden in der Beratungsstelle „Kinder körperlich kranker Eltern" nach einem Vorgespräch mit den Eltern alle Kinder einer Familie in Einzelkontakten gesehen bevor ggf. Familiengespräche durchgeführt werden (Romer et al., in Druck; Romer & Haagen, 2007). Übersteigt der Bedarf einer Familie oder eines ihrer Mitglieder den präventiven beraterischen Rahmen, wird an niedergelassene Kinder- oder Erwachsenenpsychotherapeuten ggf. mit psychoonkologischer Ausrichtung überwiesen.

Probatorische Sitzungen nach dem COSIP-Modell

Im Rahmen einer psychotherapeutischen Praxis kann im Rahmen der probatorischen Sitzungen nach dem COSIP-Modell (vgl. Romer & Haagen, 2007) vorgegangen werden, um dann zu entscheiden, ob und wer in einer Familie eine psychotherapeutische Begleitung oder eine Trauerberatung oder Trauergruppe benötigt. Gespräche, die gemeinsam mit Angehörigen geführt werden, können als Doppelstunde abgerechnet werden. Gelegentlich sind die 3 bis 5 Gespräche im Rahmen der Probatorik bereits ausreichend, wenn bei den Betroffenen keine krankheitswertige Störung vorliegt. Es ist wichtig, offen und sehr konkret über die Todesumstände und die Trauerrituale (Beerdigung etc.) zu sprechen und diese ggf. auch direkt zu erfragen. Dabei erhält der Therapeut bereits wichtige Informationen über den Patienten und sein familiäres Umfeld. Auch nach Veränderungen des familiären Alltags seit dem Tod des Angehörigen (Wer schläft wo? Wer versorgt wen? etc.) sollte direkt gefragt werden. Dabei gilt es zu bedenken, dass das Angebot von Nähe und Verstehen in der Phase des Rückzugs im Schock über den Tod des geliebten Angehörigen oft abgewehrt wird. Das kann dazu führen, dass zunächst nur wenige Termine gewünscht werden und kein konkretes Anliegen benannt wird.

Kaum Austausch unter den Helfersystemen

Bislang gibt es wenig Austausch unter den Professionellen der verschiedenen Helfersysteme. Man kennt sich kaum und weiß wenig über die Tätigkeiten und institutionellen Kontexte der anderen, was die Trauernden sich häufig gar nicht vorstellen können. Schuld- und Schamgefühle, die im Zusammenhang mit Sterben und Trauer eine besondere Rolle spielen und häufig unausgesprochen oder unbewusst bleiben, verstärken diese Barrieren. Von Betroffenen berichtete negative Erfahrungen mit einem „anderen" System, Schwierigkeiten der Professionellen, miteinander in Kontakt zu treten und normative Vorstellungen darüber, was als „richtig oder falsch" oder „gesund oder krank" im Trauerprozess anzusehen ist, sind verantwortlich für die Abgrenzungsbemühungen zwischen den verschiedenen Helfersystemen.

Beispiel: „Es ist doch schon eine ganze Zeit her, da kann man doch wohl erwarten, dass eine 15-Jährige wieder in das Leben, das sie vor dem Tod der Mutter hatte, zurückfindet."

Diese Aussage trifft eine Psychologin einer Jugendlichen gegenüber, die seit dem Tod ihrer Mutter vor zwei Jahren und darauf folgenden Suizidversuchen ihres Vaters nicht mehr zur Schule geht. Sie war der Psychologin mit der Frage einer stationären Aufnahme vorgestellt worden. Eine ehrenamtliche Trauerbegleiterin hatte das Mädchen dazu motiviert und vorher ausführliche Informationen zur Vorgeschichte des Mädchens an die Klinik gesandt. In dem Gespräch ist eine Verständigung nicht möglich und das Mädchen wendet sich entsetzt und beschämt ab.

Die Frage, welche Reaktionen nach einem Verlust „normal" seien und welche als psychische Störung im weitesten Sinne zu bezeichnen sind, beschäftigt auch die Betroffenen und kann sie sehr ängstigen.

Beispiel: „Ist es Realitätssinn oder ist es Panik?"

Eine 40-jährige Ehefrau eines krebskranken Mannes meldet sich in der psychotherapeutischen Praxis auf Drängen ihrer Hausärztin, die auf der Überweisung bestanden habe. Vor 6 Monaten ist ihre Mutter gestorben, an der sie sehr gehangen habe. Ihr Ehemann sei sehr verbittert, mit ihm könne sie nicht sprechen. Sie könne mit niemandem reden, habe schlaflose Nächte und starke Angstzustände. Was sie besonders beunruhigt, ist die Tatsache, dass sie immer so große Angst vor lebensbedrohlichen Erkrankungen hatte, und dass sich nun ihre schlimmsten Befürchtungen bewahrheitet haben. Das komme ihr unheimlich vor: „Es macht mich verrückt, dass ich nicht entscheiden kann, ob es Panik oder Realitätssinn ist.“

Das „Verrücktmachende“ könnte darin liegen, dass die Frau das Gefühl hat, durch ihre Befürchtungen Erkrankungen und Tod von Menschen, von denen sie sich sehr abhängig fühlt, verursachen zu können. Eigene Todesängste und wütende Gefühle, die durch den Verlust der Mutter ausgelöst wurden, können oder dürfen wegen der fortgeschrittenen Erkrankung ihres Mannes und der Sprachlosigkeit des Paares nicht bewusst werden. Insofern wird einerseits eine rasche Symptomentlastung durch „fachkundige Behandlung“ gewünscht, andererseits befürchtet, dass eine krankheitswertige, psychische Störung von eben diesem Professionellen diagnostiziert wird.

Beispiel: „Ich will nur wissen, ob ich so was brauche.“

Eine 65-jährige Frau meldet sich nach dem Krebstod ihres erwachsenen Kindes, nachdem ihr Hausarzt zu einer Psychotherapie geraten hatte. Ihre Herz- und Kreislaufbeschwerden hätten mit dem Verlust zu tun, habe der Hausarzt gesagt, er hätte das selbst erlebt. Im ersten Telefongespräch zur Terminvereinbarung sagt sie: „Ich will nur wissen, ob ich so was brauche. Wenn Sie mir sagen, ich komme allein zurecht, dann ist es auch gut.“

Wenn es gelingt, sich zunächst sehr konkret und anschaulich die Geschichte des Sterbens und der Familienrituale erzählen zu lassen bzw. eine Erzählung durch offene Fragen in Gang zu bringen, kann daraus eine diagnostische Einschätzung gewonnen werden. Gleichzeitig erfährt der Trauernde durch die Aktivität des Therapeuten etwas über dessen Haltung und den Ablauf psychotherapeutischer Gespräche, was in seine Entscheidung, einen längeren therapeutischen Prozess zu beginnen, einfließt.

4.5.2 Familienbezogene Themen in Therapie und Beratung von Trauernden

Im Folgenden werden häufige familienbezogene Themen, die in den Gesprächen mit Trauernden sowie Alltagsfragen, an denen sich diese Themen konstellieren, beschrieben und mit Beispielen aus Beratungen und psychotherapeutischen Behandlungen illustriert. Diese Beispiele sollen dazu dienen, gerade die realen Erlebnisse und die sich daraus ergebenen

Fragen von Menschen mit Verlusterfahrungen durch den Tod eines nahen Angehörigen in ihrer Wertigkeit zu erkennen und vielleicht für eigene Beratungen und Psychotherapien nutzbar zu machen. Die Wahrnehmung der Unterschiedlichkeit der Trauerreaktionen verschiedener Familienmitglieder bzw. ihrer Rollen im Familiensystem spielen dabei eine große Rolle. Wenn im Folgenden von Verwitwung gesprochen wird, so gilt diese Bezeichnung nicht nur für vordem verheiratete Paare, sondern auch für langjährige Partnerschaften.

Wahrnehmung der Unterschiedlichkeit der Trauerreaktionen

Verwitwung

Der Verlust eines Lebenspartners durch Tod trifft den ganzen Menschen körperlich, psychisch und sozial und stellt ein deutliches Risiko für die Entstehung von psychischen und somatischen Erkrankungen dar. Dies wird im Gesundheitssystem allerdings wenig wahrgenommen (Bojanovski, 1995). Besonders Männer erkranken als Hinterbliebene häufiger (Sellschopp, 1992). Verwitwete haben im ersten Trauerjahr eine erhöhte Sterbewahrscheinlichkeit als gleichaltrige Verheiratete, wobei dies besonders für Männer im mittleren Lebensalter gilt (Schwarzer, Taubert & Schulz, 2002).

Männer haben häufig ausschließlich ihre Partnerin als Bezugsperson, der sie persönliche Dinge erzählen und die häufig auch die sozialen Beziehungen des Mannes pflegt. Frauen haben häufig ein größeres soziales Netzwerk. Trauernde zeigen ein verändertes Gesundheits- und Risikoverhalten (ebd.), rauchen und trinken mehr, nehmen Medikamente anders ein, bewegen sich weniger oder gehen nicht zum Arzt. Die eigene Identität wird durch den Tod des Partners erschüttert, die Frage „Wer bin ich?“ muss neu beantwortet werden (Bednarz, 2005). „Durch den Tod des Anderen entfällt dessen bestätigende Gegenwart“ (ebd. S. 8). Er kann daher einen biografischen Wendpunkt darstellen (ebd.), was wie andere Wendepunkte auch derart krisenhaft erlebt werden kann, dass psychotherapeutische Hilfe gesucht wird. Die Krise wird nicht unbedingt durch den Verlust selbst ausgelöst, sondern durch die veränderte soziale Position. Der erlebte Verlust unterscheidet den Betroffenen fundamental von den anderen, die scheinbar unberührt weiterleben können. Das kann ein Grund für den sozialen Rückzug Trauernder sein oder deren Gefühl, es könne sie nur derjenige verstehen, der Ähnliches bereits erlebt hat. Manchmal wird auch der Therapeut oder Arzt in so einer Situation nach eigenen biografischen Details gefragt.

Tod von Angehörigen als biografischer Wendepunkt/ Lebenskrise

Der Verlust des Partners führt häufig zu einer Zunahme von Selbstständigkeit, die ambivalent erlebt werden kann. Einerseits als Gewinn für die eigene Persönlichkeit und andererseits als Treuebruch dem verstorbenen Partner gegenüber. Diese Konflikte wurden überwiegend bei Frauen beobachtet. Bei Männern, deren Frauen verstorben waren, wurde die zwangsläufig zunehmende Selbstständigkeit beispielsweise in Haushaltsdingen seltener als

Ambivalentes Selbstständigkeitsgefühl besonders bei Frauen

Gewinn betrachtet und eher von indirekten Vorwürfen gegenüber der Verstorbenen begleitet.

Herausforderung für alleinerziehende Hinterbliebene

Eine besondere Herausforderung stellt das Alleinerziehen von minderjährigen Kindern dar, das im Falle von Verwitwung gänzlich ungewollt – im Unterschied zu Alleinerziehung durch Trennung – eingetreten ist. Der Verlust der geteilten Elterlichkeit (parenting function) löst einen anderen Schmerz aus als der über den Verlust der Liebesbeziehung. Der Austausch über die Kinder und das eigene Elternsein allgemein wie auch über die Gestaltung des familiären Alltags, die Erinnerungskultur, die anstehenden Feste wie Kindergeburtstage und Weihnachten, der Kontakt zu Freunden fehlt. Aus Überlastung und Hilflosigkeit können Scham- und Schuldgefühle und auch Ressentiment anderen gegenüber entstehen.

Beispiele für Ausdrücke negative Gefühle in der Trauer Verwitweter

- Ich bin benachteiligt.
- Mein Leben zählt nicht mehr.
- Ich werde es nie so können wie mein verstorbener Partner.
- Keiner kann mich verstehen.
- Die anderen sind alle oberflächlich.
- Die Probleme der anderen sind lächerlich.

Innere Konflikte können zu interpersonalen Konflikten führen

Innere Konflikte können dann zu interpersonalen Konflikten führen durch Vermeidung von Begegnungen, indem z. B. nicht mehr in die vertrauten Einkaufsläden gegangen wird, durch Abbruch von Kontakten zu Teilen der Verwandtschaft und des Freundeskreises, durch Isolierung oder aggressives Verhalten. Aggressives Verhalten kann durch Wut auf das Schicksal wie auch die Hilflosigkeit im sozialen Umfeld ausgelöst werden und ist als Abwehr eigener Hilflosigkeit zu verstehen. Besonders quälend ist es, wenn die wahrgenommene Hilflosigkeit der eigenen Kinder diese aggressive Abwehr auslöst, weil dem verbliebenen Elternteil häufig durchaus bewusst ist, dass seine Reaktionen größten Einfluss auf den Trauerprozess seiner Kinder haben.

Beispiel: „Da muss das Kind erst in der Schule versagen, ehe einem geholfen wird!"

Eine Mutter von drei Schulkindern wendet sich an die Beratungsstelle „Kinder körperlich kranker Eltern", nachdem ihr Sohn in der Schule eine Klasse wiederholen muss. Zwei Jahre zuvor war der getrennt lebende Vater plötzlich verstorben und hatte der Ex-Frau und den gemeinsamen Kindern nichts hinterlassen. Sie ist darüber sehr aufgebracht. Auch fehlen ihr die kinderfreien Wochenenden. Es kommt häufig zu Streitereien zu Hause. Mehrmals sucht sie Hilfe bei Kindertherapeuten und einer Erziehungsberatungsstelle. Jedes Mal wird ihr versichert, dass das Kind „nichts“ habe. Nach mehreren Einzelgesprächen mit ihr über ihre familiäre Situation äußert sie, dass sie spüre, dass sie ihre Kinder, insbesondere den mittleren Sohn ungerecht behandelt, diesen oft anschreit und manchmal wie unter Zwang kränkt. Es stellt sich heraus, dass sie selbst, als sie etwa im Alter ihres Sohnes war, ihre Mutter durch einen Unfall verloren hatte. Indem sie ihren Sohn nach dem Tod seines Vaters verschiedenen Therapeuten vorstellt, versucht sie für ihn etwas zu erreichen, was ihr selbst als Kind nach dem Elternverlust gefehlt hatte. Diese Familienvorgeschichte hatte sie aber bisher nie erzählt. Es wirkt für sie entlastend, als herausgearbeitet wird, dass sie und ihre Kinder völlig verschiedene Trauerprozesse durchmachen. Es werden mehrere Gespräche mit allen drei Kindern ohne die Mutter durchgeführt, was den Austausch untereinander ermöglicht. Erst nach mehreren Monaten können dann hilfreiche Familiengespräche gemeinsam mit der Mutter geführt werden.

Leiden der hinterbliebenen Eltern nicht übersehen

Unsicherheit und Unzufriedenheit im Zusammenleben mit den Kindern ist häufig der Anlass für Psychotherapie und Beratung. Es besteht dabei die Gefahr, insbesondere für Kindertherapeuten, durch einseitige Identifikation mit dem Kind oder den Kindern das innere Leiden der hinterbliebenen Eltern zu übersehen. Wenn Kindertherapeuten oder Erziehungsberater Eltern helfen können, ihre eigenen, z. T. unbewussten Motive und Verhaltensweisen als Eltern besser zu verstehen, so bedeutet dies auch eine Unterstützung für ihre Kinder. Dies ist allerdings nicht selbstverständlich in einzeltherapeutischen Behandlungen von Erwachsenen gegeben (Novick & Novick, 2009).

Verwitwete Mütter

Herausforderungen für hinterbliebene Mütter

Der Verlust des Vaters als (Allein-)Verdiener stellt hinterbliebene Mütter vor die Herausforderung, wirtschaftlich allein für die Familie zu sorgen. Belastungen entstehen durch die Berufstätigkeit, die z. T. einen Wiedereinstieg oder eine Erweiterung nach längerer Auszeit bedeutet. Wenn Väter schwer erkranken, reduzieren ihre Ehefrauen häufig ihre Berufstätigkeit, um sich um den Erkrankten zu kümmern. Wenn vor dem Sterben nicht über das Weiterleben der Familie gesprochen werden konnte und kaum Regelungen getroffen wurden, kommt nach dem Tod noch die Belastung, alles Formale (Versicherungen, Steuer usw.) allein regeln zu müssen, hinzu. Viele der verwitweten Mütter, die sich an die Beratungsstelle oder Praxis wandten, fühlten sich durch diese Aufgaben und ihre emotionalen Reaktionen darauf überfordert. Emotionalen Reaktionen werden beispielsweise ausgelöst, wenn sie die Handschrift des Verstorbenen lesen, seine Art der Ordnung wahrnehmen oder auf Dinge stoßen, von denen sie vorher nichts wussten. Mit ihren Kindern oder Eltern können sie meist kaum über diese Dinge sprechen, was das Einsamkeitsgefühl verstärkt. Wenn Kinder mit eigenen Bedürfnissen und Themen an sie herantreten, kann dies das Überforderungsgefühl so verstärken, dass Kindertherapeuten oder Kinderärzte und Beratungsstellen aufgesucht werden. Dies ist als Anzeichen zu verstehen, dass sie wahrnehmen, dass ihre Einfühlungsfähigkeit in ihre Kinder eingeschränkt ist und sie befürchten, ihnen nicht gerecht werden zu können. Zu den Schmerzen des Partnerverlustes und der Belastung, das „Familienmanagement" allein übernehmen zu müssen, kommt noch der Verlust der geteilten Elterlichkeit. Der Austausch über die Kinder und das eigene Erleben von sich selbst als Mutter stellt eine wichtige Kraftquelle dar, die in Krankheitsphasen häufig noch zur Verfügung stehen konnte. Auch der Verlust der gemeinsamen Elternschaft in der Zukunft ist schmerzhaft. Das führt zu Änderungen des Erziehungs- und Kommunikationsverhalten: Einige Mütter werden fürsorglicher, dabei aber auch inkonsequenter und möchten ihre Kinder nicht durch (zusätzliche) Gebote und Aufgaben belasten, andere verstärken einen autoritären Erziehungsstil u. a. auch deshalb, weil sie meinen, den Vater ersetzen zu müssen (Silverman & Silverman, 1979).

Verwitwete Mütter verändern manchmal Erziehungs- und Kommunikationsstil

Beispiele für Anliegen, mit denen sich verwitwete Mütter an Kinderpsychotherapeuten wenden

- „Er war immer der Starke, er hat an mich geglaubt. Jetzt hat er mich verlassen, wo es mit den Kindern schwierig wird (Pubertät). Ich weiß nicht, wie ich das schaffen soll."
- „Ein halbes Jahr vor meinem Mann ist meine Mutter gestorben. Die Kinder haben Probleme in der Schule, die Tochter ist so aggressiv, ich weiß nicht, wie ich mit ihr umgehen soll."
- „Mein 14-jähriger Sohn muss mich immer begleiten, ich kann das Haus nicht allein verlassen. Mein Mann war seit vielen Jahren Rollstuhlfahrer. Er ist bei einer Routineoperation gestorben. Ich war immer der Fels in der Brandung, aber jetzt geht das nicht mehr."

Verwitwete Väter

Bei verwitweten Vätern spielt die Rolle in der Familie vor dem Verlust eine wichtige Rolle

Wenn Väter durch Verwitwung als Alleinerziehende zurückbleiben, macht es einen großen Unterschied, in welcher Rolle sie bisher in der Familie gewirkt haben und wie und wie viel sie bis zum Tod der Partnerin mit ihren Kindern zu tun hatten. Beteiligen sich Väter insbesondere in den ersten Monaten und Jahren intensiv an der Erziehung, kann der Unterschied in der Bindungsintensität des Kindes zwischen Vater und Mutter verschwinden, denn das Kind ist von Geburt an in der Lage, mehrere Bindungspersonen zu haben. Die Zeit, die Väter mit ihren Kindern verbringen, ist stark von der Familienform abhängig. In traditionellen Familien (Alleinverdiener und Hausfrau) ist der Vater weniger mit den Kindern zusammen als in Familien mit egalitärer Struktur. In letzterer ist die Rollen- und Aufgabenverteilung zwischen den Eltern flexibel und teilweise unklar, Drittpersonen haben eine hohe Bedeutung, insbesondere für die Kinderbetreuung, und die Phase der Familiengründung ist verhältnismäßig konfliktreich. Es kann zu Rollenüberlastungen von beiden Elternteilen kommen. In der traditionellen Familienstruktur besteht eine klare Aufgabenverteilung zwischen den Partnern. Ein hohes Erholungspotenzial in der Familie und die Phase der mittleren Lebensjahre, wenn die Kinder ausziehen, ist hier eher konfliktreich (Reich, 2002). Wenn Väter sich oder ihre Kinder zu Beratung oder Psychotherapie anmelden ist es wichtig, Hintergrundinformation über das vorliegende Familienmodell, und wie es von dem Vater erlebt wird und wurde, zu erfassen. Die Schaffung einer unterstützenden Umgebung sowie Stabilität und Feinfühligkeit in der Beziehung zu ihren Kindern ist für verwitwete Väter insbesondere dann schwer, wenn es sich um eine traditionelle Familienform handelt, d. h. wenn der Vater sich erst während der Krankheitsphase und nach dem Tod seiner Frau der Versorgung seiner Kinder zuwendet. Häufig ist dann nicht nur die Bewältigung des familiären Alltags eine neue Herausforderung für die verwitweten Väter, sondern auch der emotionale Austausch mit seinen Kindern und Pflege der Sozialkontakte. Die Bedeutung eines Austauschs über Ängste, Erinnerungen, Sehnsucht, Schuldgefühle und andere Empfindungen im Trauerprozess ist von großer Bedeutung für den Trauerprozess.

Beispiele für Anliegen, mit denen sich verwitwete Väter an Kinderpsychotherapeuten wenden

- „Ich komm nicht ran an die Kinder. Ich war ja nie mit ihnen allein zusammen. Jetzt schimpfe ich fast immer!“
- „Die Jungs streiten dauernd, ich weiß nicht, was ich da machen soll. Ich habe Angst, zu streng zu sein.“
- „Wir sind ein Herz und eine Seele (Vater und 12-jährige Tochter). Das ist ja eigentlich auch nicht richtig in der Pubertät. Ich habe Angst, was falsch zu machen. Ich kann doch die Mutter nicht ersetzen!“

In etlichen selbst erlebten Fällen führten psychotherapeutische Gespräche im Rahmen einer Kurzzeittherapie als Krisenintervention, die z. T. in 14-tägigem Rhythmus stattfanden und zum Ziel hatten, die erlebte elterliche Hilflosigkeit in Zutrauen und Einfühlung zu wandeln, zu einer deutlichen Verbesserung des subjektiven Erlebens des Witwers als Vaters. Ein verwitweter Vater drückte es so aus: „Ich bin überrascht! Es haut sie gar nicht um, wenn ich von mir spreche!“

Verwaiste Kinder

Hinterbliebener Elternteil nimmt wichtigen Einfluss auf Trauerprozess der Kinder

Der verbliebene, verwitwete Elternteil stellt meistens die wichtigste Bezugsperson für die Kinder dar und hat damit maßgeblichen Einfluss auf den Trauerprozess und die Anpassung der Kinder an die neue Familiensituation. Die Qualität der Beziehung zum überlebenden Elternteil sowie dessen elterliche Kompetenz ist das wichtigste Moment für die Anpassungsfähigkeit der Kinder (Christ, 2006). Furman (1977) führt aus, dass die Bewältigung eines Elternverlustes durch einen inneren Trauerprozess bei Kindern nur gelingt, wenn sie ein Gefühl von Sicherheit und Kontinuität mit einer Bezugsperson haben (s. ausführlich Kapitel 3). Der weiterlebende Elternteil stellt ein maßgebliches Rollenvorbild für seine Kinder dar. Die Indikation, ein Kind einem Professionellen vorzustellen, wird häufig nicht anhand der kindlichen Verhaltensauffälligkeiten oder der kindlichen Verlusterlebnisse gestellt, sondern nach dem Befindlichkeitserleben der Eltern (Pleyer, 2003), d.h. wenn der überlebende Elternteil sich durch die Erziehung überfordert fühlt und den Eindruck hat, keine Kraft mehr dafür zu haben. Dies äußert sich häufig darin, dass sie durch das Kommunikationsverhalten ihrer Kinder, die z.B. viele oder keine oder besonders schwierige Fragen stellen, derart mit der eigenen Rat- und Hilflosigkeit konfrontiert sind, dass sie sich nicht mehr in der Lage fühlen „richtig beeltern" zu können. Ihr Selbstbewusstsein als Eltern kann nicht nur durch den Tod des Partners, sondern auch durch die Reaktionen ihrer Kinder nachhaltig geschwächt werden. Zu den Beratungen bringen Eltern häufig wörtliche Fragen oder Aussagen von ihren Kindern mit und möchten darin unterstützt werden, diese Fragen zu verstehen.

Selbstbewusstsein von hinterbliebenen Eltern kann geschwächt sein

Beispiele für kindliche Fragen und Aussagen in Bezug auf den Verstorbenen oder den Trauerprozess

- Welche Farbe hatte noch mal Mamas Sarg?
- Ich hab doch so viele Tränen bestellt, aber die kommen nicht!
- Wann hast du gemerkt, dass sie nicht mehr atmet?
- Wieso durfte ich nicht dabei sein?
- Wann wusstest du, dass er sterben würde?
- Warum hast du mir nicht alles erzählt?
- Ich hab kurz vorher gedacht, er stirbt und dann ist er auch gestorben! Liegt das an mir?
- Ich bin manchmal sehr wütend auf den Krebs!
- Ich mag nicht weinen. Der beste Trost ist Lachen mit Freunden!
- Ich habe Angst, nicht mehr rechnen zu können, wenn ich zuviel an Papa denke.
- Ich hab manchmal dolles Herzklopfen und muss die Bilder wegdrängen.
- Ich möchte mich einfach so ankuscheln können ohne zu weinen!
- Verarbeiten heißt nicht dran denken.

Unterstützend ist es, wenn „Hilflosigkeit als Ideenverlust bzw. passagere Erschöpfung definiert wird, die Respekt verdient und nicht als Defekt mit disqualifizierender Bewertung verstanden wird“ (ebd. S. 486).

Beispiel: „Da geh ich nie wieder hin!“

Eine 14-Jährige, die seit einem Jahr sehr hohe Fehlzeiten in der Schule hat, wird von der Gruppenleiterin einer Trauergruppe, an der sie teilnimmt, zusammen mit ihrer Mutter in eine kinder- und jugendpsychiatrische Ambulanz begleitet. Sie hat ihren Vater durch einen Verkehrsunfall verloren und die Mutter anschließend nach deren Suizidversuch gerettet, indem sie den Rettungswagen rief. Seither trennt sie sich kaum von ihrer Mutter, was u. a. zu den Fehlzeiten in der Schule führt. Die ehrenamtliche Trauerbegleiterin hat dafür gesorgt, dass sich das Mädchen in der Ambulanz vorstellt. Dort wird sie rasch aufgefordert, sich von ihrer Mutter zu trennen und es entsteht der Eindruck, dass der Untersucher die zuvor mitgeteilte Vorgeschichte gar nicht kennt. Die Jugendliche reagiert mit Entsetzen und lehnt die geplante Aufnahme in die Tagesklinik vehement ab.

Auf tragische Weise wiederholt sich in dem Aufnahmegespräch dieses Beispiels die Sprachlosigkeit über das Sterben und den Tod, wie es die Jugendliche auch in ihrer Familie erlebt. Typisch ist auch, dass sie nicht selbst das Gespräch auf die Umstände bringen kann, die ihr eine Trennung von der Mutter so schwer machen. Ähnlich verstörend wie der Schweigepakt kann ein häufiges Wiederholen von Informationen gegenüber Jugendlichen sein. Ihnen gegenüber werden Informationen wiederholt, weil sie auf die Aussagen nicht reagieren (können). „Mama sagte immer wieder: weißt du denn nicht, dass Papa stirbt?“ berichtete ein 16-Jähriger, der sich sehr aus dem Familienleben in sein Zimmer zurückzog und schließlich den Tod des Vaters entgegen seinem geäußerten Wunsch nicht miterlebte. Er habe nicht gewusst, wie er reagieren solle und was seine Mutter von ihm gewollt habe. Der Wunsch des Erwachsenen, das Kind möge affektiv in einer bestimmten Weise reagieren, möglicherweise, weil diese ihm selbst nicht gelingt, kann verstörend wirken. Auch ist die Angst vor eigenen Affektausbrüchen der Jugendlichen nicht zu unterschätzen.

Beispiel: „Wo ich hinhaue, wächst kein Gras mehr!“

Eine 22-Jährige plagt sich mit immer wiederkehrenden Bauch- und Kopfschmerzen, die zu häufigen Ausfallzeiten an ihrem Ausbildungsplatz führen. Sie hatte im Alter von 16 Jahren ihre Mutter an Magenkrebs verloren, die nach kurzer, schwerer Krankheit gestorben war. In der Zeit hatte sie als Jugendliche häufig Streit mit ihrer Mutter gehabt, die in Sorge um die Schulleistungen ihrer Tochter war. Jetzt kann die junge Frau ihre Schuldgefühle wegen der Streitereien benennen: „Wo ich hinhaue, wächst kein Gras mehr!"

Geschwisterbindung kann Ressource darstellen

Die Geschwisterbindung stellt eine wichtige Ressource dar. Geschwister sind Menschen, die tatsächlich in der gleichen Situation sind, wenngleich sie diese z.T. sehr unterschiedlich erleben. Sie haben füreinander Bedeutung als Vorbild, als Bindungspartner und Vertrauter, aber auch als Rivale und Streitpartner (Cierpka, 2001). In familiären Krisensituationen ist eine offene Kommunikation der Geschwister untereinander nicht selbstverständlich. Sie kann durch aktive Einbeziehung dieser horizontalen Ebene der Familienbeziehungen aber effektiv gefördert werden (s. u.).

Verwaiste Eltern

Der Tod von Kindern löst bei Eltern in besonderem Maße Schuld- und Versagensgefühle und das Gefühl größter Verlassenheit aus. Das kann mit starken körperlichen Empfindungen wie Schwindel, Schlaflosigkeit, Übelkeit und anderen Befindlichkeitsstörungen einhergehen, die die Betroffenen so verwirren, dass sie fürchten „verrückt zu werden". Gerade der Verlust eines Kindes bedeutet den Verlust eigener Zukunft.

Beispiele: „Je mehr Zeit vergeht, desto schlimmer ist es."

Eine 70-jährige Mutter, deren 40-jähriger Sohn plötzlich verstorben ist, versteht sich selbst nicht. „Warum wird es immer schlimmer?", fragt sie und beschreibt, dass sie auf dem Dachboden noch so viele Dinge ihres Sohnes habe und diese nicht wegsortieren könne. Außerdem sorgt sie sich, wen sie nun in ihre Patientenverfügung eintragen soll.

„Mit ihr ist ein Teil von mir gestorben. Was mach ich nun mit dem Rest?" fragt eine 65-jährige Mutter, deren 35-jährige Tochter an einem Hirntumor gestorben ist. Sie hatte mit ihrer Tochter nie über den bevorstehenden Tod gesprochen. Möglicherweise wollte die kranke, erwachsene Tochter ihre Mutter schonen.

Familiengespräche im Rahmen klinischer Versorgung können hier eine wertvolle Hilfestellung bieten, die Sprachlosigkeit zu überwinden und damit die verbleibende, gemeinsame Zeit befriedigender bzw. befriedender zu gestalten und der Entwicklung von Schuldgefühlen vorzubeugen.

Tod von minderjährigen Kindern löst tiefste Verlassenheitsgefühle aus

Der Tod minderjähriger Kinder wird als besonders tragisch erlebt. Viele verwaiste Eltern leiden besonders unter der „Sinnlosigkeit dieses Todes". Auch kann die Frage, wie sie mit einem als 5-jähriges Kind oder als Baby Verstorbenen in innerer Verbindung bleiben können, was sie sich sehr wünschen, unbeantwortbar bleiben. Deshalb ist das Phänomen, dass Dinge des verstorbenen Kindes, z. B. auch das Kinderzimmer, unverändert aufbewahrt werden, besonders im Falle verstorbener Kinder besonders häufig anzutreffen. Die Dinge bewahren den Trauernden davor, die Endgültigkeit des Verlustes anzuerkennen. Dieses Verhalten kann auf großes Unverständnis bis hin zu Ablehnung durch Außenstehende oder andere Familienmitglieder führen. Das kann gelegentlich dazu führen, dass sich Eltern nach dem Tod eines Kindes trennen, wenn die Unterschiedlichkeit ihrer Trauer bzw. des Ausdrucks ihrer Trauer jegliche Gemeinsamkeit des Paares verhindert. Wenn dann eine Beratung oder Psychotherapie empfohlen wird, fürchten Betroffene, auf ähnliche Ablehnung ihres Trauerverhaltens zu stoßen.

Verwaiste Eltern fühlen sich in ihrer Trauer oft unverstanden

Beispiel: „Keiner darf den Kettcar anfassen!"

Eine Mutter, deren 5-jähriger Sohn nach 3 Jahren Leukämieerkrankung gestorben war, beschreibt sehr zögerlich, dass sie es nicht aushalten könne, wenn jemand anderes den Kettcar ihres Sohnes, der seit einem Jahr nach dem Tod des Sohnes unverändert im Flur steht, überhaupt nur berührt. Wenn sie nach längere Zeit nach Hause kommt, kontrolliert sie als erstes, ob er auch noch genau so steht wie vorher.

Weiterlebende Geschwister

Geschwisterbeziehungen sind die längsten verwandtschaftlichen Verbindungen, die von den Erlebnissen im Familienleben in der Kindheit geprägt sind. Im Falle von Krisen und schweren Krankheiten im Familienleben übernehmen ältere Geschwister häufig Betreuungsaufgaben für jüngere Geschwister und den Haushalt. In Behandlungen bei Psychotherapeuten oder Ärzten werden sie allerdings kaum mit einbezogen, obwohl sie für ein belastetes Kind Unterstützung und Schutz bieten können. Auch erwachsene Geschwister können sich gegenseitig unterstützen. Dass sie sich gemeinsam in einer psychotherapeutischen Praxis anmelden, stellt eher die Ausnahme dar.

Beispiel: „Als unsere Mutter starb, wollte keiner darüber reden."

Eine 26-jährige Frau möchte in der psychotherapeutischen Praxis einen Termin für sich und ihre Schwester vereinbaren. Ihrer Schwester gehe es schlecht, nachdem jetzt noch die Tante gestorben ist, sie möge nicht allein kommen. Im Gespräch berichtet die ältere Schwester von der Krankheit und dem Tod ihrer Mutter, als sie Jugendliche waren. Alle hatten immer gedacht, dass die Mutter die Krankheit überleben würde. Auch nach ihrem Tod hätte niemand in der Familie darüber gesprochen, der Vater habe sehr viel gearbeitet. Die jüngere Schwester habe die Schule abgebrochen. Erst nachdem vor einem Jahr eine Tante verstorben ist, seinen die Schwestern ehrlich miteinander ins Gespräch gekommen, früher hätten sie sich oft „angezickt". So offenbarte die jüngere jetzt ihre Probleme am Arbeitsplatz bzw. ihre Ängste das Haus zu verlassen, was zu der Suche nach einem Psychotherapeuten geführt hat.

Austausch unter Geschwistern nicht selbstverständlich

Der Austausch unter Geschwistern, wie sie eine familiäre Situation erleben, findet häufig nicht selbstverständlich statt. Wenn Eltern sich untereinander, z. B. über den bevorstehenden Tod nicht austauschen, tun es die Geschwister untereinander in der Regel auch nicht. In den Einzelgesprächen, die in der Beratungsstelle „Kinder körperlich kranker Eltern" mit jedem Geschwister vor einem gemeinsamen Familiengespräch geführt wurden, stellte sich oft heraus, dass Kinder dachten, sie seien die einzigen in der Familie, die traurig seien.

Beispiel: „Ich bin der einzige, der abends weint"

Ein 10-jähriger Junge, dessen getrennt von der Familie lebender Vater plötzlich und unerwartet gestorben war, berichtet, dass er oft vor dem Einschlafen weine. Seinen Schwestern ginge es nicht so, den merke er nie etwas an.

Auch weiterlebende Geschwister benötigen Hilfe

Wenn ein Bruder oder eine Schwester im Kindesalter stirbt, bekommen die weiterlebenden Geschwister häufig wenig Aufmerksamkeit und Unterstützung in ihrer eigenen Trauer. Im Rahmen der pädiatrischen Psychoonkologie und den Zentren für trauernde Kinder gibt es zunehmend mehr Hilfsangebote für Kinder. Plötzliche Todesfälle von Geschwistern, z. B. durch plötzlichen Kindstod im Säuglingsalter oder Unfall bei älteren Geschwistern, sind Ereignisse, die Menschen ein Leben lang prägen. Häufig besteht eine jahrelange Sprachlosigkeit in der Familie – nicht nur zwischen Eltern und Kindern, sondern auch unter den Geschwistern. Dieses Schweigen kann vielleicht sogar verstörender wirken als das Schweigen der Erwachsenen gegenüber den Kindern.

Beispiel: „Das Bild habe ich nie vergessen"

Eine 70-jährige Frau, die vom Hausarzt eine Psychotherapie empfohlen bekommt, weil sie unter anhaltenden Kopf- und Magenschmerzen leidet, berichtet, wie sie als Jugendliche an ihrem Geburtstag ihren kleinen Bruder tot im Babybettchen fand. Sie erinnert sich an das Bild, kann sich aber überhaupt nicht daran erinnern, dass jemand mit ihr darüber gesprochen hätte. „Ich habe mir den Kopf darüber zerbrochen, warum er sterben musste und ich verstehe nicht, warum meine große Schwester mich nie auf diese Erlebnis angesprochen hat. Dabei telefonieren wir immer noch jeden Tag miteinander!"

Sensibler für die Bedeutung von Geschwistern und die horizontale Ebene der Familienbeziehungen zu werden (Sohni, 2011) ist nicht nur für Kindertherapeuten wünschenswert, sondern gerade auch für Psychotherapeuten, die mit Erwachsenen arbeiten. Das bedeutet, die Geschwisterthematik frühzeitig aufzugreifen, sich konkret nach den Formen der gelebten Beziehungen zu erkundigen, nach den Wünschen an die Geschwister zu fragen und ggf. auch Geschwister als Angehörige mit einzubeziehen. Der Verlust eines Geschwisters im Kindesalter hat weitreichende Folgen für die spätere Entwicklung und kann sich noch im Erwachsenenalter auswirken, z. B. wenn eigene Kinder die Erinnerung an das jüngere verstorbene Geschwister auslösen.

Geschwisterthematik in der Beratung früh aufgreifen

Trauernde Großeltern

Oft werden Großeltern von Familien mit Kindern zur Unterstützung im Alltag gebraucht, wenn beispielsweise während eines längeren Krankenhausaufenthaltes des kranken Elternteils Enkelkinder zu Hause zu versorgen sind. Wenn die Beziehung zwischen Eltern und Großeltern tragfähig ist, was nach einer in der Vergangenheit durchlebten und gelungenen Ablösung gut möglich ist, „kann diese Wiederannäherung eine wichtige Bereicherung für alle drei Generationen sein" (Romer & Haagen, 2007, S. 22). Es können aber auch bislang ungelöste Ablösungskonflikte reaktiviert werden, die in der Krise, die durch das Sterben und Tod eines Familienmitglieds ausgelöst wird, nicht ausgetragen werden können, sondern sogar zu neuen Belastungen führen können.

Großeltern werden in Beratungen oft unzureichend berücksichtigt

Die Belastung, die es für Großeltern bedeutet, in der Krise einer jungen Familie hilfreich zur Seite zu stehen, gerät selten in den Blick von Professionellen. Großeltern werden als Unterstützer gebraucht und gern gesehen. Ihre eigenen Lebenserfahrungen im Umgang mit belastenden Situationen sind der jungen Familie manchmal unbekannt und mit Wiederbelebung alter seelischer Verwundungen wird daher nicht gerechnet. Wenn das eigene erwachsene Kind gestorben ist, wird der eigene Lebensentwurf bedroht. Der Schmerz über den Verlust wird im Falle von Großelternschaft noch gepaart mit der Sorge, nicht hinreichend gut für die halbverwaisten Enkelkinder sorgen zu können. Außerdem können Konflikte mit der Schwiegerfamilie des Verstorbenen besonders destruktiv wirken und dazu führen, dass sich anhaltende Konflikte entwickeln. Solche Konflikte können beispielsweise entstehen, wenn die Familie des Verstorbenen dem verwitweten Ehepartner Schuldvorwürfe macht oder versucht in das Erziehungs- und das Trauerverhalten der jungen Familie einzugreifen.

Für Kinder sind die Eltern des verstorbenen Elternteils mitunter wichtige familiäre Bindungspersonen, die neben der alltäglichen Unterstützung auch Hilfestellungen für den eigenen Trauerprozess geben können, indem sie aus dem Leben des Verstorbenen erzählen, die Erinnerung aufrecht erhalten, Friedhofsbesuche oder Familientreffen organisieren. Außerdem kann es für die Kinder hilfreich sein zu erleben, dass sich Ältere um Jüngere kümmern, was den „Parentifizierungssog zur Rollenumkehr" (ebd. S. 23) zwischen minderjährigen Kindern und ihren verwitweten Eltern abmildern kann. Immer wieder melden sich Großeltern, die sich durch eine lebensbedrohliche Krankheit oder den Tod eines ihrer Kinder insbesondere in der Betreuung ihrer Enkel überfordert fühlen. Konflikte mit der Schwiegerfamilie werden dabei häufig genannt. Der Partner hatte möglicherweise großen Einfluss auf den Verstorbenen und hat direkt oder indirekt zu einer (emotionalen) Entfernung des erwachsenen Kindes von seinen Eltern beigetragen. Im Falle von schwerer Erkrankung und Tod kann das zu Schuldvorwürfen gegenüber dem weiterlebenden Partner des verstorbenen erwachsenen Kindes führen.

Identifikation von Großeltern mit ihren Enkelkindern

Das Leid der Enkel rührt mitunter auch an eigenes vergessenes oder verdrängtes Leid. Eine Identifikation der Großmutter mit einem halbverwaisten Enkel wird meist erst nach längerer Erzählung auch der eigenen, großmütterlichen Lebensgeschichte deutlich. Dadurch wird die Empathie für die Situation der Enkel, aber auch sich selbst gegenüber, angeregt und es kann sich daraus ein eigener Psychotherapiebedarf für Großeltern entwickeln. Dabei ist es ggf. wichtig, psychoedukativ über diese dieser Generation möglicherweise weniger bekannten Behandlungsform aufzuklären und das Kontrollbedürfnis der Betroffenen zu respektieren. Im Rahmen von Kriseninterventionen und Kurzzeittherapien mit Einbeziehung des Ehepartners, soweit dies jeweils gewünscht und möglich war, konnten wir gute Erfahrungen mit der Großelterngeneration machen. Wichtig ist in jedem Fall, die transgenerationale Erfassung der Familiengeschichte insbesondere im Hinblick auf Verluste und eine aktive Berücksichtigung der realen und psychischen Belastung von Großeltern (nicht selten auch durch eigene Krankheiten) zu bedenken. Die Großeltern sind durch Psychotherapeuten und Ärzte in diesen Fällen unbedingt auch als verwaiste Eltern anzusehen.

Jahrestage und Festtage

Trauern braucht Zeit. Insbesondere im ersten Jahr nach dem Tod nach schwerer Krankheit eines nahen Angehörigen wird das Erlebte innerlich wiederholt. Manchmal wissen die Hinterbliebenen auf den Tag genau, was sich „heute vor einem Jahr" abgespielt hat (Mitteileilungen durch Ärzte, Operationen, Verlegungen usw.). Die Verarbeitung des Miterlebens des Leidens des Sterbenden kann sehr viel Zeit und psychische Energie in Anspruch nehmen. Dazu können psychotherapeutische Gespräche unterstützend benötigt werden.

Unsicherheiten, Sorgen und Ängste bzgl. Feste und Jahrestage

Jahrestagesreaktionen treten bei Trauernden häufig auf und können wie auch die daraus folgenden Handlungsimpulse irritierend wirken. So stellten Mütter, die ein Kind verloren hatten, unabhängig vom Alter des Kindes (Kleinkind- bis Erwachsenenalter) fest, dass sie am ersten Weihnachtsfest nach dem Tod keinen Weihnachtsbaum und anderen Schmuck aufstellen konnten, was für andere Familienmitglieder z. T. schwer nachvollziehbar war. In einer Familie behalf sich der Vater eines verstorbenen Jugendlichen mit dessen Star-Wars-Figuren und stellte diese wie Krippenfiguren auf. Auch sehen Trauernde Jahrestagen wie Geburtstage, Hochzeitstage, Todestage, z. T. sehr ängstlich entgegen. Unterschiedliche psychische und körperliche Reaktionen können auftreten. Nicht selten wird der Arzt, Therapeut oder Berater gefragt, ob diese Reaktionen „normal" seien. Bevor Erklärungen gegeben werden sind auch hier konkrete Beschreibungen des Erlebten in der Vergangenheit und der Aktualisierungen hilfreich, insbesondere, wenn körperliche Reaktionen eine große Rolle spielen. Schwierigkeiten bei der Wahrnehmung und Beschreibung von Gefühlen und Affekten können bei Trauernden ähnlich sein wie bei psychosomatischen oder somatisierenden Patienten. Die Erklärung von Professionellen, „nichts" zu haben, ist ähnlich zwiespältig wie die Erklärung „das ist normal in der Trauer".

Vorangegangene Verlusterfahrungen

Vorangegangene Verluste prägen den Umgang mit dem aktuellen Verlust

Vorangegangene Verlusterfahrungen in der Lebensgeschichte prägen den Umgang mit dem aktuellen Verlust. Sind die aktuellen Ereignisse sehr komplex und dramatisch, so wird von vorangegangenen Todesfällen häufig nicht spontan berichtet. Ein aktueller Verlust kann Trauergefühle über einen früheren Verlust auslösen oder reaktivieren. Hier ist die Genogrammarbeit hilfreich. Dies gilt insbesondere, wenn Hinterbliebene eine ausgeprägte Verantwortlichkeit und starke Schuldgefühle gegenüber dem Verstorbenen haben (s. auch das obige Beispiel „Das Bild habe ich nie vergessen").

Beispiel: „In eine Klinik gehe ich nicht" (s. auch das Beispiel „Und dann schob er mir die Packung über den Tisch!" in Kapitel 4.3.2).

Die Patientin, die nach dem Verlust ihres 3-jährigen Kindes unter unklaren Schmerzsyndromen leidet und begründet, warum sie keine Medikamente nehmen kann, berichtet in einem zweiten Gespräch, dass das 3-Jährige ihr zweites Kind war. Das erste war 8 Jahre zuvor als Neugeborenes in einer Klinik im Ausland gestorben, die sie notfallmäßig aufgesucht hatte. Weder ihr damaliger Mann noch andere Angehörige hatten sie erreichen können. Sie weiß nicht genau, woran ihr Kind starb und hat es auch nicht noch einmal gesehen. Den Kinderärzten in Deutschland hatte sie davon nichts erzählt. Als ihr jetzt wegen der schweren Erschöpfung ein Klinikaufenthalt in einer psychosomatischen Klinik angeboten wird, reagiert sie mit derart vehementer Ablehnung, dass die Therapeutin nach vorangegangenen Krankenhausaufenthalten fragt und dabei von der Totgeburt erfährt.

Menschen, die in ihrem Leben viele Verluste zu verkraften haben, können besonders zurückhaltend sein, davon anderen zu erzählen (s. auch Worden, 2011). Das mag am Gefühl der Beschämung durch die Verluste oder an den durch die Verluste ausgelösten Veränderungen im Verhalten und in den Wahrnehmungen liegen. Verluste können zu psychophysischen Dekompensationen von Menschen führen, was insbesondere die Fähigkeit, sich zu organisieren, betreffen kann (Rehberger, 2007). Auslösend für viele psychiatrische Störungen sind gestörte Trauerprozesse, in denen die Affektabwehr von Angst, Schmerz und Ärger als „Antwort auf drohende Überwältigung durch bleibende Trennung" eingesetzt wird (Rehberger, 2004, S. 11). Die Fähigkeit zu trauern ist u. a. davon abhängig, wie jemand in Kindheit und Jugend Beistand und Tröstung bei Trennungen erhalten hat und die Erfahrung machen konnte, diese zu überstehen (Entwicklung einer sicheren Bindung). Wird das Bindungsbemühen eines Kindes (die Suche nach Beistand und Hilfe in Momenten der Gefahr und Unsicherheit) ignoriert oder gar bestraft, wird es den Ausdruck dieser Gefühle unterdrücken. Im Erwachsenen bleibt dieses Gefühlsmuster gespeichert und wieder abrufbar (ebd.). Die Unterdrückung heftiger Gefühle macht diese Menschen im Arzt-Patient-Gespräch zunächst zu scheinbar problemlosen Patienten. Als wiederkehrende Beschwerden werden körperliche Zustände präsentiert, wie die Schmerzstörungen im oben genannten Beispiel, die als Affektfragment (ebd.) deutbar sind. Kenntnisse über vorangegangene Verlusterlebnisse sind für Ärzte und andere Helfer hilfreich, um die Verhaltensweisen der Betroffenen, gerade auch deren Gesundheitsverhalten betreffend, besser zu verstehen.

nach Verlusterfahrungen können psychische Störungen auftreten

Hinterlassenschaft

Hinterlassenschaften können die Trauerarbeit erschweren

Vorbestehende Probleme mit dem Verstorbenen, z. B. Partnerschaftskonflikte oder auch Schwierigkeiten, die der Verstorbenen hatte, den Angehörigen aber kaum bekannt waren und jetzt im Nachlass auftauchen, können die Trauerarbeit enorm erschweren und ein Grund für die Inanspruchnahme von Beratung oder Therapie sein. Die Loslösung von den Dingen des Verstorbenen ist eine schwere seelische Arbeit, die Zeit und Geduld und den richtigen Rahmen benötigt. Auch hierbei können Familienmitglieder unterschiedliche Bedürfnisse und Wünsche haben. Kinder sollten aktiv beteiligt werden, manchmal ist es für Eltern oder Großeltern überraschend, welche Gegenstände Kinder aussuchen. Über die Gegenstände kann auch das Gespräch untereinander über den Verstorbenen angeregt werden. In den Einzeltherapien, die im ersten Trauerjahr stattfinden, nehmen diese Fragen einen großen Raum ein. Auch wenn andere Familienmitglieder nicht in die Gespräche miteinbezogen werden, kann z. B. durch zirkuläre und hypothetisierende Fragen eine Einfühlung in deren Sichtweisen angeregt werden, was die Hilflosigkeit angesichts verschiedener Trauerreaktionen mindern kann.

Beispiel

Ein 13-jähriges Mädchen erzählt im Familiengespräch, dass sie sich darüber geärgert hat, dass die große Schwester sich aus einer Dachbodenkiste, in der Erinnerungsstücke an den vor einem Jahr verstorbenen Vater aufbewahrt werden, einfach einen Schlips genommen und ihn getragen hat. Auf die Frage der Schwester, was daran so schlimm sei, sagt sie: „Der Schlips könnte Flecken bekommen!“ Es entspinnt sich dann ein längerer Austausch darüber, wem in der Familie welche Dinge wichtig waren, wie das Andenken an den Vater auch in den kommenden Jahren gewahrt werden kann und welche unterschiedlichen Vorstellungen die drei jugendlichen Kinder dazu haben.

Hinterlassenschaften, die auf bisher unerkannte psychische Probleme des Verstorbenen hinweisen, sind besonders schwer zu bewältigen.

Beispiel: „Erst nach dem Tod meiner Frau habe ich erfahren, was tagsüber zu Hause los war.“

Der Ehemann, Vertreter im Außendienst, einer an einem Herzinfarkt verstorbenen Frau wendet sich 4 Monate nach ihrem Tod an eine Erziehungsberatungsstelle, weil sein 12-jähriger Sohn in der Schule durch Wutanfälle auffällt. Bei der Frage nach der familiären Realität berichtet er, sie hätten immer noch nicht alles aufgeräumt. Seine Frau hätte so viele Dinge, ihm auch sinnlos erscheinende, gesammelt, dass sie schon unzählige Müllsäcke gefüllt hätten. Die Kinderzimmer seien chaotisch. Erst jetzt hätten seine Söhne ihm erzählt, dass es schon länger kein Mittagessen gegeben habe, weil die Mutter „zu schlapp“ gewesen sei.

Die Erziehungsberatungsstelle vermittelt den Jungen zu einer Kindertherapeutin. Es wird eine Behandlung über 1,5 Jahre mit intensiver Elternarbeit mit dem Vater durchgeführt. Die Geschichte der Familie und der Partnerschaft wird rekonstruiert und es werden alltagspraktische Ideen entwickelt, wie der verwitwete Vater sein Familienleben äußerlich wie innerlich „wieder in Ordnung“ bringen kann. Der Junge entwickelt ein Narrativ seiner Kindheit mir der Mutter, in das auch negative Erlebnisse integriert werden können, trennt sich von Gegenständen, die seine Mutter in sein Zimmer gebracht hatte, streicht die Wände mithilfe des Vaters neu, stellt ein Bild der Mutter auf und findet Anschluss an eine Fußballmannschaft. Als die Symptomatik verschwindet, formuliert er, dass der Tod der Mutter ihm auch etwas gebracht habe. Er beendet die Therapie, weil er jetzt nicht immer an den Tod der Mutter erinnert werden will.

In die Scham über das Verlassenwerden mischte sich hier die Scham über die schwierigen Verhältnisse zu Hause, die mithilfe der aggressiven Impulsdurchbrüche abgewehrt wurde. Möglicherweise kann ein tieferer Trauerprozess erst nach der „Ordnung" der häuslichen Verhältnisse eintreten.

Beispiel: „Sie glauben gar nicht, wie viel ich innerlich am diskutieren bin."

„Alles Verdrängte kommt hoch. Ich lieg auf dem Boden und es fällt auf mich herab.", äußert eine 42-jährige Witwe eines Gelegenheitsarbeiters, der nach 3-jähriger Krankheit im Hospiz verstorben war. Obwohl der Mann viele Dinge des gemeinsamen Alltags mit dem 10-jährigen Kind nicht gut regeln konnte, hatte sie ihm vieles überlassen. Nun sitze sie vor dem „Wahnsinnspapierkram" und verstehe nicht, warum sie sich nicht viel eher schon damit befasst hatte bzw. warum sie es überhaupt nach der Hochzeit aus der Hand gegeben hatte. In einer Kurzzeittherapie unter anfänglicher Einbeziehung ihrer 10-jährigen Tochter reflektiert sie ihre Beziehung zu diesem Mann. Am Ende räumt sie den Dachboden von seinen Sachen leer, beginnt wieder zu arbeiten und Sport zu treiben. Sie resümiert am Ende der Behandlung: „Wenn ich die Gespräche nicht gehabt hätte, wäre ich viel aggressiver zu meiner Tochter gewesen. Hier habe ich Ideen bekommen, wie ich mit ihr umgehen kann." Sie hatte nur selten über ihre Tochter gesprochen, aber die Therapeutin hatte sich immer wieder nach ihr und ihren Sicht- und Verhaltensweisen erkundigt.

Auch von Behörden und Institutionen können Hinterlassenschaften kommen, die für Hinterbliebene sehr herausfordernd sein können. So bekommen manche noch bis zu zwei Jahren nach dem Todesfall Post, die an den Verstorbenen adressiert ist, so z. B. eine CD aus dem Krankenhaus mit den Kernspintomografieaufnahmen des verstorbenen Partners. Auch die kommentarlose Mitteilung der Streichung des Kindergeldes bereits drei Tage nach dem Unfalltod eines Jugendlichen kann als Affront verstanden werden, so wie Anrufe aus der Universitätsklinik für den seit Monaten Verstorbenen.

Reaktionen von anderen Ärzten, Therapeuten und Beratern

Was Ärzten oder Therapeuten gesagt haben sollen und wie sie reagiert haben wird in Gesprächen mit Hinterbliebenen auch immer wieder zum Thema.

Beispiel: „Mein Therapeut hatte noch nie so einen Fall …"

Ein Patient meldet sich zum Erstgespräch in einer psychotherapeutischen Praxis und berichtet ausführlich und bitterlich weinend vom Sterben seiner Frau 8 Wochen zuvor. Sie habe den Söhnen bis zum Schluss gesagt, dass sie noch geheilt werden könne. Er selbst sei seit längerem in psychotherapeutischer Behandlung, aber nicht zufrieden, weil der Therapeut auf ihn schockiert über den Todesfall wirkte und gesagt habe, dass er noch nie so einen Fall gehabt hätte.

Wenn Angehörige von Sterbenden oder Trauernde unzufrieden mit ihrer medizinischen oder psychotherapeutischen Begleitung sind, erzählen sie z. T. Befremdliches darüber, was andere Therapeuten, Ärzte oder Hospizhelfer gesagt haben sollen. Das kann, insbesondere, wenn man die Arbeitsweisen der anderen Berufsgruppen kaum kennt, gegenseitige Vorurteile verstärken. Besonders häufig werden Aussagen darüber, wie ein „richtiger" Trauerprozess auszusehen habe oder wann er beendet sei, zitiert.

Beispiel: „Die Therapeutin hat gesagt, nach einem Jahr ist alles vorbei"

Eine Mutter meldet sich ein Jahr nach dem Tod ihres Mannes bei einer Trauergruppe für Kinder, weil ihr Sohn immer noch traurig und verschlossen ist und jetzt auch noch in der Schule abgesackt ist. Sie berichtet, dass eine Kindertherapeutin, die 3 Monate nach dem Tod aufgesucht worden wäre, geraten habe abzuwarten. Nach einem Jahr sei alles vorbei.

Die Unzufriedenheit von Patienten mit Vorbehandlern oder Kollegen ist ein schwieriges Thema. Sich genau danach zu erkundigen, wer wann was gesagt hat und wie es empfunden wurde und was der Wunsch des Patienten in dem Kontakt gewesen wäre, kann hilfreich sein um die Motivation der Betroffenen zu klären.

Beispiel: „Die Therapeutin sagt, mein Kind spricht nicht vom Vater."

Eine verwitwete Mutter sucht eine zweite Kindertherapeutin auf, weil die Therapeutin des Kindes im Elterngespräch gesagt habe, dass ihr Sohn gar nicht über den verstorbenen Vater spricht. Nun fragt sie sich, ob die Therapie etwas bringe. Sie wagt nicht, die Therapeutin darauf anzusprechen, weil sie fürchtet, sie würde die Therapie dann beenden.

Skepsis gegenüber Angehörigen des Gesundheitssystems

Wenn Kinder in psychotherapeutischer Behandlung sind, stellt sich für Eltern häufig die Frage, woran sie erkennen können, dass es hilft. Gerade nach dem Tod eines Angehörigen, der sich im Krankenhaus ereignet hat, kann eine zusätzliche Skepsis gegenüber Mitgliedern und Behandlungsweisen im Rahmen des Gesundheitswesens bestehen. Daraus kann der Wunsch erwachsen, auch bei Psychotherapie und Beratung eine zweite Meinung einzuholen, wie es im obigen Beispiel skizziert wurde. Bewertungen von

Behandlungen, die ein Patient oder ein Familienmitglied gewählt haben, sollten allerdings vermieden werden.

Beispiel: „Die alternativmedizinischen Infusionen haben Ihre Frau ja umgebracht."

Ein Witwer sucht wenige Tage nach dem Krebstod seiner Frau seinen Hausarzt wegen Kreislaufproblemen auf. Dieser kommentiert die letzten Behandlungsversuche, die das Paar in der finalen Phase der Krankheit unternommen hatte, sehr abwertend, was die Schuldgefühle des Witwers so verstärken, dass er Hilfe bei einem Psychotherapeuten sucht.

In diesem Beispiel hätte der Hausarzt den Witwer fragen können: „Möchten Sie meine Meinung zu der alternativen Behandlung wissen und mit mir über den Krankheitsverlauf ihrer Frau sprechen?"

Beispiel: „Ich bin nicht krank!"

Eine 65-jährige Geigenlehrerin im Ruhestand, deren 30-jähriger Sohn an einem schnell wachsenden Hirntumor gestorben ist, sucht 6 Monate nach seinem Tod dessen Hausarzt auf. Sie leidet unter Schlafstörungen und gehäuften Infekten. Der Hausarzt, der in den letzten Lebenswochen ihres Sohnes häufig Hausbesuche gemacht hatte, hat sie sehr beeindruckt. Nun wendet sie sich an ihn in der Annahme, dass er sie besser verstehen könne, weil er von dem Sterben ihres Sohnes weiß. Nach ausführlicher internistischer Diagnostik empfiehlt er ihr dringend die Einnahme eines Antidepressivums mit der Begründung, ihr Gehirnstoffwechsel sei nicht in Ordnung. So wird es jedenfalls von der trauernden Mutter verstanden. Sie berichtet davon ihrer Psychotherapeutin, die bisher keinen Anhalt für eine medikamentöse Behandlung gesehen hat. Die Patientin hat in ihrer Kindheit beide Eltern verloren und als Jugendliche den Tod des geliebten Pflegevaters verkraften müssen. Diese Erlebnisse, die in den 1950er und 1960er Jahren mit ausgeprägtem Empathiemangel seitens ihrer Pflegemutter begleitet wurden (so durfte sie beispielsweise an der Trauerfeier ihres Pflegevaters als 15-Jährige nicht teilnehmen), wurden durch das Sterben ihres einzigen Kindes reaktiviert. Sie nutzt die Psychotherapie, um ihre erschütternden und verzweifelten Gefühle einzuordnen und zu verstehen. „Wenn ich es nicht begreife, werde ich es nicht wieder los", sagt sie. Eine Woche später erklärt sie, sie sei ganz verwirrt. Sie habe den Beipackzettel gelesen und nun Angst vor den Nebenwirkungen des Medikamentes. Insbesondere fürchtet sie „vernebelt zu werden" und ihre Gefühle nicht mehr so deutlich wahrzunehmen. Außerdem schreckt sie die im Beipackzettel erwähnte Suizidgefahr. Ihr leiblicher Vater hatte sich das Leben genommen als sie 3 Jahre alt war. Ihre Verwirrung ist dadurch ausgelöst worden, dass sie fürchtet, einen ihrer Behandler zu verärgern, weil sie wahrgenommen hatte, dass die Psychotherapeutin mit der Medikation nicht einverstanden war. Es erfolgt eine ausführliche Erklärung seitens der Psychotherapeutin, woran eine Depression zu erkennen sei, wie der Gehirnstoffwechsel funktioniert und wie biografische und traumatische Ereignisse einen Menschen lebenslang prägen können. Die Patientin berichtet daraufhin Erlebnisse aus ihrer Kindheit mit der unempathischen Pflegemutter. Ihre Empörung über die Art, wie diese mit dem Tod des Pflegevaters umgegangen sei, wird seitens der Psychotherapeutin anerkannt. Dadurch fühlt sich die Patientin entlastet und weniger verwirrt.

Neue Partner

Wann und wie Verwitwete wieder neue Partner finden und wie diese Veränderung auf das ganze Familiensystem wirkt, ist häufig Thema am Ende einer psychotherapeutischen Behandlung mit Verwitweten. Die Unmöglichkeit, sich vorstellen zu können, ob und wie eine neue Partnerschaft gelingen könne, kann quälend sein. „Ich fühle mich wie ein Teenager, der noch nie einen Freund hatte“, sagte eine Witwe, die 12 Jahre verheiratet war. Männer finden häufig schneller wieder eine Partnerin, wobei es oftmals zunächst darum zu gehen scheint, überhaupt eine Partnerin zu finden, um nicht allein zu sein. Nicht selten ist die Verbindung nicht von Dauer, aber führt zur Beruhigung, dass es überhaupt gelungen ist, wieder eine Partnerin zu finden.

Beispiel: „Das zweite Trauerjahr ist viel trauriger.“

Diese Äußerung macht ein Witwer, nachdem er eine neue Partnerin gefunden hat, mit der er aber noch nicht zusammenlebt. „Erst jetzt hab ich realisiert, dass es für immer ist.“

Für Kinder kann eine neue Beziehung des überlebten Elterteils belastend sein

Für ein Kind verstorbener Eltern ist dies eine besonders schwere Phase der Trauerarbeit, wenn es die neue Beziehung „neben der bleibenden Restbesetzung des Bildes des verlorenen Elternteils unterbringen muss“ (Furman, 1977, S. 818). Das kann Treuekonflikte hervorrufen, die besonders schmerzlich und schwer erträglich werden, wenn noch während des Sterbens oder sehr rasch nach dem Tod einer neuer Partner gefunden wird. Einfühlung in die innere Welt verwaister Kinder, die keinen neuen Elternteil finden können und an dieser Stelle mit einer ganz anderen Art der Trauer konfrontiert werden, kann in Elternberatungen gezielt gefördert werden. Das Gewahrwerden des eigenen Unwissens über die Innenwelt der eigenen Kinder vermittelt ein Gefühl von Getrenntheit, das im Angesicht des Todes besonders schmerzlich empfunden werden kann. Psychotherapeuten werden in Situationen mit sterbenden oder verstorbenen nahen Angehörigen häufig Fragen gestellt, wie man das Verhalten anderer Familienangehöriger verstehen könne. Eine große Verführung besteht für den Therapeuten, diesen Fragen mit Ratschlägen und Ähnlichem zu begegnen. Damit würde Hilfe an die Stelle von Selbstreflexion treten und Hilfsbedürftigkeit und Angewiesenheit an die Stelle von Selbstwirksamkeit (Küchenhoff, 2005). „Der Therapeut, der Ratschläge erteilt, tut auch etwas für sich selbst, er will z. B. den Patienten oder eine angespannte therapeutische Situation beruhigen, er will die Unsicherheit oder Panik nicht aushalten" (Küchenhoff, 2005, S. 35). In psychodynamischen Kurztherapien gilt es, die „Supportivität im Beziehungsgeschehen anzusiedeln und ihre Anstöße sowie Folgen für den Prozess zu berücksichtigen" (ebd. S. 36). Gerade in der existenziellen Situation, wenn ein Elternteil abhängiger Kinder stirbt, können familienorientierte, psychodynamische Interventionen exemplarisch Anregungen über psychische Arbeitsprozesse geben. Ähnlich der Situation nach der Geburt eines Kindes kann die Offenheit der Betroffenen für existenzielle Fragen unterstützt und damit eine vertiefte, heilsame Trauerarbeit angeregt werden.

Beispiel: „Woran denkst du?"

Während einer der regelmäßigen Besuche am Grab fragt der verwitwete Vater seinen Sohn, woran er denke und ist erstaunt, als dieser antwortet: „wie Mama da tot im Krankenhaus lag". Ihm fällt dann auf, wie sehr er insbesondere den Kindern gegenüber immer wieder betont, dass Mama noch da sei und dass man mit ihr sprechen könne. Es gibt ein abendliches Ritual, in dem er mit seinen Kindern der Mama die Erlebnisse des Tages erzählt. Ihm wird deutlich, dass es ihm eigentlich ein Anliegen ist, den Kindern *seine* Erlebnisse zu erzählen. Unmittelbar nach dem Tod habe er das Ritual einerseits als tröstlich erlebt und andererseits dafür Sorge tragen wollen, dass die Kinder weiterhin mit Mama sprechen könnten. Dass die Kinder eine eigene, intime Weise für ihren inneren Dialog mit der verstorbenen Mutter haben könnten, fällt ihm jetzt auf und er erlebt den Schmerz von Getrenntheit durch unterschiedliche Erfahrungen in der eigenen Trauer.

Zusammenfassung

Die Unbestimmtheit des Sterbens und des Todes stellt für eine Familie eine große Herausforderung dar. Durch den medizinischen Fortschritt kommt es bei vielen chronischen Krankheitsverläufen zu einer verlängerten Sterbephase, in der nicht mehr mit Heilung gerechnet wird, aber das unmittelbare Sterben möglicherweise monatelang, in manchen

Fällen jahrelang nicht eintritt. Das heißt, Familien sind mit Phasen der Verschlimmerungen der Krankheitssymptome ihres Angehörigen konfrontiert, ohne dass unmittelbar der Tod eintritt und anderen Phasen mit vorübergehenden Verbesserungen und Stabilisierungen die Hoffnungen auf einen gänzlich anderen Verlauf wecken. Der familiäre Alltag ist von vielen Ungewissheiten geprägt, mit denen die verschiedenen Familienmitglieder z. T. sehr unterschiedlich umgehen. Das wirkt verunsichernd, auch weil in Familien immer weniger Wissen und Erfahrung im Umgang mit Sterben und Tod tradiert wird. Auch im Gesundheitssystem, z. B. bei der Krankenhausentlassung von Schwerkranken, wird durch Professionelle wenig praktisches Wissen für den Alltag zu Hause vermittelt. Familien benötigen in diesen Phasen eine besondere Fähigkeit zur Flexibilität und Veränderung und dabei mitunter auch psychotherapeutische Unterstützung. In diesem Kapitel wurden anhand einer Vielzahl von Beispielen unterschiedliche Momente in Familien und Beratungen oder Therapien dargestellt. Damit soll die Möglichkeit geschaffen werden, sich in verschiedene Positionen einzufühlen. Gerade Verlusterlebnisse durch den Tod eines nahen Angehörigen, besonders wenn sie sich in der Kindheit ereignen, können zur Entwicklung psychischer Krankheiten führen. Auch transgenerational haben frühe Verlusterfahrungen (z. B. der Eltern als Kinder), besonders wenn sie mit Depression im familiären Umfeld beantwortet wurden, Auswirkungen auf den Umgang mit Verlusten im Familienleben. Durch spätere Lebenskrisen oder Erkrankungen können diese Erfahrungen reaktiviert werden. Psychotherapeutisch geführte Begleitungen in diesen Lebensphasen bergen die Chance, durch das Bemühen des Therapeuten oder Arztes um *Verständigung* im Unterschied zum *Verstehen* ein Vorbild auf die Kommunikation der Familienmitglieder untereinander zu wirken. Insbesondere Gespräche mit mehreren Familienangehörigen werden in Deutschland im Gesundheitswesen noch selten geführt. Die Darstellungen in diesem Kapitel sollen dazu ermutigen. Es geht dabei um eine gemeinsame Wirklichkeitskonstruktion und weniger um eine Einordnung von bestimmten Symptomen in diagnostische Kategorien.

5 Erfahrungen, Erlebnisse und Empfindungen des Therapeuten im Umgang mit Schwerstkranken und Trauernden

5.1 Einleitung

Negative Gefühle von Therapeuten und Beratern im Umgang mit Angehörigen und Sterbenden

Behandelnde und Helfer werden mit starken Gefühlen konfrontiert, wenn sie den Schmerz und das Leiden eines anderen Menschen bezeugen müssen. Sterben und Tod konfrontieren sie mit einer „radikalen Erfahrung des Nicht-Wissens“ (Hack, 2009, S. 9). Zu diesen Gefühlen gehören neben Schmerz und Trauer, Ohnmacht und Hilflosigkeit, Scham- und Schuldgefühlen aber auch Ärger und Ablehnung gegenüber dem Patienten. Derartige negative Gefühle können sich darin äußern, dass der Therapeut im Gespräch in Gedanken abschweift, wiederholt auf die Uhr schaut, den Betroffenen nicht anschauen mag, Beschwerden bagatellisiert oder ironische Bemerkungen macht. Auch körperliche Reaktionen wie Müdigkeit, Schwindel, motorische Unruhe oder Übelkeit können sich einstellen. In der äußeren Realität bedeutet die Arbeit mit diesen Familien Veränderungen oder Umstellung im Rahmen der psychotherapeutischen bzw. familientherapeutischen Behandlung der Regelversorgung. Dazu gehören Besonderheiten in der Zusammenarbeit mit Familienangehörigen und mit Angehörigen verschiedener Berufsgruppen. Fragen zu den Rahmenbedingungen von Psychotherapie und Familientherapie am Lebensende berühren daher die persönliche und berufliche Identität des Therapeuten.

In diesem Abschnitt werden häufig auftretende Gefühle, Gedanken und Reaktionen von Therapeuten, Ärzten und anderen Helfern beschrieben, die in der Arbeit mit Familien, in denen ein Mitglied stirbt, hervorgerufen werden können. Besondere Bedeutung kommt der inneren Haltung des Therapeuten gegenüber den Familien sowie der eigenen Selbstfürsorge oder Psychohygiene zu, die am Ende dieses Abschnitts beschrieben werden.

5.2 Gefühle und Gedanken des Therapeuten

Vergangene Erfahrungen von Behandlern können reaktiviert werden

Die Erfahrungen, die Menschen in ihrer Vergangenheit – insbesondere als Kind – mit anderen gemacht haben, können in der Gegenwart angerührt und auf andere übertragen werden. Ärzte, Therapeuten oder Krankenschwestern können auf diesem Wege mit ungelösten Konflikten aus der Vergangenheit konfrontiert und beispielsweise von Patienten und seiner Familie als nicht unterstützend oder abweisend erlebt werden, obwohl sie sich selbst in ihrem Verhalten nicht so erleben (was ihnen selbst jedoch nicht bewusst wird). Diese Übertragungsgefühle werden in therapeutischen Beziehungen gefördert und somit besonders deutlich. Sie können positiver als auch negativer Natur, milde oder heftig sein und sich schnell oder allmählich ausbilden (Wöller & Kruse, 2010). In der psychodynamischen Psychotherapie gilt es, die Übertragungen der Patienten wahrzunehmen und an entsprechender Stelle zu benennen, ohne selbst in der zugewiesenen Rolle zu handeln. So sollten z. B. auf aggressive Äußerungen des Patienten keine Rechtfertigungen, Beschwichtigungen oder Zurechtweisungen erfolgen, wie sie im Alltagskontakt möglicherweise legitim wären. Die Schwierigkeit für den Therapeuten besteht darin, sich berühren, jedoch nicht von den in der Begegnung ausgelösten Affekten und Impulsen überwältigen zu lassen oder sich emotional zu distanzieren.

Übertragungen wahrnehmen

Beispiel: „Ich nutze die Stunde nicht"

Eine Ehefrau eines Sterbenden versucht dringend ein Gespräch für ihren sterbenskranken Ehemann zu vereinbaren. Er gäbe sich auf, das könne sie nicht akzeptieren. Sie fährt ihn aus der Klinik zu einem Gespräch in die psychotherapeutische Praxis. Dort „liefert sie ihn ab" wie einen unwilligen Jugendlichen. Die Therapeutin fühlt sich unwohl und große Unsicherheit breitet sich aus. Beide wissen nicht, worüber sie reden sollen. Da seine Ehefrau das Gespräch vereinbart hat, hat er das Gefühl, nicht äußern zu dürfen, dass er weiß, dass er sterben wird. Stattdessen fragt er: „Was sagen Ihre anderen Kunden denn?" (vgl. auch das Beispiel in Kapitel 4.3.1), worauf der Therapeutin keine Antwort einfällt. Sie empfindet eine große Hilflosigkeit und das Gefühl, zu versagen und insbesondere die nicht anwesende Ehefrau des Todkranken zu enttäuschen. Das Sterben erscheint als großes persönliches Versagen, das man mit der nötigen Willensanstrengung verhindern könnte. Es gelingt nicht, über das Leiden und die Hoffnungslosigkeit zu sprechen. Die Therapeutin denkt: „Ich mache alles falsch, ich nutze diese einzige Stunde nicht, ich kann nicht hilfreich sein." Das einzige, was sie sagen kann, ist: „Sie müssen nicht kommen, Sie können mich erst einmal kennenlernen." Da beginnt er in einer Art Vermächtnis, über seine Kinder zu sprechen. Er betont, dass seine Kinder „gute Kinder" seien und offenbart der Therapeutin einiges über frühere Angstzustände seiner Frau während der Berufsausbildung, die sich durch seine Unterstützung gebessert hätten. Offenbar waren bei der Ehefrau, ausgelöst durch die schlechte Prognose der Krankheit ihres Ehemannes, Ängste zu versagen, wiederbelebt worden. Sie schien sich unbewusst zu wünschen, dass eine Psychotherapie ihren Ehemann zumindest psychisch als Mutmacher für sie „wieder herstellt".

Die Therapeutin hat es in dem einmaligen Gespräch mit dem Sterbenskranken vermieden, über das Sterben zu sprechen und es ist nicht gelungen, ein Gespräch zwischen dem Paar anzuregen. Ängste und Wünsche der Ehefrau waren im Erstgespräch, in dem die Ehefrau ausführlich die dramatische Krankengeschichte ihres Ehemannes erzählt hatte, nicht ausreichend verstanden worden. Sie hatte sich u. a. darüber beklagt, dass in dem Krankenhaus keine ausreichende psychoonkologische Begleitung vorhanden sei und fordert diese jetzt bei der Psychotherapeutin für ihren Mann ein. Eigene Ängste und Leiden an der Unkontrollierbarkeit des Krankheitsverlaufs, die Kindheitsängste bei ihr reaktivieren – was jedoch erst in einem Gespräch nach seinem Tod deutlich wurde – bleiben unausgesprochen. Die Therapeutin hatte vorschnell dem Handlungsauftrag der Ehefrau stattgegeben.

Hilflosigkeit und Ohnmachtsgefühle von Therapeuten

Neben den beschriebenen Übertragungen werden im Therapeuten im Kontakt mit den Familien im Angesicht des Todes Gefühle von Hilflosigkeit und Ohnmacht ausgelöst, die mitunter schwer aushaltbar sind. Eine solche Situation wäre etwa, wenn beispielsweise von Patienten und ihren Familienangehörigen sehr fordernd Ratschläge erwartet werden und anschließend dem Therapeuten wiederholt erklärt wird, dass diese nichts taugten. Gefühle der Ratlosigkeit werden vom Patienten oder Angehörigen an den Therapeuten abgegeben, was bei den Familienmitgliedern wieder das Gefühl von Handlungsfähigkeit entstehen lässt („Das ging nicht, wir haben es ganz anders gemacht“). Für den Therapeuten stellt es eine besondere Herausforderung dar, sich in dieser Weise für eine Familie zur Verfügung zu stellen und sich nicht persönlich angegriffen zu fühlen.

In der Arbeit mit Sterbenskranken können beim Therapeuten außerdem Gefühle, körperliche Empfindungen oder Beschwerden auftauchen, die zum Patienten gehören und von diesem nicht bewusst wahrgenommen bzw. abgewehrt werden. So kann ein Patient sich in den Stunden äußerlich betont optimistisch geben, während der Therapeut eine große Verzweiflung, Angst und Erschöpfung spürt. Diese Reaktionen im Therapeuten werden in der psychodynamischen Psychotherapie als wichtiges Instrument betrachtet (Lohmer, 2010) und als Gegenübertragung bezeichnet (Wöller & Kruse, 2010) Außerhalb psychoanalytischer Arbeit (z. B. Eissler, 1978; Hägglund, 1978) wird diesen Reaktionen im Therapeuten im Umgang mit Sterbenden und Trauernden bisher wenig Aufmerksamkeit geschenkt.

Besonders schwer ist es häufig, negative Gefühle gegenüber Sterbenden oder den Verstorbenen zuzulassen. Sie können Verunsicherung, Schuldgefühle und mitunter moralische Entrüstung auslösen.

Beispiel: „Man darf doch auf einen Toten nicht böse sein.“

In der Supervision wird eine Situation vorgestellt, von der sich die beratende Sozialarbeiterin sehr abgestoßen fühlt. Ein Vater eines 15-jährigen Jungen, mit dem er nie zusammen gelebt hat, sucht therapeutische Hilfe nach dem Tod der Mutter des Jungen, die nach kurzer, schwerer Krebskrankheit verstorben war. Der Junge soll nun zum Vater ziehen, der sich jedoch extrem überfordert fühlt. Über die Lebensperspektive für den Jungen war vor dem Tod der Mutter kaum gesprochen worden. Der Vater überschüttet die Sozialarbeiterin mit Vorwürfen gegen die Verstorbene, die sie emotional überfordern. Sie möchte mit dem Vater überhaupt nicht mehr sprechen, lässt sich aber in außergewöhnlich lange Gespräche am Telefon verwickeln. Ihr fällt auf, dass sie sich nicht wirklich konzentriert für die Innenwelt des Vaters interessieren kann, was zu Rationalisierungen (Wie darf man über Verstorbene sprechen?) und zur Ablehnung des Vaters führt. Schuldgefühle wegen der wahrgenommenen inneren Ablehnung begünstigen die ausgeprägt langen Telefonate mit dem Vater.

Zorn und Frustration in der Arbeit mit Hinterbliebenen

Häufig stellt sich bei Hinterbliebenen Zorn ein. Er wird als eines der belastendsten Gefühle erlebt. Er kann wie im oben genannten Beispiel im Sinne einer Gefühlsansteckung auf den Therapeuten übertragen werden und sich dann auf den Patienten richten. Häufig entstehen diese Gefühle, wenn ungeklärte Konflikte vor dem Tod bestanden. Frustration und Zorn können bei der Begleitung von Trauernden aber auch durch die Tatsache entstehen, dass der Therapeut dem Hinterbliebenen den Verstorbenen nicht zurückbringen kann oder andererseits die trauernde Person dem Helfer gegenüber nicht ausdrücken kann, dass dieser ihm geholfen hat (Worden, 1999). Zuweilen entsteht Frustration beim Therapeuten, wenn dieser den Eindruck hat, dass er früher hätte eingeschaltet werden sollen oder dass andere Helfer im Versorgungssystem etwas „übersehen“ hätten. So war die Sozialarbeiterin in dem oben genannten Beispiel auch entsetzt darüber, dass eine alleinerziehende Muter an Krebs verstirbt und keine Regelungen für ihren minderjährigen Sohn getroffen worden waren.

Es ist nicht leicht, das Nichtverstehen der eigenen Empfindungen wahrzunehmen und zu tolerieren. Für den Patienten und seine Angehörigen vergrößert sich die innere Einsamkeit, wenn Helfer den Anschein erwecken, niemals hilf- oder ratlos zu sein. Ähnlich verhält es sich mit dem Schweigepakt, wenn Therapeut bzw. Arzt und Patient es vermeiden, über das Sterben zu sprechen. Meistens sind das Situationen, in denen der Therapeut bzw. Arzt spürt, dass der Patient das Thema vermeidet und ihm damit vermeintlich entgegenkommen will. Der Erleichterung, nicht über das schwierige Thema Sterben sprechen zu müssen, steht dann beim Helfer möglicherweise das Schuldgefühl, etwas Wichtiges vermieden zu haben, gegenüber.

Beispiel: „Ausgerechnet der Fall, wo ich mich so engagiert habe!“

Eine Frauenärztin berichtet von einer Patientin, die an Brustkrebs gestorben ist. Die Ärztin hatte die Patientin häufig zu Hause besucht und viel mit ihr gesprochen. Die 17-jährige jugendliche Tochter der Patientin habe immer mürrisch und abweisend gewirkt. Die Mutter verstirbt, während die Ärztin im Urlaub ist. Nach dem Tod der Mutter kommt die Tochter in die Praxis und knallt einen Blumenstrauß auf den Tisch: „Meine Mutter hat gesagt, ich soll nach ihrem Tod einen Blumenstrauß vorbei bringen.“ Die Ärztin hatte schon bei den vielen Hausbesuchen bemerkt, dass die Tochter ärgerlich war, sie habe sich aber nie gefragt, was sie so wütend machen könnte, und sie habe die Tochter auch nicht darauf angesprochen. Der Umgang mit Vorwürfen und Aggressionen ist das besonders Schwierige in der hausärztlichen Begleitung Sterbender. Die Ärztin hatte ein ausgeprägtes schlechtes Gewissen, als sie in den Urlaub gefahren ist. Aber erst, nachdem ihr der Blumenstrauß so wütend auf den Tisch geknallt wurde, bekam sie eine Ahnung von der Verzweiflung der Tochter und fragte sich, ob sie sie vielleicht vorher aktiv hätte ansprechen sollen. „Das größte Problem sind versteckte Aggressionen und der ärztliche Reflex, sich rechtfertigen zu müssen“, meinte sie. „Man erklärt und erklärt oder man vermeidet den Kontakt. Man muss immer wieder üben, die eigenen Gefühle (insbesondere Schuldgefühle) auch als Hinweise zu verstehen, welche Gefühle in der Familie eine Rolle spielen.“

Negative Gefühle gegenüber den Hinterbliebenen als Ausdruck eigener Überforderung

Manchmal werden unerwartet derart heftige Gefühle ausgelöst, sodass der Helfende negative Gefühle dem Patienten gegenüber äußert. Diese können Ausdruck eigener Überforderung und Hilflosigkeit sein. Gerade in Situationen von plötzlichen oder gewaltvollen Todesfällen können sich diese Gefühle übertragen und den Therapeuten nachhaltig erschüttern und in seiner Handlungsfähigkeit vorübergehend einschränken.

Beispiel: „Ich werde mich nicht setzen!“

Eltern melden ihr jüngstes Kind in einer Spezialsprechstunde einer kinderpsychiatrischen Abteilung zur Diagnostik an, weil es mit fremden Menschen nicht mehr spricht. Nachdem dieses Verhalten insbesondere in der Schule zu Leistungseinbrüchen geführt hat, drängen die Eltern auf rasche Klärung und Heilung. Aus organisatorischen Gründen übernimmt eine andere Therapeutin, als ursprünglich von den Eltern erwartet, das Erstgespräch mit den Eltern und holt diese im Wartebereich ab. Im Behandlungsraum angekommen, lehnt es der Vater vehement ab, Platz zu nehmen. Die Therapeutin steht mit den Eltern hilflos diskutierend im Raum. Der Vater ist erbost, weil sie nicht vom „Spezialisten“ behandelt werden. Erst nachdem die Therapeutin aufhört, die Eltern aufzufordern sich zu setzten und ihre eigene Beschämung durch die Situation wahrnimmt, gelingt ein Dialog. Aus der Erzählung der Eltern von dem nächtlichen Unfalltod eines ihrer Kinder, der noch kein Jahr zurückliegt, wird deren Empfindlichkeit für Unvorgesehenes verständlich. Sie hatten es als extrem beschämend erlebt, den Anruf der Polizei in der Nacht nicht gehört zu haben, und erst am Morgen die Abwesenheit ihres bereits seit Stunden verstorbenen Kindes festgestellt zu haben. Nachdem die Therapeutin Verständnis dafür entwickelt, dass die aggressiven Äußerungen ein Ausdruck der Verzweiflung und des Gefühls der Bedrohung waren, kann über das Unfallgeschehen gesprochen werden. Der Vater offenbart, dass er seitdem eine Skizze der Verkehrssituation, wie sie die Polizei rekonstruiert hat, jeden Tag bei sich trägt und immer wieder anschaut. Nachdem ein anfängliches Behandlungsbündnis mit den Eltern hergestellt werden kann und auch die Tochter zu Einzelkontakten kommt, werden dem Vater zur eigenen Bearbeitung seines Verlustes Gespräche bei einem Traumatherapeuten angeboten. Leider wiederholt sich hier die Anfangsszene: Der Traumatherapeut fühlt sich mit maßloser Wut und Vorwürfen seitens des Vaters überhäuft, sodass ihm eine Anerkennung des unermesslichen Schmerzes nicht gelingt und sich ein heftiges Streitgespräch zwischen beiden entwickelt. Die Wucht der Gefühle von Wut und Scham lösen beim Therapeuten eine derart heftige Abwehr aus, dass die verborgene Hilflosigkeit und der unaushaltbare Schmerz des Vaters für ihn nicht bewusst spürbar werden können. Mit zu diesem Geschehen trägt die Tatsache bei, dass das Kind des Therapeuten im gleichen Alter wie das verstorbene Kind des Patienten zum Zeitpunkt des Unfalls ist.

Konfrontation mit den eigenen Einstellungen zu Tod und Sterben

Die Anwesenheit des Todes in der Arbeit mit Schwerstkranken und Sterbenden konfrontiert den Therapeuten in besonderem Maße mit seinen eigenen Einstellungen, seinen offenen Fragen zu existenziellen Themen und der Begrenztheit seiner Hilfeleistungen. Die Gewissheit des Alleinseins im Tod stellt die radikalste Erfahrung von Getrenntheit dar. Von dieser radikalen Erfahrung wird auch der Therapeut berührt, sodass „die Arbeit im Therapeuten" eine besondere Anstrengung erfordert (Hack, 2009). Es ist wichtig, dafür Raum und Unterstützung zu haben. Für Helfende kann die Tatsache, selbst keine Sterbeerfahrung zu besitzen, Unbehagen, Scham- oder Schuldgefühle auslösen und mit Angst verbunden sein, den Sterbenden nicht „wirklich" verstehen zu können. Dies kann dazu führen, Gesprächssituationen besonders kontrollieren und „Lösungen" finden zu wollen. Vorschläge zum Verhalten können Ausdruck der Unaushaltbarkeit der schmerzlichen Situation des Patienten, aber auch des Therapeuten sein. In diesem Sinne kann vorschnelle Aufklärung, z. B. von Kindern, als Ausdruck von Kontrolle über eine nicht wirklich überschaubare und verstehbare und für Eltern und/oder Therapeuten allzu schmerzliche Situation dienen. Der Austausch von medizinischen Informationen ermöglicht es, Gefühlsausdrücke zu vermeiden. Auch die vermeintliche Sicherheit der sogenannten „Apparatemedizin“ kann die Hoffnung auf optimale Kontrolle beinhalten. Es geht dann ausschließlich darum, alles „richtig gemacht“ zu haben, um das emotionale Leiden zu reduzieren. Es ist wichtig, diesen Impulsen nicht stattzugeben, damit der Patient und/oder seine Angehörigen die Möglichkeit bekommen, ihre widersprüchlichen Gefühle, Unsicherheiten und Fragen ausbreiten zu können. Das gelingt, wenn dem Therapeuten seine eigenen Impulse bewusst werden und er von sich weiß, in welchen Situationen er besonders dazu neigt, z. B. Ratschläge zu geben. Therapeuten können, indem sie so die Eröffnung eines inneren Raumes ermöglichen, das Zwiegespräch des Patienten mit sich selbst oder seinen nächsten Angehörigen anregen. Dabei gilt es besonders empfänglich für Gesten, Blicke und übertragene Gefühle zu sein. Aus nonverbalen Mitteilungen lassen sich wichtige Dinge erschließen, die der Betroffene noch nicht in Worte fassen kann oder zu fassen wagt (bzw. die er nicht wagt anzusprechen). Der Therapeut kann durch Aussprechen seiner Wahrnehmungen signalisieren, dass auch über schwierige Gefühle gesprochen werden kann.

5.3 Körperliche Erfahrungen und Empfindungen

Wissen und eigene Erfahrungen mit Sterben und Tod wichtig im Beratungskontext

Für Therapeuten sind ein spezielles Wissen über die körperlichen Erfahrungen und Empfindungen von Sterbenden und deren Beachtung notwendig, z. B. um Eltern im Umgang mit ihren Kindern und einem sterbenden Angehörigen beratend zur Seite stehen zu können. Therapeuten sollten selbst schon einen Toten gesehen haben, beim Sterben dabei gewesen sein und die sich über Stunden und Tage abspielenden körperlichen Veränderungen erlebt haben. Konkrete Erfahrungen kann man bei einer Hospitation in einem Hospiz oder auf einer Palliativstation erwerben. Betroffene spüren, ob der Therapeut derartige Erfahrungen hat. Unverzichtbar ist es, dass diese in einer themenbezogenen Selbsterfahrung auch auf biografische und unbewusste Zusammenhänge untersucht werden. Die folgenden zwei Beispiele zeigen, wie unverarbeitete Verlusterfahrungen zu einer besonderen Hingezogenheit zur Arbeit mit Sterbenden und Trauernden führen und an manchen Stellen als Überforderung erlebt werden können.

Beispiel: „Wenn Kinder gestorben sind, fühle ich mich besonders angesprochen.“

Eine Trauerrednerin, die selbst als junge Ehefrau und Mutter verwitwet ist, fühlt sich insbesondere zu Familien hingezogen, in denen Eltern Minderjähriger oder Kinder gestorben sind. Sie sagt, sie kann sich in diese besonders gut einfühlen, findet immer die richtigen Worte, ob in ihren Reden oder in ausführlichen Briefen, die sie immer schreibt, auch wenn die Trauerfälle aus dem weit entfernten Bekanntenkreis stammen. Ihr fällt auf, dass sie immer weinen muss, wenn sie von Trauerfällen hört, manchmal fühlt sie sich tagelang wie benommen. Sie liebt ihren Beruf und ist sehr erfolgreich, bis plötzlich auftretende Asthmaanfälle und psychogene Heiserkeit berufliche Termine mehrfach unmöglich machen. Im Rahmen einer psychotherapeutischen Behandlung wegen dieser unklaren körperlichen Beschwerden fällt ihr auf, dass sie noch nie um sich selbst, sondern immer nur um andere geweint hat. Sie selbst hat den frühen Verlust ihres Ehemannes nicht wirklich innerlich betrauert.

In der Sterbe- wie in der Trauerbegleitung spielen körperliche Empfindungen und Zustände eine große Rolle. Körperliche Zustände werden beschrieben und teilen sich unmittelbar mit. Sterbebegleitungen werden manchmal aus der unbewussten Sehnsucht heraus gesucht, an diesen Prozessen unmittelbar teilhaben zu wollen, um etwas Eigenes zu verstehen. Dabei kann es sich um unbewusste Konflikte oder auch zurückliegende, traumatische Erlebnisse handeln. Im Falle der Trauerrednerin drückte sich ein Ambivalenzkonflikt aus: Unmittelbar vor ihrer Hochzeit hatte sie eine leidenschaftliche Affäre gehabt und mit dem Gedanken gespielt, die Hochzeit abzusagen. Die Trauer über den Tod des Ehemannes ein Jahr später wurde vermieden, stattdessen trauerte sie intensiv mit anderen mit.

Beispiel: „Mein Versterben während des nächsten Zeitjahres"

Ein Steuerberater sucht gemeinsam mit seiner Ehefrau eine Kindertherapeutin auf, weil er wissen möchte, wie er mit den 8-jährigen Zwillingstöchtern über seine seit einem Jahr bestehende Darmkrebserkrankung und seinen erwarteten Tod sprechen könnte. Seine Frau unterbricht ihn an der Stelle im Gespräch und sagt: „So weit ist es doch noch nicht!" Er reagiert etwas unwirsch: „ Ich will es jetzt wissen!" Schon zum Zeitpunkt der Diagnosestellung befand er sich in einer palliativen Situation. Es entwickelt sich ein betont sachlich gehaltenes Gespräch über seine medizinische Situation und über den emotionalen und kognitiven Entwicklungsstand seiner Kinder. Die Therapeutin versucht sich dem Stil des Paares anzupassen und „versorgt" sie mit allgemeinen Informationen und einem Terminangebot für die Kinder. Gegen Ende des Gesprächs bekommt sie starke Bauchschmerzen und eiskalte Hände und realisiert erst nachdem das Elternpaar gegangen ist, dass es nicht möglich war, über die Angst zu sprechen.

5.4 Trauer bei Professionellen

Auch Professionelle trauern nach dem Tod von Patienten

„In guten Kliniken wird geweint", betonte ein Chefarzt in einem Zeitungsinterview und bezog sich dabei auf Ärzte und andere professionelle Helfer (Gockel, 2010). Auch Professionelle erleben Trauerreaktionen, wenn ein Patient stirbt, denn auch sie haben eine Beziehung zu einem anderen Menschen entwickelt, von dem sie Abschied nehmen müssen. Außer in Hospizen und auf Palliativstationen existieren meistens keine Trauerrituale, mit denen Ärzte, Pflegepersonal und sonstige Professionelle sich von Patienten verabschieden können. Der Tod eines Patienten kann neben Mitgefühl und Traurigkeit auch Schamgefühle auslösen. Diese Schamgefühle können sowohl von Versagensgefühlen herrühren als auch von Gefühlen des Zurückgewiesenseins durch den Tod eines Patienten, für den man sich vielleicht besonders eingesetzt hat. Schamgefühle können aber auch vom Sterbenden als Gegenübertragungsgefühle übernommen sein.

Schamerleben bei Professionellen

Der Begriff der Scham verdient einen kleinen Exkurs: Scham als Affekt berührt in besonderem Maße die Identität und stellt das „Erleben von fehlender Anerkennung, die Erfahrung von Zurückweisung, ... und im schlimmsten Falle die Gefühle des Verworfenseins und Ausgestoßenwerdens in den Mittelpunkt" (Tiedemann, 2010, S. 545). Das Schamgefühl betrifft das Sein, während das Schuldgefühl das Tun, also das Handeln, betrifft. Das peinliche Erleben des Arztes oder Therapeuten, sich nicht wohlwollend anerkannt, oder sich gar zurückgewiesen zu fühlen, indem ein Patient von ihm stirbt, mag darin begründet sein, dass der Tod selbst als radikaler Beziehungsabbruch Schamaffekte auslösen kann. Wurmser (2010) weist auf den Zusammenhang zwischen Tod, Trauer und Scham hin und beschreibt die „Scham über die äußerste und völlige Dehumanisierung, die dem Sterben eigen ist" (S. 18). Auch das Nichtwissen in Bezug auf Sterben und Tod löst Scham aus (Tiedemann, 2010). Schamgefühle können auf verschiedene Weisen abgewehrt werden, auch mithilfe von Selbst- oder Fremdvorwürfen, wie Hilgers (2006) in seinen Ausführungen zur Kompetenzscham dargestellt hat. Kompetenzscham stellt sich bei öffentlich sichtbaren Kontrollverlusten der Ich-Funktionen ein wie Weinen, Schreien oder auch Sprachlosigkeit. Abzugrenzen ist das Schamgefühl vom Schuldgefühl, das sich ebenso beim Tod eines Patienten einstellen kann. Beide Affekte begleiten eine negative Beurteilung des eigenen Selbst (Hirsch, 2007). Das Schuldgefühl ist gekennzeichnet durch die unrealistische Annahme jemanden zu schädigen, wohingegen Schuld die Anerkennung einer realen Schädigung des anderen bedeutet. Es ist die narzisstische Kränkbarkeit, die aus früheren Erlebnissen resultiert, die besonderes schamempfindlich macht.

Eigene Trauererfahrungen können reaktiviert werden

Im Therapeuten kann durch den Tod eines Patienten eigene Trauer wiederbelebt werden. So beschreibt Worden (1999), wie der Therapeut durch den Tod eines Patienten bzw. die Verlusterfahrung des Hinterbliebenen in dreifacher Hinsicht berührt wird: (1) Erinnerungen an eigene, schmerzliche

Verluste werden wach, (2) eigene befürchtete Verluste können verstärkt werden und (3) das Bewusstsein der eigenen Endlichkeit kann Ängste hervorrufen. Dies kann dazu führen, dass Beratungen/Therapien vorzeitig beendet werden oder der Therapeut bei ungenügender Reflexion „ausbrennt" (ebd.).

Beispiel für guten Umgang mit heftigen Gefühlen im Team: „Ich muss mal heulen."

Eine Therapeutin berichtet von dem Team, in dem sie arbeitet: Wenn sie einmal sehr berührt ist von einer Situation, dann geht sie zu Kollegen, schließt die Tür und sagt: „Ich muss mal heulen". In ihrem Team wird dieser Satz unmittelbar verstanden, es geht um die spontane Äußerung heftiger eigener Gefühle, was der Entlastung dient.

„Affektregeln" bei Professionellen

Im Krankenhaus sind es eher die Krankenschwestern, die solche emotionalen Reaktionen untereinander zeigen und sich austauschen. Unter Ärzten und Psychologen sind derartige emotionale Äußerungen eher unüblich und gelten gelegentlich als unprofessionell. So sorgen sogenannte „Affektregeln" (Krause, 2011) in unserer Kultur dafür, dass Statushohe (z. B. Ärzte) in öffentlichen Situationen häufig vor allem keine Bindungsemotionen wie Angst und Trauer zeigen. Das Bewusstsein über die eigene emotionale Starre kann von Schamgefühlen im Therapeuten begleitet sein, was dazu führt, dass derartige starke Gefühle und Affekte Kollegen nicht mitgeteilt bzw. sie nicht mit ihnen geteilt werden. Berufliche Trauerreaktionen werden selten beschrieben und untersucht. Papatadou (2000) beschreibt als Reaktionen Herabgestimmtheit, das Bedürfnis an den Verstorbenen zu denken, zu weinen und sich vorübergehend zurückziehen zu wollen. Eine offene Gesprächskultur im Behandlungsteam wird von den meisten als unterstützend erlebt.

Der Tod eines anderen Menschen kann für Ärzte und Therapeuten eine fragende Auseinandersetzung mit möglichen eigenen Verlusten und Lebensveränderungen anregen (Bednarz, 2005), was mit Verunsicherungen einhergehen und zu Veränderungswünschen sowie einer Auseinandersetzung mit der eigenen beruflichen Identität führen kann.

5.5 Identität als Psychotherapeut im palliativmedizinischen Kontext

Therapeuten in palliativen Kontexten ernten oft Unverständnis

Viele Menschen entscheiden sich dafür, beruflich oder ehrenamtlich mit Sterbenden und Schwerkranken und deren Angehörigen zu arbeiten und üben diese Tätigkeit gerne und engagiert aus. Wer sich dazu offen bekennt, erntet nicht selten Unverständnis und Misstrauen bezüglich der eigenen Motivation zu dieser Arbeit. Ungebeten erhalten Therapeuten und andere Helfer Ratschläge zur Vermeidung eines „Burnout-Syndroms“, wobei insbesondere immer wieder betont wird, man solle nicht „zu viel“ mit sterbenden und trauernden Menschen arbeiten. Die Erfahrung einer persönlichen Bereicherung durch diese Arbeit wird bisher wenig beschrieben. Selbstreflexivität in Bezug auf die eigene Sterblichkeit benötigt nicht nur Wissen, sondern auch Erfahrung. Diese lässt sich kaum durch Lehre aneignen. Durch den veränderten gesellschaftlichen Umgang mit Sterben und Tod und die erhöhte Lebenserwartung haben Erwachsene im Alter von 40 oder 50 Jahren, deren Eltern noch leben, häufig noch nie einen Verstorbenen gesehen. So liegt auch eine mögliche Anziehungskraft in der Arbeit mit Sterbenden und trauernden Angehörigen darin, menschliche Erfahrungen zu machen und sich mit damit einhergehenden Lebensthemen auseinanderzusetzen.

Infragestellung der eigenen beruflichen Identität

Die aktuelle Realität nimmt in der Arbeit mit Schwerkranken, Sterbenden und Trauernden einen großen Raum ein und erfordert von Psychotherapeuten eine besondere Flexibilität, was für manche Psychotherapeuten als Infragestellung ihrer beruflichen Identität erlebt werden kann. Ein auf viele Wochen fest geplanter Stundenplan oder bestimmte Vereinbarungen zum Setting, wie sie mit anderen Psychotherapiepatienten getroffen werden, lassen sich in dieser Arbeit häufig nicht durchhalten. Der Therapeut muss sich entscheiden, wie er für die betroffenen Familien zur Verfügung stehen kann. Da im Angesicht des Todes Trennungen, Unvorhergesehenes und Nichterreichbarkeit als bedrohlich erlebt werden können, ist es bei diesen Familien wichtig, das eigene Vorgehen und den Rahmen genau zu erklären. So sollte mit den Betroffenen besprochen werden, wie lange die Gespräche dauern, wann der nächste Termin ist, wie der Therapeut erreichbar ist, wie die Finanzierung funktioniert und was wann mit wem noch besprochen wird. Familien, die in Krisensituationen Therapeuten aufsuchen, haben häufig vage und klischeehafte Vorstellungen, wie diese Gespräche ablaufen oder, wenn sie von anderen „geschickt“ werden, manchmal zunächst keine eigene Motivation für psychotherapeutische Gespräche. Nichtsprechen ist nicht selten der Grund dafür, dass andere Helfer im medizinischen System den Psychotherapeuten hinzuziehen. Für die Betroffenen aber kann genau dies Unverständnis hervorrufen: Wenn nichts mehr hilft, worüber soll man denn dann noch sprechen? Und warum wird ihnen für diese als so wichtig erachteten Gespräche ein Außenstehender mit einer ihnen fremd anmutenden Gesprächstechnik empfohlen? Psychotherapeuten müssen sich darauf einstellen, dass Familien zurückhaltend, ablehnend oder skeptisch auf ihr Gesprächsangebot reagieren und zunächst selbst keine Ziele oder Wünsche formulieren können.

Beispiel: „Ich will kein palliatives Gequatsche“ (vgl. auch das Beispiel in Kapitel 4.3.1)

Ein 40-jähriger Mann, der vor wenigen Monaten an einem Sarkom erkrankt ist, fühlt sich auf der Palliativstation bedrängt, mit einem Psychoonkologen über seine Situation sprechen zu müssen. Er selbst hat im Alter von 16 Jahren seine Mutter verloren. Seine Frau hatte er mit 17 Jahren kennengelernt. Sie hatten eine innige, sehr glückliche Beziehung geführt, nach 10 Jahren geheiratet und zwei Kinder bekommen. Über den Tod der Mutter hat er auch mit der Ehefrau kaum je gesprochen. Als ihm selbst klar wird, dass er unheilbar erkrankt ist, ordnet er alle Papiere, zeigt sie seiner Frau, spricht aber nicht über seine Empfindungen. Angebotene Gespräche auf der Station lehnt er brüsk ab: „Ich will kein palliatives Gequatsche“.

Beratungsangebote den Familien genau erklären

Es hat sich für uns als hilfreich erwiesen, ausführlich über das jeweilige Angebot mit den Familien zu sprechen und ihnen die verschiedenen Settings bzw. die therapeutische Haltung im Gespräch zu erklären. Dabei ist es insbesondere wichtig, auf den Unterschied einer Alltagskonversation und eines therapeutischen Gespräches hinzuweisen, damit der Patient sich nicht durch die Haltung des Therapeuten zurückgewiesen fühlt. Erwartungen und Ziele sollten besprochen und geklärt werden, d. h. unrealistische Erwartungen sollten als solche benannt werden. Therapeuten, die sich auf diese Arbeit einlassen, müssen sich neben der zeitlichen Flexibilität mit anderen Berufsgruppen und deren Arbeitsweisen auseinandersetzen. Außerdem gilt es Unheilbarkeit sowie bleibende Beschädigungen zu ertragen und anzuerkennen.

Psychotherapeutische Begleitung Schwerkranker kann nicht aktiv zur Heilung beitragen, dennoch hat sie einen hohen Wert hinsichtlich der Entwicklung des Lebens und Erlebens mit der Erkrankung und ggf. mit dem Sterbeprozess. Somatisch tätige Ärzte haben es manchmal schwer, diese Wertigkeiten zu erkennen, wie das nachfolgende Beispiel zeigt.

Beispiel: „Wenn sie sterben brauchen sie’s nicht, wenn sie überleben auch nicht.“

Auf einer hämatologischen Station soll ein präventives Beratungsangebot für Familien, in denen ein Elternteil erkrankt ist, installiert werden. Bei den Implementierungsgesprächen zweifelt ein Arzt den Nutzen derartiger Beratungsangebote an: „Wenn sie sterben brauchen sie’s nicht, wenn sie überleben auch nicht“.

Noeker (2002) erörtert einige wesentliche Aspekte emotionaler Beteiligung bei Ärzten und Psychologen im Rahmen der Mitteilung einer Krebsdiagnose eines Kindes, die sich auch auf andere Situationen mit lebensbedrohlich Erkrankten übertragen lassen. Zum einen zeigt er eine natürliche Aversion gegen das Zufügen von Leid und Schmerz auf, besonders Kindern gegenüber, was zu einer Vermeidungshaltung führen kann, wie auch eine Unsicherheit im Halten der Balance zwischen professioneller Distanz und mitmenschlicher Empathie. Außerdem kann die Angst vor unkontrollierbaren Reaktionen und Gefühlsausbrüchen des Gegenübers und die Sorge, dieser nicht angemessen begegnen zu können, zu Vermeidungsverhalten führen. Andererseits wird die Arbeit mit lebensbedrohlich Erkrankten und Sterbenden auch aktiv gesucht. Eine mögliche unbewusste Affinität zu dieser Arbeit kann im Wunsch zum Ausdruck kommen, eigene „basale Gefühle von Sinnleere und Entfremdung … durch die Dramatik beim Kampf ‚um Leben und Tod' und die Bedeutsamkeit der eigenen Rolle zu kompensieren" (ebd., S. 54). Für eine Klärung der eigenen Grundhaltung (in der Selbsterfahrung) ist es demzufolge notwendig, nicht nur Hemmungen und Ängste im Umgang mit Tod und Sterben, sondern auch die innere Motivation für eine solche Arbeit zu prüfen und die eigene Entscheidung dazu kritisch zu hinterfragen.

Beispiel: „ Ich halte das nicht aus!"

Eine Ärztin einer psychosozialen Beratungsstelle für Krebskranke und ihre Familien wird vermehrt mit Konsilanfragen konfrontiert, in denen es um einen sterbenden Elternteil minderjähriger Kinder geht. In einer Teambesprechung bricht sie in Tränen aus und sagt scheinbar vorwurfsvoll: „Wieso werde ich auf einmal gerufen, weil gestorben wird. Es wird doch immer gestorben!" Sie fühlt sich von der Beratungstätigkeit emotional überfordert und wechselt in eine andere Abteilung.

Emotionale Überforderung bei Professionellen

Wird der Einfluss, den der Sterbende und seine Familie auf den Behandler hat, von diesem gänzlich verleugnet und wird es vermieden, Übertragungs- und Gegenübertragungsgefühle z. B. in Supervisionen oder Intervisionen zu untersuchen, kann dies Ausdruck für eine emotionale Überforderung durch die Arbeit sein. Weitere Alarmsignale einer Überforderung sind somatische Zeichen von Distress oder das Überschreiten der professionellen Grenzen. Die Frage der professionellen Distanz ist angesichts von Sterben und Tod ebenso wenig zu vernachlässigen wie in anderen therapeutischen Kontexten und sollte in den verschiedenen Bereichen gemeinsam im Behandlungsteam reflektiert werden. Dazu das folgende Beispiel:

Beispiel: „Sie können mich jederzeit anrufen"

Eine Frauenärztin versichert ihrer sterbenskranken Patientin, einer 42jährigen Lehrerin, die mit zwei jugendlichen Kindern und ihrem Mann, einem Verwaltungsbeamten, zusammenlebt, dass sie sie jederzeit anrufen könne. In der Familie wird nicht über die Erkrankung (Ovarialkarzinom) und die schlechte Prognose gesprochen. Die Patientin wird von verschiedenen Ärzten behandelt, bespricht aber die unterschiedlichen Behandlungsregimes nicht mit ihrer Frauenärztin. Trotzdem wünscht sie sich Hausbesuche von ihrer Frauenärztin als es ihr schlechter geht. Der Ärztin fällt die absolut stumme Atmosphäre im Haus auf. Wenn geredet wurde, dann anklagend. Die Ärztin fragt sich: „Als wer komme ich dahin?". Der 16-jährige Sohn ist selten zu Hause, die 14-jährige Tochter kaum noch in der Schule. Beide Kinder sind sehr vorwurfsvoll auch der Mutter gegenüber. Die Ärztin nimmt Schuldgefühle und eine ausgeprägte Hilflosigkeit bei sich selbst wahr. Sie versinkt in einem tiefen Sessel im Wohnzimmer und bemerkt, dass sie ihren zwei Meter entfernt stehenden Arztkoffer gar nicht erreichen kann. Immer wieder durchschießt sie der irritierende Gedanke: „Ich komme da nicht an." Nach einem weiteren Hausbesuch wird sie in einen Beinahe-Autounfall verwickelt, weil sie innerlich so abgelenkt war. Später versteht sie, dass sie ihre eigene Grenze überschritten hatte, indem sie die Bereitschaft zu Besuchen bei der Patientin, die mit ihr gar nicht über medizinische Probleme sprechen wollte, so großzügig ausgesprochen hatte und angesichts der palliativen Situation einer Klärung darüber, wer von den Ärzten für was zuständig sein könnte, ausgewichen war.

Die eigenen Vorstellungen des Therapeuten von einem guten Leben und sein Menschenbild prägen entscheidend sein therapeutisches Handeln. Weil es einen großen Einfluss darauf hat, wie ein Arzt oder ein Therapeut einer Situation der Krankheit und der Not begegnet, ist es wichtig, sich ein Bewusstsein über die eigenen Vorstellungen zu verschaffen. Der Therapeut wird nach seiner persönlichen Haltung und Meinung gefragt, die entscheidend von seinem Menschenbild geprägt ist.

Besonderer Umgang mit religiösen und spirituellen Fragen

Nicht zuletzt können kritische Lebensereignisse bei vielen Menschen religiöse Gefühle hervorrufen und spirituelle Fragen anregen. Therapeuten müssen besonders vorsichtig sein, in diesen Fällen die therapeutische Neutralität nicht zu verlassen und keine Ratschläge aus ihrem „gesunden Menschenverstand" heraus zu geben. Auch dürfen im weitesten Sinne eigene esoterische Erklärungen von Krankheit und Sterben den Betroffenen nicht weitergegeben werden, um sie nicht unter „Anpassungs- und Kommunikationsdruck" zu setzen (Fischer & Riedesser, 1999). Zugleich ist es wichtig, Antworten und Vorstellungen des Patienten mit Respekt und Interesse zu begegnen. Um Empathie für den „spirituellen Schmerz" (Saunders, 1987) zu entwickeln, ist eine eigene Auseinandersetzung mit diesen Fragen unerlässlich. Dazu gehört das Problem, Leiden eine Bedeutung und einen Sinn abzugewinnen sowie sich mit Hoffnung, Bezogenheit und Versöhnung zu beschäftigen. Dabei kommt es nicht darauf an, die Fragen der Betroffenen zu beantworten, sondern eine innere Auseinandersetzung mit ihnen zuzulassen, was wiederum für die Helfenden als sehr bereichernd erlebt werden kann.

5.6 Interdisziplinäre Kommunikation im institutionellen Kontext

Im Kontext von Krankenhäusern oder Hospizen wird der Auftrag für psychotherapeutische Begleitung häufig durch das medizinische Personal erteilt, wenn z. B. Familienmitglieder nicht über den bevorstehenden Tod miteinander sprechen können oder mit starken emotionalen Äußerungen reagieren. Eher seltener wenden sich Familienmitglieder direkt an Psychotherapeuten oder Familientherapeuten. Den Auftrag, der von ärztlicher oder pflegerischer Seite gestellt wird, sollte der Therapeut nicht ohne weiteres übernehmen, sondern versuchen, mit dem medizinischen Team und der Familie zu verstehen, warum er gerade jetzt gerufen wird. So kann vermieden werden, unbewussten Rollenerwartungen von Überweisern unbemerkt zu folgen.

Möglicherweise besteht (auch) auf Seiten des medizinischen Teams ein hoher Gesprächsbedarf, der auf diese Weise geäußert wird, insbesondere dann, wenn es keine bereits bestehenden Kooperationen miteinander gibt. Ärzte sind im Allgemeinen wenig auf Arzt-Patient-Interaktionen mit Sterbenden kurz vor ihrem Tod vorbereitet. Psychotherapeuten können in so einer Situation aktiv eine gemeinsame Besprechung vorschlagen oder als Zuhörer an einer Übergabe oder Visite teilnehmen. Außerdem kann es in indizierten Fällen für eine weitere Kooperation förderlich sein, wenn Mitarbeiter des medizinischen Personals auch an psychotherapeutischen oder familientherapeutischen Interventionen teilhaben können.

Beispiel: „Wie wird bei der Bestrahlung nur der Tumor getroffen?"

Ein 10-jähriges Mädchen, deren alleinerziehende Mutter an einem Astrocytom erkrankt ist, äußert Befürchtungen, bei der Bestrahlung könnten die falschen Areale des Schädels der Mutter bestrahlt und damit beschädigt werden. Sie versteht nicht, wie das Gerät genau die kranken Stellen treffen könnte, und fürchtet, der Mutter werde großer Schaden zugefügt. Eine gemeinsame Besprechung auf der Station der radiologischen Klinik, bei der der Radiologe, die Mutter, die Tochter, deren Patentante

> und die Kindertherapeutin teilnehmen, wirkt sehr entlastend. Die Tochter stellt viele Fragen, die der Arzt beantwortet. Die Mutter und die Tante reagieren erleichtert, weil sie diese Antworten selbst nicht so hätten geben können.

Mögliche Konflikte zwischen Therapeuten und Ärzten

In der Kommunikation mit anderen Berufsgruppen im medizinischen System besteht die Gefahr, dass es zu einer Polarisierung zwischen der eher direktiv-ärztlichen vs. der eher fragenden-verstehenden Haltung der Therapeuten kommt (Noeker, 2002). Erstere Gruppe versucht Antworten und Handlungsanweisungen zu finden, letztere versucht Beistand durch Zuhören und Anwesenheit zu geben. Konfliktsituationen können dadurch entstehen, dass die eine oder andere Haltung als die „richtige" und die andere als die „falsche" empfunden wird und so eine polarisierende Dynamik entsteht. Psychotherapeuten sind es in der Regel nicht gewohnt, mit anderen Berufsgruppen über ihre Patienten zu kommunizieren. Schweigepflicht und Vertraulichkeit stellen wichtige Rahmenbedingungen für eine psychotherapeutische Behandlung dar. Hier sind die Konzepte der medizinischen Familientherapie hilfreich. Wichtig für alle Helfer, auch wenn sie sich nicht direkt als Team verstehen, ist es, gemeinsam zu versuchen, die Not des Patienten und seiner Familie, die durch diese Dynamik ausgedrückt wird, zu verstehen. Hilfreich und lehrreich kann es sein, z. B. schwierige Aufklärungsgespräche von ärztlich-medizinischem und psychotherapeutischem Personal gemeinsam durchzuführen. Dabei entsteht die Möglichkeit, dass die verschiedenen Professionellen sich in ihrer Arbeit gegenseitig wahrnehmen können, was Vorurteile und Fehleinschätzungen abbaut.

Eine ganzheitliche Sichtweise kann Verständnis aufbauen

Kenntnisse über die Arbeit anderer psychosozialer Dienste und Berufsgruppen und eine Reflexion der sozialen Umwelt der betroffenen Familien wie der eigenen, institutionellen Umwelt sind unerlässlich für eine ganzheitliche Sichtweise psychosozialer Therapie (Breuer-Zimmer, 2009). Eine „berufsbezogene Selbsterfahrung" (ebd.), die die eigene Rolle und institutionelle Zwänge bewusst macht, kann Übertragungen des Therapeuten auf sein berufliches Umfeld, unbewusste Motive der Berufswahl und Erwartungen an Kollegen und Vorgesetzte reflektieren.

Teamkonflikte unterliegen häufig einem Tabu, „wer diese öffentlich bespricht, gilt ebenso als Nestbeschmutzer wie jemand, der über seine Familie schlecht redet" (ebd., S. 56). Machtkämpfe in Teams können auch die Funktion gemeinsamer Abwehr der Ohnmacht haben: „Soziale Systeme, die sich nach außen einflusslos erleben, haben eine Tendenz, sich intern machtvoll zu differenzieren" (Buchholz, 1988, zit. bei Breuer-Zimmermann, 2010, S. 57). Abgewehrte Gefühle der Ohnmacht und Kompetenzzweifel können, indem sie abgespalten und verleugnet werden, auf andere projiziert werden, z. B. auf „unfähige" oder „hilflose" Kollegen. Im Kontakt mit Kollegen anderer Berufsgruppen können solche wechselseitigen projektiven

Zuschreibungen den gemeinsamen Austausch und die Reflexion besonders hemmen. Es hängt allerdings nicht nur am guten Willen der Mitarbeiter, sondern ganz besonders auch an institutionellen Bedingungen, wie z. B. der Haltung der Chefärzte oder Leitungen von Institutionen, ob gemeinsame Reflexionsprozesse möglich sind.

Beispiel: „Ich kann den Kinder doch nicht sagen, dass ihre Mutter sterben wird!"

Eine Therapeutin wird von einem Arzt gebeten, umgehend ein Aufklärungsgespräch mit den Kindern einer sterbenskranken Patientin zu führen. Er sei vom Vater, der emotional überfordert sei, darum gebeten worden. Die Mutter liege im Sterben und es gehe darum, zu schauen, wie die Familie die letzten Tage miteinander verbringen wolle. In dem Gespräch mit dem Arzt erfährt die Therapeutin, dass dessen Kinder im Alter der Kinder der Patientin sind, und er selbst in eben diesem Alter seine Mutter verloren hat. Die Therapeutin erklärt, dass sie als Psychologin derartige Aufklärungsgespräche nicht mache, jedoch begleiten könne. Ein Gespräch zur Vorbereitung des Treffens mit der Familie ermöglicht dem Arzt, die Aufklärung der Kinder zu übernehmen.

Professionelle auf Intensivstationen sind oft hoch belastet

Eine besondere Situation stellt die Zusammenarbeit mit Kollegen von Intensivstationen dar. Die emotionale Belastung und Zwänge des medizinischen Personals von Intensivstationen werden als besonders hoch beschrieben (z. B. Tracy & Ceronsky, 2001) Es steht unter einem ausgesprochen hohen Erwartungsdruck und muss z. T. extreme Rollenkonflikte zwischen den Patienten, ihren Angehörigen und der Technologie bewältigen. Ihre emotionale Arbeit (vgl. Hunter & Smith, 2007) wird bisher nicht ausreichend gewürdigt und anerkannt. Krankenhausbehandlungen sind vorrangig Akutbehandlungen; das System ist weniger auf Behandlungen chronischer Prozesse eingestellt. Das hat auch Auswirkungen auf die Kommunikation der verschiedenen Spezialisten. Glaus und Senn (2001) beschreiben als Negativbeispiel in der Palliativmedizin den „eingekesselten" Patienten, der von einer Fülle von Spezialisten aufgesucht wird, die untereinander nicht kommunizieren. Patienten können sich diese kommunikativen „Löcher" gar nicht vorstellen und reagieren enttäuscht und gekränkt, wenn sie von dieser innerkollegialen Sprachlosigkeit erfahren. Nicht selten ist es der Psychotherapeut oder Familientherapeut, der dann die Aufgabe übernimmt, die verschiedenen Professionellen zusammenzubringen. Für kooperierende Psychotherapeuten ist es hilfreich, eine eigene Wahrnehmung von den Belastungen auf den Stationen zu haben, wie es z. B. in Liaison-Kooperationen gegeben ist.

5.7 Reaktionen auf Kinder als Angehörige

Kinder als Angehörige von Sterbenden stellen eine besondere Herausforderung dar, weil der Kontakt und die Arbeit mit Kindern einen in besonderem Maße innerlich mit den eigenen Kindheitserfahrungen konfrontieren. Das ist ein Grund, warum Ärzte und Therapeuten, die keine speziellen Weiterbildungen für den Umgang mit Kindern und Jugendlichen haben, den Kontakt mit ihnen z. T. vermeiden. Auch die Frage, ob ein erlebtes kindliches Verhalten im Kontakt mit Sterben und Tod „normal" sei, wirkt auf Eltern wie auf Professionelle verunsichernd.

Kinder können entwaffnend wirken, wenn sie durch Fragen, Blicke oder Gesten Tatsachen aussprechen. Der kindliche Blick kann es einem unmöglich machen, sich etwas vorzumachen, ohne dass insbesondere kleine Kinder selbst damit etwas Negatives assoziieren.

Beispiel: „Du hast doch Krebs, nicht?"

Eine immunsuppressiv behandelte erkrankte Frau wartet vor dem Kindergarten auf ihr Kind vor der Tür, wegen der für sie die erhöhten Infektionsgefahr. Ein fremdes Kind kommt auf sie zu und sagt: „Du hast doch Krebs, nicht? Kann ich den mal sehen?"

Flexibel mit kindlichen Angehörigen umgehen

Außerdem ist der Umgang mit Kindern für viele Erwachsene nicht mehr alltäglich. Viele fühlen sich nicht vertraut damit, wie sie mit Kindern oder Jugendlichen sprechen können und wie sie deren Entwicklungsalter und Verhalten einschätzen können. Um Kinder und Jugendliche in Behandlungen oder Beratungen mit einbeziehen zu können, benötigen professionelle Helfer eine besondere Flexibilität: Die Art der Kontaktaufnahme muss altersgerecht sein, die Benutzung des Raumes ist anders, weil kleinere Kinder keinesfalls während des ganzen Gesprächs ruhig auf einem Stuhl sitzen, Gesprächsziele, die man sich vorgenommen hat, müssen möglicherweise verändert werden. Schwieriger ist es, aus dem symbolischen Spiel oder aus den Zeichnungen Informationen darüber zu bekommen, was in dem Kind innerlich vorgeht. Ohne entsprechende Weiterbildungen, Selbsterfahrungen und Supervisionen besteht die Gefahr, dass Helfer eigene Kindheitserlebnisse auf betroffene Kinder und Jugendliche projizieren. Es kann an dieser Stelle keine Antwort darauf gegeben werden, wie mit solchen Unsicherheiten und evtl. auftauchenden eigenen Kindheitserinnerungen umgegangen werden soll, sondern es soll dazu angeregt werden, eigene Unsicherheiten wahrzunehmen und sich mit diesen Fragen in entsprechenden Kontexten auseinanderzusetzen.

5.8 Rahmenbedingungen für eine Selbstfürsorge des Therapeuten

„Emotionale Schwerstarbeit"

Mögliche negative Auswirkungen auf die Berufsgruppen, die mit Sterbenden arbeiten, sind in der Literatur häufiger beschrieben als positive (Lang, 2006a, 2006b). Die psychotherapeutische Begleitung von schwerstkranken und sterbenden Menschen gilt als besonders belastend. Riedesser bezeichnet diese Tätigkeit als „emotionale Schwerstarbeit" und schlägt vor, diese Arbeit nur zeitlich begrenzt auszuführen (Fischer & Riedesser, 1999). Therapeuten sollten sich immer wieder fragen, ob sie den Ansprüchen mit ihren Möglichkeiten noch gerecht werden könnten.

Beispiel: „Ich kann nicht mehr arbeiten."

Eine Psychologin bietet nach gehäuftem Auftreten akuter lebensbedrohlicher Viruserkrankungen, die auf einer Spezialstation im Krankenhaus behandelt werden und mit einer hohen Sterblichkeitsrate verbunden sind, für betroffene Patienten und Familien unterstützende Gespräche an. Nach einer Woche und mehreren Todesfällen ist sie an den Grenzen ihrer emotionalen Aufnahme- und Belastungsfähigkeit. Ihr ist nur noch zum Weinen zumute und sie muss nach Hause gehen.

Positive Aspekte der Arbeit mit Schwerstkranken und Angehörigen

Befriedigende Aspekte in der Arbeit mit schwer kranken und sterbenden Menschen werden selten in der Literatur beschrieben. Die Arbeit mit Sterbenden und Trauernden kann Bereicherungen für die eigene persönliche Entwicklung und Dankbarkeit im Helfenden auslösen (Becvar, 2003). Für die eigene Zufriedenheit und die Bewältigung der Belastungen durch die Arbeit ist es hilfreich, sich auch die positiven Aspekte (wieder) vor Augen zu führen. Lang (2006, S. 239) beschreibt drei spezifische befriedigende Aspekte in der Arbeit mit schwer kranken und sterbenden Menschen: (1) Lernen für das eigene Leben, Anregungen zur vertieften Reflexion des eigenen Lebens, (2) Intensive Begegnungen mit Menschen an deren Lebensende, in denen ein hohes Maß an Nähe entstehen kann und (3) stellt auch das Ermöglichen von menschenwürdigem Sterben einen motivierenden und positiven Faktor in dieser Arbeit dar. Insbesondere in Hospizen und Palliativstationen wird die Belastung durch diese Arbeit beim Pflegepersonal geringer eingestuft als in Krankenhäusern (Schröder, Schröder, Förster & Bänsch, 2003). Wittkowski, Schröder und Blom (2004) schließen daraus, dass „institutionelle Zwänge des klassischen kurativen Krankenhauses mit ihrem hohen Belastungswert in der Hospizstruktur erfolgreich aufgelöst werden konnten" (S. 114). Studien zu psychischen Belastung und Arbeitzufriedenheit von Ärzten und Krankpflegepersonal ergaben keine höhere Belastung für diejenigen, die mit Tod und Sterben konfrontiert sind (Lang, 2006). Die erlebte Gesamtbelastung am Arbeitsplatz Krankenhaus (z. B. das Verhältnis zu Kollegen und Vorgesetzten) stellt anscheinend einen größeren Belastungsfaktor dar als die spezifischen, oben beschriebenen Belastungsfaktoren im Umgang mit sterbenden Patienten und ihren Angehörigen. Weiner (2006) gibt einen Überblick über diese Emotionen und verweist darauf, wie gut Gedanken und Gefühle in Weiterbildungen von medizinischem Personal in der Palliativmedizin bearbeitet werden können und einer Demoralisation der Kliniker vorbeugen kann.

Worden (1996) schlägt folgende Leitlinien für Therapeuten, die mit sterbenden Patienten arbeiten vor: (1) die persönliche Grenze hinsichtlich der Anzahl von sterbenden Patienten, die man begleitet, kennen, (2) die eigene Trauer um eigene Patienten, zu denen der Therapeut eine Bindung hatte, nicht unterschätzen, sondern aktiv gestalten, (3) sollte der Therapeut oder Berater wissen, wie er um Hilfe bitten kann, wenn er sie braucht. Freiwillige oder Laienberater sollten unbedingt einen eigenen Verlust verarbeitet haben, ehe sie andere beraten und regelmäßig Trainings und Supervisionen erhalten.

Wichtig ist auch der kollegiale Austausch und eine Zugehörigkeit und Verbundenheit mit anderen, die in diesem Feld arbeiten. Neben lebendigen privaten Beziehungen stellen auch die professionellen Beziehungen einen emotionalen Rückhalt dar. Es ist nützlich, Rituale zu finden, in denen diese Bedürfnisse gepflegt werden.

Beispiel: „Wir haben wieder leckeren Tee ...“

Ein Team führt einen regelmäßigen Austausch über die eigene Befindlichkeit zu Beginn der Teamsitzung sowie eine Versorgung mit Tee und Gebäck während der Organisationsbesprechungen wieder ein, nachdem diese Rituale wegen erhöhter Arbeitsbelastung weggefallen waren. Auch der Umgang mit Beziehungsverlusten innerhalb des Teams durch Ausscheiden von Mitarbeitern wird in diesem Zusammenhang neu reflektiert.

Möglichkeiten zum Umgang mit Belastungsfaktoren

Darüber hinaus stellt Lang (2006) weitere Vorschläge, die zum Umgang mit den allgemeinen Belastungsfaktoren von verschiedenen Autoren erarbeitet wurden, zusammen. Er unterscheidet dabei zwischen Möglichkeiten für den Einzelnen und Möglichkeiten der Vorgesetzten und der Institution (s. folgender Kasten).

Möglichkeiten des Einzelnen
– frühzeitiges Achten auf Warnsignale – Identifizieren von Belastungsquellen – Suchen von Feedback, ggf. durch Supervision – Entwicklung einer solidarischen Gesprächskultur unter Kollegen

- Gespräch mit dem Vorgesetzten
- Arbeitszeiten und -abläufe mitgestalten
- Überprüfen der eigenen Leistungsansprüche
- Überprüfung der eigenen Beziehungsgestaltung zum Patienten
- Klären der beruflichen Motive
- Stellenwert des Berufs definieren
- Bemühen um körperliche und psychische Gesundheit
- Pflege sozialer Kontakte außerhalb des Berufs
- Lösung außerberuflicher Probleme
- Erweiterung beruflicher Kompetenzen
- Wechsel des Arbeitsplatzes

Möglichkeiten von Vorgesetzten und der Institution

- aufmerksam für Burnout-Signale sein
- Analyse von Belastungen und eventuellen Veränderungswünschen
- Interventionen des Vorgesetzten (z. B. Sicherstellung von Weiterbildung, Einarbeitung, Anerkennung der Arbeitsleistung, Entlastung von fachfremden Tätigkeiten, regelmäßige Mitarbeitergespräche, Klärung von Teamrollen etc.)
- systematische Gruppeninterventionen

Persönliche Auseinandersetzung mit dem Thema „Sterben und Tod"

Zu den Möglichkeiten, die Vorgesetzte und Teamleitungen haben, gehört auch Mitarbeiter aktiv zu ermutigen, nicht mehr Sterbende oder Trauernde zu begleiten als sie können und sie in der Wahrnehmung der eigenen Grenze zu schulen. Zusammenfassend ist es nach unserer Erfahrung gut, wenn sich diejenigen, die sich mit sterbenden und trauernden Menschen und ihren Familien befassen, in Aus- und Weiterbildung, Selbsterfahrung, Supervision und Selbstreflexion mit folgenden Fragen auseinandersetzen.

Beispiel: Fragen zur Auseinandersetzung mit Sterben und Tod

- Was habe ich als Kind als Kind mit Sterben und Tod erlebt?
- Wie denke ich, sollte der gesellschaftliche Umgang mit Sterben und Tod sein?
- Wovor habe ich Angst?
- Wodurch könnte ich durch frühere Erlebnisse mit Sterben und Tod anhaltend belastet sein?
- Wie wünsche ich zu sterben?
- Was fürchte ich besonders, wenn ich an den Tod von Angehörigen denke?
- Was glaube ich, was nach dem Tod auf mich zukommt?

- Welche Einstellungen habe ich zu lebensverlängernden Maßnahmen, Patientenverfügung, Hirntoddiagnostik, Organspende, Obduktion, Bestattungsriten etc.?
- Woran erkenne ich, wenn ich überfordert bin?
- Wie erfahre ich, was mir guttut?

Die persönliche Auseinandersetzung mit diesem Thema ist wichtig, um eigene Normvorstellungen und möglicherweise auch deren Genese zu erkennen. Zudem verursacht die zunehmende Lebenserfahrung und nicht zuletzt auch die berufliche Erfahrung mit dem Lebensende, dass sich eigene Vorstellungen und Einstellungen verändern.

Zusammenfassung

Die starken Gefühle und körperlichen Reaktionen, mit denen Helfende konfrontiert sind, wenn sie in Kontakt mit Sterbenskranken, deren Angehörigen und Trauernden kommen, können ein Grund dafür sein, sich zu dieser Arbeit besonders hingezogen zu fühlen oder aber auch sie eher zu vermeiden. Zu den ausgelösten Gefühlen gehören Schmerz und Trauer, Ohnmacht und Hilflosigkeit, Scham und Schuld, aber auch Ärger und Ablehnung gegenüber dem Patienten. Auch körperliche Reaktionen wie Müdigkeit, Schwindel, motorische Unruhe oder Übelkeit können sich einstellen. Die psychotherapeutische Arbeit mit Familien in palliativen Situationen bedeutet Veränderungen oder Umstellung im Rahmen der Behandlung der Regelversorgung, die die persönliche und berufliche Identität des Therapeuten berühren. Eine besondere Bedeutung nimmt die innere Haltung des Helfenden gegenüber den Familien ein. Diese ist nicht unwesentlich von der eigenen Fähigkeit zur Selbstfürsorge und der Bereitschaft, sich persönlich mit existenziellen Fragen auseinanderzusetzen, geprägt.

Nachwort

Ziel dieses Buchen war nicht, Anleitungen zum „richtigen“ Umgang mit Sterben und Tod im Familienleben zu geben oder Fragen zu beantworten. Es ging uns eher darum, Fragen aufzuwerfen und dem Leser und der Leserin dieses Thema näherzubringen. Dabei war es uns wichtig, dass beim Lesen unserer Erlebnisse mit Menschen in Todesnähe Gefühle des Berührtseins entstehen und nicht nur Informationen vermittelt werden. Hilde Domin drückt dies in ihrem Gedicht „Unterricht“ aus, in dem sie sagt: „Jeder, der geht belehrt uns ein wenig über uns selber“. Nicht alles konnten wir erklären oder verstehen. Das liegt nicht allein an den kurzen und verfremdeten Beispielen. Den Zustand des Nichtwissens ertragen zu können gehört zur Einfühlung in den anderen wie in sich selbst. Auch diese Erfahrung wollten wir vermitteln.

Angesichts zeitlicher Begrenzung und eingeschränkter Entwicklungsmöglichkeiten am Lebensende können wir mithilfe unserer Erfahrungen in der Erwachsenen-, Kinder- und Jugendlichen- sowie Paar- und Familienpsychotherapie dazu beitragen, dass „Sterben als Lebensvollendung“ (Hack, unveröffentl. Manuskript) möglich werden kann. Dabei gilt für alle Beteiligten und Betroffenen, psychische Schutzfunktionen zu stärken und damit traumatischem Erleben vorzubeugen.

Die ausführliche Beschäftigung mit der vorliegenden Fachliteratur hat unser entwicklungs- und familienorientiertes Wissen um Interaktionsprozesse und transgenerationale Weitergabe von Erfahrungen und Erlebnissen mit Sterben und Tod erweitert und uns viele Anregungen für die Rahmenbedingungen und Settings der psychotherapeutischen Arbeit in palliativen Situationen gegeben.

Mit unserem Buch möchten wir Mut machen, familienorientiert mit Menschen am Lebensende zu arbeiten. Psychotherapie mit palliativ Erkrankten und deren Angehörigen findet in Deutschland zunehmend u. a. auf Palliativstationen statt. In der Forschung und Lehre – beispielsweise in den Ausbildungsinstituten für Psychotherapeuten – ist dieses Thema allerdings bisher kaum etabliert (Vogel, 2011). Die Bedürfnisse der Familien zu erkennen, Entwicklungsprozesse anzustoßen und die Selbstwirksamkeit von Familien zu stärken, indem Räume für innere und äußere Auseinandersetzungen eröffnet werden, hat eine hohe sekundärpräventive Relevanz und stellt auch für Therapeuten und Ärzte einen sehr befriedigenden Prozess dar. Hinzu kommen die Möglichkeiten interdisziplinärer Zusammenarbeit und die persönliche Bereicherung durch die Auseinandersetzung mit existenziellen Fragen. Hoffnung im Angesicht tödlicher Erkrankung entsteht, wenn Möglichkeiten eröffnet werden, für etwas Besseres zu arbeiten als den erlebten Moment, wenn wir unsere Zukunft beeinflussen können, wenn Ziele deutlich sind und die Wege dahin bekannt. Hoffnungslosigkeit entsteht, wenn Ziele undeutlich und die Wege dorthin blockiert scheinen, „wenn man nichts mehr machen kann". Wir können betroffenen Familien dabei behilflich sein, auch bescheidene Ziele aufzuspüren und Wege dorthin ebnen.

Neben der Bereicherung durch diese Arbeit bedeutet sie auch eine erhebliche Belastung für die Helfenden. Wir haben uns daher in einem eigenen Kapitel mit den Reaktionen im Therapeuten oder Arzt auseinandergesetzt. Gefährdung der Professionellen kann durch Einsamkeit entstehen. Wir haben mit unseren Beispielen versucht Möglichkeiten, selbstreflexiv denken und handeln zu können, aufzuzeigen. Wir wollen dazu ermutigen, ein eigenes Konzept zu entwickeln, wie man als Professioneller Menschen in existenziellen Lebenssituationen hilfreich zur Seite stehen kann. Dazu gehört die Auseinandersetzung mit dem Schrecken und dem Schmerz, dem Einsamen, dem Nichtverstehbaren. Das kann zu persönlichem Wachstum der Patienten wie auch der helfenden Therapeuten oder Ärzte führen. Gelingt es, Tod und Trauer als Weg einer Veränderung zu verstehen und die Familien auf diesem multiprofessionell zu unterstützen, kann diese Erfahrung zu Wachstum und einem vertiefenden Verständnis von sich selbst und anderen führen und seelische Traumata verhindern.

„Selbstfürsorge ist – in der psychischen Entwicklung ebenso wie in der Gegenwart eines Erwachsenen – an Beziehungserfahrungen und Beziehungsmöglichkeiten gebunden" (Küchenhoff, 1999, S. 147-164). Beziehungserfahrungen, die Fürsorge wie auch Sorge um sich selbst anregen, können einem Patienten oder einer Familie auch im Rahmen psychotherapeutischer Gespräche ermöglicht werden. Aber auch Selbstfürsorge kann normativ verordnet wirken oder aber durch erfahrene Zuneigung und Anerkennung in nahen Beziehungen angeregt werden: „Ich sorge für mich, weil der andere mich lieb hat." Diese Haltung kann gerade auch für Hinterbliebene und Sterbende wohltuend sein und Versöhnlichkeit in den nahen und familiären Beziehungen bewirken. Begleitungen, die diese Prozesse in Familien wie in Behandlungsteams interindividuell und intraindividuell anregen, wirken auf alle Beteiligten persönlich bereichernd. Dabei bedeutet das Verstehen des anderen in „seiner existenziellen Krise" mehr als das Verstehen von Symptomen – ganz gleich, ob sie eher körperlich oder seelisch beschrieben werden (Maio 2009, S. 10). Wir möchten ein Gegengewicht zu der Idee von einer „effizienten Behandlung" setzen, die beinhaltet, dass sie von austauschbaren Helfern in immer gleicher Weise durchgeführt wird. Und wir hoffen, dass unsere Darstellungen dazu anregen. Wir haben selbst unsere berufliche und persönliche Weiterentwicklung ganz besonders den Erfahrungen mit Familien in diesen besonderen Lebenssituationen zu verdanken.

Literatur

Altmeyer, S., Kröger, F. & McDaniel, S. (2002). Systemische Familienmedizin. In M. Wirsching & P. Scheib (Hrsg.), *Paar- und Familientherapie* (S. 297-234). Berlin: Springer.

Antonovsky, A. (1993). Gesundheitsforschung versus Krankheitsforschung. In A. Franke & M. Broda (Hrsg.), *Psychosomatische Gesundheit. Versuch einer Abkehr vom Pathogenese-Konzept* (S. 3-14). Tübingen: DGVT-Verlag.

Arbeitsgemeinschaft der Wissenschaftlichen Medizinischen Fachgesellschaften (AWMF) Leitlinie der pädiatrischen Psychoonkologie Register Nr. 025/002, letzte Überarbeitung 02/2008.

Auman, M. J. (2007). Bereavement support for children. *The Journal of School of nursing, 23*, 34-39.

Balint, M. (1969). Trauma und Objektbeziehung. *Psyche, 24*, 346-358.

Balk, D. E. (2003). Updating the Concept of Anticipatory Grief. *Death Studies, 27*, 457-468.

Barkmann, C., Romer, G., Watson, M. & Schulte-Markwort, M. (2007). Parental physical illness as a risk for psychosocial maladjustment in children and adolescents: epidemiological findings from a national survey in Germany. *Psychosomatics, 48*, 476-481.

Becker, G., Kempf, D. E., Xander, C. J., Momm, F., Olschewski, M. & Blum, H. E. (2010). Four Minutes for a patient, twenty seconds for a relative – an observational study at a university hospital. *BMC Health Service Research, 10*, 94.

Becvar, D. S. (2003). The impact on the family therapist of a focus on death, dying, and bereavement. *Journal of Marital and Family Therapy, 29*, 469-477.

Bednarz, A. (2005). Mit den Toten leben – Über Selbst-Sein und das Sterben der Anderen. *Familiendynamik 30 (1)*, 4-22.

Biermann, G. & Biermann, R. (1988). Schattenkinder. *Der Kinderarzt 19*, 15-30.

Bion, W. R. (1962). *Lernen durch Erfahrung*. Frankfurt am Main: Suhrkamp.

Bojanovski, J. (1995). Die Verwitwung und ihre seelischen und psychosozialen Folgen. In V. Faust (Hrsg.), *Psychiatrie. Ein Lehrbuch für Klinik, Praxis und Beratung* (S. 443-445). Stuttgart: Fischer.

Bowlby, J. (1969). *Attachment and Loss. Volume 1: Attachment.* (2nd ed.). New York: Basic Books.

Bowlby, J. (1980). *Attachment and Loss. Volume III: Loss, Sadness and Depression.* (International Psycho-Analytical Library, No. 109). London: Hogarth Press.

Breuer-Zimmer, M. (2009). Sozialtherapeutische Aspekte der Selbsterfahrung. *Psychoanalytische Familientherapie, 19,10*, 51-62.

Breunlin, D., Schwartz, R. & MacKune-Karrer, B. (1992). *Metaframeworks: Transcending the models of family therapy*. San Francisco, CA: Jossey-Bass.

Brisch, K. H. (2006). Adoption aus der Perspektive der Bindungstheorie und Therapie. In Hellbrügge, B. (Hrsg.), *Kinder ohne Bindung* (S. 222-258). Stuttgart Klett-Cotta.

Brown, F. (1989). The impact of death and serious illness on the family life cycle. In B. Carter & M. McGoldrick (Eds.), *The Changing Family Life Cycle: A Framework for Family Therapy* (2nd ed., pp. 457-482). Boston, MA: Allyn & Bacon.

Buchholz, M. (1988). Macht im Team – intim. *Praxis der Kinderpsychologie und Kinderpsychiatrie, 37*, 281-290.
Bürgin, D. (1989). *Das Kind, die lebensbedrohliche Krankheit und der Tod.* Bern: Hans Huber.
Carter, B. S. & Levetown, M. (2004). *Palliative Care for Infants, Children, and Adolescents: A Practical Handbook.* Baltimore, MD: The Johns Hopkins University Press.
Christ, G. H. (2000). *Healing children's grief: Surviving a parent's death from cancer.* New York: Oxford University Press.
Christ, G. H. (2006). *Providing a home-based therapeutic program for widows and children.* New York: Wiley.
Christ, G. H., Siegel, K., Mesagno, F. P. & Langosch, D. (1991). A Preventive Intervention Program for Bereaved Children: Problems of Implementation. *American Journal of Orthopsychiatry, 61 (2)*, 168-178.
Cierpka, M. (2001). Geschwisterbeziehungen aus familientherapeutischer Perspektive – Unterstützung, Bindung, Rivalität und Neid. *Praxis der Kinderpsychologie und Kinderpsychiatrie, 50*, 440-453.
Clyne, M. B. (1975). Die Diagnose. In E. Balint & J. S. Norrel (Hrsg.), *Fünf Minuten pro Patient* (S. 106-131). Frankfurt am Main: Suhrkamp.
Clayton, P. J., Halikas, J. A., Maurice, W. L. & Robins, E. (1973). Anticipatory grief and widowhood. *British Journal of Psychiatry, 122*, 47-51.
Cohen, J. & Mannarino, A. (2004). Treatment of Childhood Traumatic Grief. *Journal of Clinical Child and Adolescent Psychology, 33 (4)*, 819-831.
Collatz, J. (2011). Mutterschaftskonstellationen und Familiengesundheit in Deutschland. *Ärztliche Psychotherapie, 6*, 126-132.
Cotton, C. R. & Range, L. M. (1990). Children's death concepts: Relationship to cognitive functioning, age, experience with death, fear of death, and hopelessness. *Journal of Clinical Child Psychology, 19*, 123-127.
Cramer, D. (1993). Living alone, marital status, gender and health. *Journal of Applied Social and Community Psychology, 3*, 1-15.
Dewald, A. (2001). Problems at the interface between medical and psychosocial management. *Praxis der Kinderpsychologie und Kinderpsychiatrie, 50*, 753-764.
Diareme, S. et al. (2007). Mental Health Support for Children of Parents With Somatic Illness: A Review of the Theory and Intervention Concepts. *Families, Systems, & Health, 25 (1),* 98–118.
Dillen, L., Fontaine, J. R. & Verhofstadt-Deneve, L. (2008). Are normal and complicated grief different constructs? a confirmatory factor analytic test. *Clinical Psychology and Psychotherapy, 15* (6), 386-395.
Doherty, W. & Baird, D. (1983). *Family therapy and family medicine: Toward the primary care of families.* New York: Guilford Press.
Dornes, M. (2001). *Die frühe Kindheit.* Frankfurt am Main: Fischer.
Dumont, I. & Kissane, D. (2009). Techniques for framing questions in conducting family meetings in palliative care. *Palliat Support Care, 7(2)*, 163-170.
Egger, J. W. (2005). Das biopsychosoziale Krankheitsmodell – Grundzüge eines wissenschaftlich begründeten ganzheitlichen Verständnisses von Krankheit. *Psychologische Medizin, 16 (2)*, 3-12.
Egle, U., Hardt, J., Franz, M. & Hoffmann, S. (2002). Psychosoziale Belastungen in der Kindheit und Gesundheit im Erwachsenenalter: Möglichkeit der Prävention in der Psychosomatischen Medizin. *Psychotherapeut, 47*, 124-127.
Eissler, K. R. (1978). *Der sterbende Patient. Zur Psychologie des Todes.* Stuttgart: Frooman-Holzboog.

Engel, G. L. (1977). The need for a new medical model: A challenge for biomedicine. *Science, 196*, 129-136.

Fischer, G. & Riedesser, P. (1999). *Lehrbuch der Psychotraumatologie*. München: Ernst Reinhardt.

Fischer, G. & Riedesser, P. (2003). *Lehrbuch der Psychotraumatologie*. München: Ernst Reinhardt.

Florian, V., Mikulincer, M. & Hirschberger, G. (2002). The anxiety-buffering function of close relationships: evidence that relationship commitment acts as a terror management mechanism. *Journal of Personality and Social Psychology, 82*, 527-542.

Fonagy, P., Gergely, G., Jurist, E. & Target, M. (2002). *Affektregulierung, Mentalisierung und die Entwicklung des Selbst*. Stuttgart: Klett-Cotta.

Fraiberg, S., Adelson, E. & Shapiro, V. (1975). Ghosts in the nursery. A psychoanalytic approach to the problems of impaired infant-mother relationships. *Journal of the American Academy of Child & Adolescent Psychiatry, 14 (3)*, 387-421.

Freilinger, M., Neussl, D., Hansbauer, T., Reiter, E., Seidl, R. & Schubert, M. T. (2006). Geschwister epilepsiekranker Kinder: Welche Auswirkungen haben idiopathische Epilepsien im Kindesalter auf die psychosoziale Anpassung, die Geschwisterbeziehung und das Selbstkonzept der Geschwister? *Klinische Pädiatrie, 218*, 1-6.

Freud, A. (1965). The Concept of Developmental Lines. In A. Freud, *Normality and Pathology in Childhood* (pp. 62-92). London: The Hogarth Press.

Freud, A. (1987a). *Kriegskinder. Berichte aus den Kriegskinderheimen „Hampstead Nurseries" 1941 und 1942* (Die Schriften der Anna Freud, Bd. 2 1939-1945). Frankfurt am Main: Fischer.

Freud, A. (1987b). *Wege und Irrwege in der Kinderentwicklung* (Die Schriften der Anna Freud, Bd. 8). Frankfurt am Main: Fischer.

Freud, S. (Hrsg.). (1917). *Trauer und Melancholie* (1915, Studienausgabe, Bd. 3). Frankfurt am Main: Fischer.

Freud, S. & Binswanger, L. (1992). *Briefwechsel 1908 – 1938*. Frankfurt am Main: Fischer.

Friedman, M. M., Bowden, V. R. & Jones, E. G. (2003). *Family nursing research, theory and practice* (5th ed.). New Jersey: Prentice Hall.

Frydenberg, E. (1997). *Adolescent Coping*. London: Routledge.

Fulton, G. (2003). Anticipatory mourning: a critique of the concept. *Mortality, 8 (4)*, 342-351.

Furman, E. (1974). *A Child's Parent Dies. Studys in Childhood Bereavement*. London: Yale University Press.

Furman, E. (1977). Therapeutische Hilfe für das verwaiste Kind. *Psyche, 31 (9)*, 803-820.

Furmann, E. (1977). *Ein Kind verwaist. Untersuchungen über Elternverlust in der Kindheit.* Stuttgart: Klett-Cotta.

Gass, K., Jenkins, J. & Dunn, J. (2007). Are sibling relationships protective? A longitudinal study. *Journal of Child Psychology and Psychiatry, 48,* 167-175.

Geigges, W. (2011). Systemische Therapie und Familiendynamik. In R. Adler, W. Herzog, P. Joraschky, K. Köhle, W. Langewitz, W. Söllner & W. Wesiack (Hrsg.), *Psychosomatische Medizin*. München: Urban und Fischer.

Gerber, I., Rusalem, R., Harmon, N., Battin, D. & Arkin, A. (1975). Anticipatory grief and aged widows and widowers. *Journal of Gerontology, 30 (2)*, 225-229.

Gilliland, G. & Fleming, S. (1998). A comparison of spousal anticipatory grief and conventional grief. *Death Studies, 22 (6)*, 541-570.

Glaus, A. & Senn, H. J. (2001). Supportive und palliative Therapie bei fortgeschrittenen Krebskrankheiten. *Schweizerisches Medizinisches Forum, 26*, 675-680.

Glick, I. O., Weiss, R. S. & Parkes, C. M. (1974). *The first year of bereavement*. Toronto, Canada: John Wiley and Sons.

Gockel, M. (2010, 26.06.2010). In guten Kliniken wird geweint. *taz*.
Goldbrunner, H. (1996). *Trauer und Beziehung. Systemische und gesellschaftliche Dimension der Verarbeitung von Verlusterlebnissen*. Mainz: Matthias-Grünewald-Verlag.
Haagen, M. & Möller, B. (2011). Kinder-und jugendpsychiatrische Krankheitsbilder bei Kindern krebskranker Eltern. In C. Heinemann & E. Reinert (Hrsg.), *Kinder krebskranker Eltern* (S. 149-171). Stuttgart: Kohlhammer.
Haagen, M. & Romer, G. (2006). „Kann Papa jetzt aufhören tot zu sein?" – Begleitung von Kindern sterbender Eltern. In U. Koch, K. Lang, A. Mehnert & C. Schmeling-Kludas (Hrsg.), *Die Begleitung schwer kranker und sterbender Menschen: Grundlagen und Anwendungshilfen für Berufsgruppen in der Palliativversorgung* (S. 202-212). Stuttgart: Schattauer.
Hack, C. (2009). *Die Bedeutung von Scham im Erleben von Krebskrankheiten bei Patienten und Behandlern.* Unveröffentlichtes Manuskript.
Hägglund, T.-B. (1978). *Dying: A psychoanalytical study with special reference to individual creativity and defensive organization.* New York: International Universities Press.
Hartmann, W., Topp, F., Kronmüller, K., Zipfel, S. & Herzog, W. (1999). Familiy Medicine – Empirischer Bedarf zwischen Kosten und Nutzen. *Psychotherapie, Psychosomatik, medizinische Psychologie, 49,* 468.
Hegemann, T., Asen, E. & Tomson, P. (2000). *Familienmedizin.* Stuttgart: Schattauer.
Herzog, P. (2011). Die Suche nach der verlorenen Einheit von Körper und Seele in der Heilkunde. *Balint-Journal, 12*, 33-47.
Hetherington, E. & Kelly, J. (2002). *For better or for worse: Divorce reconsidered.* New York: W. W. Norton & Co.
Hilgers, M. (2006). *Scham. Gesichter eines Affekts*. Göttingen: Vandenhoek & Ruprecht.
Himmel, W. & Kochen, M. M. (1998). Der familienmedizinische Ansatz in der Allgemeinmedizin. *Deutsches Ärzteblatt, 95*, 1794-1797.
Hirsch, M. (2007). *Scham und Schuld – Sein und Tun.* Posterpräsentation auf den 57. Lindauer Psychotherapiewochen, Lindau. Zugriff am 03.02.2011 unter www.Lptw.de
Holmes, T. H. & Rahe, R. H. (1967). The Social Readjustment Rating Scale. *Journal of Psychosomatic Research, 11 (2)*, 213-218.
Horowitz, M. J. (1992). *Stress response syndroms* (2nd ed.). Northvale, NJ: Aronson.
Horowitz, M. J. (1997). *Stress response syndroms PTSD, grief, and adjustment disorders* (3rd ed.). Northvale, NJ: Aronson.
Horowitz, M. J., Siegel, B., Holen, A., Bonanno, G. A., Milbrath, C. & Stinson, C. H. (1997). Diagnostic criteria for complicated grief disorder. *American Journal of Psychiatry, 154*, 904-910.
Horowitz, M. J., Siegel, B., Holen, A., Bonanno, G. A., Milbrath, C. & Stinson, C. H. (2003). Diagnostic Criteria for Complicated Grief Disorder. *Focus (American Psychiatric Association), 1*, 290-298.
Hunter, B. & Smith, P. (2007). Emotional labour: Just another buzz word? *International Journal of Nursing Studies, 44 (6)*, 859-861.
Hürny, C. & Schwartz, R. (2011). Psychische und soziale Faktoren bei der Entstehung und im Verlauf von Krebserkrankungen. In R. Adler, W. Herzog, P. Joraschky, K. Köhle, W. Langewitz, W. Söllner & W. Wesiack (Hrsg.), *Psychosomatische Medizin* (S. 974-983). München: Urban und Fischer.
Jacobs, S. (1999). *Traumatic grief. Diagnosis, treatment, and prevention.* Philadelphia, PA: Brunner/Mazel.
Janssen, P. L. (Hrsg.). (1999). *Psychotherapeutische Medizin – Standortbestimmung zur Differenzierung der Versorgung psychisch und psychosomatisch Kranker*. Stuttgart: Schattauer.

Kane, B. (1979). Children's concepts of death. *Journal of General Psychology, 134*, 141-153.
Kaplan, D. M. (1978). *The family when the child dies*. Paper presented at the Proceedings of the American Cancer Society: Second national conference on human values and cancer.
Kast, V. (1982). *Trauern. Phasen und Chancen des psychischen Prozesses*. Stuttgart: Kreuz.
Keller, M. (1998). Die Psychosomatik des Bruskrebes aus der Sicht des Therapeuten. *Psychotherapie, 3,1*, 105-117.
Keller, M. (2000). Gendiagnostik von hereditären Tumordispositionserkrankungen. *Zeitschrift für Psychosomatische Medizin und Psychotherapie, 46*, 80-97.
Kersting, A. et al. (2001). Traumatische Trauer – ein eigenständiges Krankheitsbild? *Psychotherapeut, 46*, 301-308.
Kissane, D. W., Bloch, S. & McKenzie, D. P. (1997). Family coping and bereavement outcome. *Palliative Medicine, 11*, 191-201.
Kissil, K., Niño, A., Jacobs, S., Davey, M. & Tubbs, C. Y. (2010). "It has been a good growing experience for me": Growth experiences among African American youth coping with parental cancer. *Families, Systems, & Health, 28 (3)*, 274-289.
Klass, D., Silverman, P. R. & Nickman, S. L. (1996). *Continuing bonds: New Understandings of Grief*. Washington, DC: Taylor.
Knapp, C. A. & Contro, N. (2009). Family Support Services in Pediatric Palliative Care. *American Journal of Hospice and Palliative Medicine, 26*, 476-482.
Knölker, U., Mattejat, F. & Schulte-Markwort, M. (2007). *Kinder- und Jugendpsychiatrie und -psychotherapie systematisch*. Bremen: UNI-MED.
Koch, U., Weis, J., Matthey, K. & Mehnert, A. (1998). Bedarf an psychoonkologischer Betreuung aus Sicht der Experten – Ergebnisse einer Delphi-Befragung. In U. Koch & J. Weis (Hrsg.), *Krankheitsbewältigung bei Krebs und Möglichkeiten der Unterstützung* (S. 245-252). Stuttgart: Schattauer.
Köhle, K., Simons, C. & Kubanek, B. (1990). *Zum Umgang mit unheilbar Kranken*. München: Urban & Schwarzenberg.
Koren-Karie, N., Oppenheim, D. & Getzler-Yosef, R. (2004). Mothers who were severely abused during childhood and their children talk about emotions: Co-construction of narratives in light of maternal trauma. *Infant Mental Health Journal, 25 (4)*, 300-317.
Krause, R. (2011). Emotion als Mittler zwischen Individuum und Umwelt. In R. Adler, W. Herzog, P. Joraschky, K. Köhle, W. Langewitz, W. Söllner & W. Wesiack (Hrsg.), *Psychosomatische Medizin* (S. 200-211). München: Urban und Fischer.
Kröger, F. (2007). Familien-Bande. *Kontext 3*, 258-272.
Kruse, J., Grinschgl, A., Wöller, W., Söllner, W. & Keller, M. (2003). Psychosoziale Interventionen bei Patientinnen mit Brustkrebs. *Psychotherapeut, 48 (2)*, 93-99.
Kübler-Ross, E. (1969). *On death and dying*: Touchstone: Simon & Schuster.
Küchenhoff, J. (Hrsg.). (1999). *Die Fähigkeit zur Selbstfürsorge – die seelischen Vorraussetzungen. Gießen:* Psychosozial-Verlag.
Küchenhoff, J. (2005). *Psychodynamische Kurz- und Fokaltherapie*. Stuttgart: Schattauer.
Ladewig, S. (2010). *Trauerverarbeitung des prä- und perinatalen Kindstodes*. Dissertation, Technische Universität Carolo-Wilhelmina zu Braunschweig.
Lammer, K. (2004). *Trauer verstehen – Formen, Erklärungen, Hilfen*. Neukirchen: Neukirchner Verlag.
Lang-Langer, E. (2009). *Trennung und Verlust. Fallstudien zur Depression in Kindheit und Jugend*. Frankfurt am Main: Brandes & Apsel.
Lang, K. (2006a). Auswirkungen der Arbeit mit Schwerkranken und Sterbenden auf professionelle und ehrenamtliche Helfer – zwischen Belastung und Bereicherung. In U. Koch, K. Lang, A. Mehnert & C. Schmeling-Kludas (Hrsg.), *Die Begleitung schwerkranker und sterbender Menschen* (S. 237-255). Stuttgart: Schattauer.

Lewis, F. M. (2010). The Family's "Stuck Points" in Adjusting to Cancer. In J. C. Holland, W. S. Breitbart, P. B. Jacobsen, M. S. Lederberg, M. J. Loscalzo & R. S. McCorkle (Eds.), *Psycho-oncology* (2nd ed., pp. 511-515). New York: Oxford University Press.

Levy, L. (1991). Anticipatory grief: Its measurement and proposed reconceptualisation. *The Hospice Journal, 7 (4)*, 1-28.

Liechti, J. & Liechti-Darbellay, M. (2011). *Im Konflikt und doch verbunden*. Heidelberg: Carl Auer Verlag.

Lindemann, E. (1944). The symptomatology and management of acute grief. *American Journal of Psychiatry, 101*, 141-148.

Lohmer, M. (2010). *Wie ich Psychodynamische Psychotherapie mache: Übertragung – Gegenübertragung*. Posterpräsentation auf den 60. Lindauer Psychotherapiewochen, Lindau.

Lonetto, R. & Templer, D. I. (1986). *Death Anxiety*. Washington, DC: Hemisphere.

Macho, T. (1987). *Todesmetaphern. Zur Logik der Grenzerfahrung*. Frankfurt am Main: Suhrkamp.

Mahler, M. S., Pine, F. & Bergman, A. (1980). *Die psychische Geburt des Menschen: Symbiose und Individuation*. Frankfurt: Fischer.

Maio, G. (2009). Hilfe ohne Zuwendung? Zu den negativen Auswirkungen einer marktorientierten Medizin. *Projekt Psychotherapie, 4,* 10.

Margolis, O. S., Kutscher, A. H., Marcus, E. R., Raether, H. C., Pine, V. R., Seeland, I. B. & Cherico, D. J. (Eds.). (1988). *Grief and the loss of an adult child*. New York: Praeger Publishers.

Marrow, J. (1996). Telling relatives that a family member has died suddenly. *Postgraduate Medicine Journal, 72*, 413-418.

Martikainen, P. & Valkonen, T. (1996). Mortality after death of spouse in relation to duration of bereavement in Finland. *Journal of Epidemiology and Community Health, 50*, 264-268.

McDaniel, S. H., Hepworth, J. & Doherty, W. J. (1992). *Medical Family Therapy: A Biopsychosocial approach to families with health problems*. New York: Basic Books.

Mehnert, A. & Koch, U. (2007). Prevalence of acute and post-traumatic stress disorder and comorbid mental disorders in breast cancer patients during primary cancer care: a prospective study. *Psychooncology 16* (3), 181-188.

Möller, B., Krattenbacher, T. & Romer, G. (2011). Kinder krebskranker Eltern: Entwicklungspsychologische Aspekte, kindliche Belastungen und psychosoziale Unterstützungsmöglichkeiten. Ein Überblick über Forschung und Praxis. *Zeitschrift für Gesundheitspsychologie, 19* (2), 69-82.

Moore, C. W., Pengelly, M. & Rauch, P. K. (in press). *Communicating with children when a parent is dying*: Oxford University Press.

Moore, C. W. & Rauch, P. K. (2010). Addressing the needs of children when a parent has cancer. In J. C. Holland, W. S. Breitbart, P. B. Jacobsen, M. S. Lederberg, M. J. Loscalzo & R. S. McCorkle (Eds.), *Psycho-oncology* (2nd ed., pp. 527-531). New York: Oxford University Press.

Müller, M. & Klaschik, E. (2001). Möglichkeiten und Ziele psychosozialer Betreuung und Trauerbegleitung. *Schmerz, 15 (5)*, 333-338.

Muriel, A. C. & Rauch, P. K. (2003). A pilot parent guidance program for parents with cancer. *Psychooncology, 12* (Suppl. 4), S151..

Nagera, H. (1970). Children's reations to the death of important objects. A developmental approach. *Psychoanalytic Study of the Child, 25*, 360-400.

Neimeyer, R. A. (2001). *Meaning reconstruction and the experience of loss*. Washington, DC: American Psychological Association.

Nilsson, M. E., Maciejewski, P. K., Zhang, B., Wright, A. A., Trice, E. D., Muriel, A. C. et al. (2009). Mental Health, Treatment Preferences, Advance Care Planning, Location, and Quality of Death in Advanced Cancer Patients With Dependent Children. *Cancer, 115*, 399-409.

Noeker, M. (2002). Praxis behavioral-systemischer Familienberatung bei Tumor- und Leukämieerkrankungen im Kindes- und Jugendalter. *Psychotherapie im Dialog, 3*, 53-60.

Novick, J. & Novick, K. K. (2009). *Elternarbeit in der Kinderpsychoanalyse. Klinik und Theorie. Schriften zur Psychotherapie und Psychoanalyse von Kindern und Jugendlichen.* Frankfurt am Main: Brandes & Apsel.

Obliers, R. & Köhle, K. (2011). Palliativmedizin. In R. Adler, W. Herzog, P. Joraschky, K. Köhle, W. Langewitz, W. Söllner & W. Wesiack (Hrsg.), *Psychosomatische Medizin* (S. 1018-1032). München: Urban und Fischer.

Papadatou, D. (2000). A proposed model of health professionals' grieving process. *Omega, 41*, 59-77.

Parkes, C. M. (1970). The first year of bereavement: a longitudinal study of the reaction of London widows to the death of their husbands. *Psychiatry, 33*, 444-467.

Parkes, C. M. (1996). *Bereavement: Studies of Grief in Adult Life* (3rd ed.). London: Routledge.

Parkes, C. M. (1998). Bereavement in adult life. *British Medical Journal, 316 (7134)*, 856-859.

Parkes, C. M. (2006). *Love and Loss: the roots of Grief and its Complications*. London: Routledge.

Parkes, C. M. & Weiss, R. S. (1983). *Recovery from Bereavement*. New York: Basic Books.

Piaget, J. (1983). *Meine Theorie der geistigen Entwicklung*. Frankfurt am Main: Fischer.

Pleyer, K. (2003). Parenterale Hilflosigkeit – ein systemisches Konstrukt für die therapeutische und pädagogische Arbeit mit Kindern *Familiendynamik, 28*, 467-491.

Ramachers, G. (1994). *Entwicklung und Bedingungen von Todeskonzepten beim Kind* (Europäische Hochschulschriften, Bd. 489). Frankfurt am Main: Peter Lang.

Rando, T. A. (Ed.). (2000). *Clinical dimensions of anticipatory mourning: Theory and practice in working with the dying, their loved ones, and their caregivers*. Champaign, IL: Research Press.

Rando, T. A. (2004). Trauern: Die Anpassung an Verlust. In J. Wittkowski (Hrsg.), *Sterben, Tod und Trauer. Grundlagen, Methoden und Anwendungsfelder* (S. 173-194). Stuttgart: Kohlhammer.

Rauch, P. K. & Arnold, R. (2002). Fast facts and concepts #47. What do I tell the children? *Journal of Palliative Medicine, 5* (5), 740-741.

Rauch, P. K. & Muriel, A. C. (2006). *Raising an Emotionally Healthy Child When a Parent is Sick*. New York: McGraw-Hill.

Rauch, P. K., Muriel, A. C. & Cassem, N. H. (2003). Parents With Cancer: Who's Looking After the Children? *Journal of Clinical Oncology, 21* (9), 117-121.

Rehberger, R. (2004). *Angst zu trauern. Trauerabwehr in Bindungstheorie und psychotherapeutischer Praxis*. Stuttgart: Klett-Cotta.

Rehberger, R. (2007). *Messies – Sucht und Zwang. Psychodynamik und Behandlung bei Messie-Syndrom und Zwangsstörung*. Stuttgart: Klett-Cotta.

Reich, G. (2002). Die traditionelle Familie im Vergleich mit der egalitären Familie. Unveröffentlichtes Manuskript.

Reiss, D. & Kaplan De-Nour, A. (1989). The family and medical team in chronic illness. A transactional and developmental perspective. In C. N. Ramsay (Ed.), *Family systems in medicine* (pp. 235-244). New York: Guilford Press.

Reynolds, L. & Botha, D. (2006). Anticipatory grief: Its nature, impact, and reasons for contradictory findings. *Counselling, Psychotherapy, and Health, 2* (2), 15-26.

Richardson, H. B. (1945). *Patients have families*. Oxford: Commonwealth Fund.
Robertson, J. (1963). *Hospitals and children*. New York: International University Press.
Rolland, J. S. (1987). Family systems and chronic illness: A typological model. *Journal of Psychotherapy and the Family, 3* (3), 143-168.
Romer, G., Bergelt, C. & Möller, B. (2013). *Kinder krebskranker Eltern. Manual zur kindzentrierten Familienberatung nach dem COSIP-Konzept*. Göttingen: Hogrefe.
Romer, G. & Haagen, M. (2007). *Kinder körperlich kranker Eltern*. Göttingen: Hogrefe.
Romer, G. & Riedesser, P. (1999). *Prävention psychischer Störungen bei Kindern und Jugendlichen: Perspektiven für die Beziehungsberatung*. Gießen: Psychosozial-Verlag
Romer, G., Saha, R., Haagen, M., Pott, M., Baldus, C. & Bergelt, C. (2007). Lessons learned in the implementation of an innovative consultation and liaison service for children of cancer patients in various hospital settings. *Psycho-Oncology, 16* (2), 138-148.
Roach, M. J. & Kitson, G. C. (1989). Impact of forewarning on adjustment to widowhood and divorce. In D. A. Lund (Ed.), *Older bereaved spouses: Research with practical applications* (pp. 185-200). New York: Hemisphere.
Rubin, S. (1993). The death of a child is forever: The life course impact of child loss. In M. S. Stroebe, W. Stroebe & R. O. Hansson (Eds.), *Handbook of Bereavement Theory, Research, and Intervention* (pp. 285-299). New York: Cambridge University Press.
Rubin, S. & Malkinson, R. (2001). Parental Response to Child Loss Across the Life Cycle: Clinical and Research Perspectives. In M. Stroebe, R. Hansson, W. Stroebe & H. Schut (Eds.), *Handbook of Bereavement Research. Consequences. Coping and Care* (pp. 219-240). Washington: American Psychological Association.
Sanders, C. M. (1982-1983). Effects of sudden vs chronic illness death on bereavement outcome. *Omega, 13* (3), 227-241.
Saunders, D. C. (1987). *"Spiritual Pain"*. Paper presented at the St. Christopher's Hospice Fourth International Conference.
Scheib, P. & Wirsching, M. (2004). *Paar- und Familientherapie*: Schattauer.
Schnelzer, T. (2008). *Lehrbuch Trauerpsychologie*. Düsseldorf: Fachverlag des deutschen Bestattungsgewerbes GmbH.
Schröder, H., Schröder, C., Förster, F. & Bänsch, A. (2003). *Palliativstationen und Hospize in Deutschland. Belastungserleben, Bewältigungspotential und Religiosität der Pflegenden*. Wuppertal: Hospiz Verlag.
Schwarzer, R., Taubert, S. & Schulz, U. (2002). *Soziale Integration, Gesundheit und Lebenserwartung. Berichte aus den Sitzungen der Joachim Jungius-Gesellschaft der Wissenschaften e.V.* Göttingen: Vandenhoeck & Ruprecht.
Sellschopp, A. (1992). Psychosoziale Aspekte zu Beginn und Verlauf einer Krebserkrankung. *Geburtshilfe und Frauenheilkunde, 52*, 77-80.
Silverman, P. R. (2000). *Never too young to know: Death in Children's Lives*. New York: Oxford University Press.
Silverman, P. R. & Worden, J. W. (1993). Children's reactions to the death of a parent. In M. S. Stroebe, W. Stroebe & R. O. Hansson (Eds.), *Handbook of Bereavement Theory, Research, and Intervention* (pp. 300-316). New York: Cambridge University Press.
Silverman, S. M. & Silverman, P. R. (1979). Parent-child communication in widowed families. *American Journal of Psychotherapy, 33 (3)*, 428-441.
Silverman, P. R. (1974). Anticipatory Grief from the Perspective of Widowhood. In B. Schoenberg, A. C. Carr, A. H. Kutscher, D. Peretz & I. K. Goldberg (Eds.), *Anticipatory grief* (pp. 320-330). New York: Columbia University Press.
Singer, W. (2011). Ein notwendiges Produkt unserer Evolution. *Spektrum der Wissenschaft, (Spezial: Rituale. Was unser Leben zusammenhält) 1,* 15-19.

Sohni, H. (2011). Geschwisterdynamik, Familie und Psychoanalyse – eine Entdeckungsreise. *Psyhoanalytische Familientherapie 22* (12), 3-32.
Spiegel, Y. (1973). *Der Prozess des Trauerns. Analyse und Beratung*. München: Kaiser.
Spitz, R. A. (2005). *Vom Säugling zum Kleinkind. Naturgeschichte der Mutter-Kind-Beziehung im ersten Lebensjahr*. Stuttgart: Klett-Cotta.
Statistisches Bundesamt (2011). *Geburten, Sterbefälle und Eheschließungen*. Pressemitteilung Nr 225 vom 02.07.2012.
Steck, B. (2003). Psychisches Trauma und Trauerprozess beim Kind. *Schweizer Archiv für Neurologie und Psychiatrie, 154* (1), 37-41.
Strittmatter, G. (2007). Einbeziehung der Familie in die Krankenbetreuung und begleitende Familientherapie. In E. Aulbert, F. Nauck & L. Radbruch (Hrsg.), *Lehrbuch der Palliativmedizin* (2. Aufl., S. 1138-1169). Stuttgart: Schattauer.
Stroebe, M. S., Gergen, M., Gergen, K. & Stroebe, W. (1996). Broken Hearts of Broken Bonds. In D. Klass, P.R. Silverman & S.L Nickman (Eds.), *Continuing Bonds: New Understandings of Grief* (pp. 31-44). Philadelphia, PA: Taylor and Francis.
Stroebe, M. S. & Schut, H. (1999). The Dual Process Model of Coping with Bereavement: Rationale and Description. *Death Studies, 23*, 197-224.
Stroebe, M. S., Stroebe, W. & Hansson, R. O. (Eds.). (1993). *Handbook of Bereavement: Theory, Research and Intervention*. New York: Cambridge University Press.
Stroebe, M. S., Stroebe, W. & Schut, H. (2001). Gender differences in adjustment to bereavement. An empirical and theoretical review. *Review of General Psychology, 5* (1), 62-83.
Stroebe, M. S., Stroebe, W. & Schut, H. (2003). Bereavement research: methodological issues and ethical concerns. *Palliative Medicine, 17*, 235-240.
Stroebe, W. & Stroebe, M. (1987). *Bereavement and health*. New York: Cambridge University Press.
Terr, L. C. (1995). *Schreckliches Vergessen, heilsames Erinnern*. München: Kindler.
Tiedemann, J. L. (2010). *Die Scham, das Selbst und der Andere – Psychodynamik und Therapie von Schamkonflikten*. Gießen: Psychosozial-Verlag.
Tracy, M. F. & Ceronsky, C. (2001). Creating a collaborative environment to care for complex patients and families. *AACN Clinical Issues, 12* (3), 383-400.
Tyson, P. & Tyson, R. L. (2001). *Lehrbuch der psychoanalytischen Entwicklungspsychologie*. Stuttgart: Kohlhammer.
Uexküll, T. von & Wesiack, W. (1988). *Theorie der Humanmedizin. Grundlagen ärztlichen Denkens und Handelns*. München: Urban und Schwarzenbeck.
Umberson, D., Wortman, C. B. & Kessler, R. C. (1992). Widowhood and depression: Explaining long-term gender differences in vulnerability. *Journal of Health and Social Behaviour, 33*, 10-24.
Van Gennep A. (1960). *The rites of passage*. London: Routledge and Kegan. (Original: Les rites de passage, erschienen 1908)
Vogel, R. T. (2011). Psychotherapie auf Palliativstationen, Empirische Bestandsaufnahme. *Psychotherapeut, 56*, 379-385
Walsh, F. & McGoldrich, M. (1991). *Living beyond loss: Death in the family*. New York: Norton.
Watson, M., St. James-Roberts, I., Ashley, S., Tilney, C., Brougham, B., Edwards, L., Balus, C. & Romer, G. (2006). Factors associated with emotional and behavioural problems among school age children of breast cancer patients. *British Journal of Cancer, 94* (1), 43-50.
Webb, N. B. (2002). *Helping bereaved children. A handbook for practitioners*. New York: Guilford Press.
Weiner, J. S. (2006). *Emotional Barriers to Discussing Advance Directives: Practical Training Solutions*. New York: Routledge.

Weis, J., Koch, U. & Matthey, K. (1998). Bedarf psychoonkologischer Versorgung in Deutschland: Ein Ist-Soll Vergleich. *Psychotherapie, Psychosomatik, medizinische Psychologie, 48*, 417-425.

Wittkowski, J. (1990). *Psychologie des Todes*. Darmstadt: Wissenschaftliche Buchgesellschaft.

Wittkowski, J. (2003). *Sterben, Tod und Trauer*. Stuttgart: Kohlhammer.

Wittkowski, J. (2004). Sterben und Trauern: Jenseits der Phasen. *Pflegezeitschrift, 12*, 2-10.

Wittkowski, J., Schröder, C. & Blom, G. (2004). Die Todesthematik in der Medizinischen Psychologie. *Zeitschrift für Medizinische Psychologie, 13*, 109-120.

Wolfenstein, M. (1966). How is mourning possible? *Psychoanalytic Study of the Child, 21*, 93-123.

Wöller, W. & Kruse, J. (Hrsg.). (2010). *Tiefenpsychologisch fundierte Psychotherapie – Basisbuch und Praxisleitfaden* (3. Aufl.). Stuttgart: Schattauer.

Worden, J. W. (1987). *Beratung und Therapie in Trauerfällen. Ein Handbuch*. Bern: Hans Huber.

Worden, J. W. (1991). *Grief Counselling and grief therapy: A handbook for the mental health practitioner* (2nd ed.). London: Springer.

Worden, J. W. (1996). *Children and Grief: When a Parent Dies*. New York: Guilford Press.

Worden, J. W. (1999). *Beratung und Therapie in Trauerfällen. Ein Handbuch* (2. Aufl.). Bern: Hans Huber.

Worden, W. J. (2011). *Beratung und Therapie in Trauerfällen. Ein Handbuch* (4., überarbeitete und erweiterte Aufl.). Bern: Hans Huber.

Worden, J. W.& Monahan, J. (2001). Caring for Bereaved Parents. In A. Armstrong-Dailey & S. Zarbock (Eds.), *Hospice Care for Children* (2nd ed., pp. 181-200). New York: Oxford University Press.

World Health Organization. (2002). National cancer control programmes: policies and managerial guidelines. In World Health Organization (Ed.), *Pain Relief and Palliative Care* (2nd ed., pp. 84). Geneva: World Health Organisation.

Wurmser, L. (2010). *Trauer, doppelte Wirklichkeit und die Kultur des Erinnerns und Verzeihens. Ein sehr persönlicher Bericht*. Vortrag am 29. April im Rahmen der 60. Lindauer Psychotherapiewochen 2010. Zugriff am 06.07.2012 unter www.lptw.de

Zernikow, B. (2005). Sterbende Kinder und ihre Eltern versorgen – Hilft uns das Wissen um die kindlichen Vorstellungen vom Tode weiter? *Neuropädiatrie, 4*, 22-26.

Zielberfein, F. (1999). Coping with death: Anticipatory grief and bereavement. *Generations, 23,1*, 69-75.

Zisook, S. (2000). Understanding and Managing Bereavement in Palliative Care. In H. M. Chochinov & B. William (Eds.), *Handbook of Psychiatry in Palliative Medicine* (pp. 321-334). New York: Oxford University Press.

Znoj, H. (2005). *Ratgeber Trauer: Informationen für Betroffene*. Göttingen: Hogrefe.

Znoj, H. (2008). *Trauer und Melancholie*. Postrepräsentation auf den 58. Lindauer Psychotherapiewochen, Lindau.

Stichwortverzeichnis

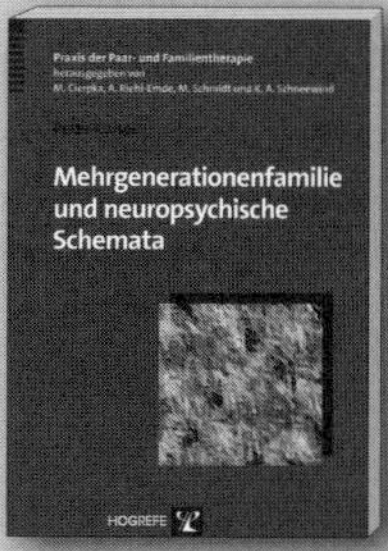

Peter Kaiser

Mehrgenerationenfamilie und neuropsychische Schemata

Therapeutische Wirkfaktoren und Wirkdimensionen

(Reihe: »Praxis der Paar- und Familientherapie«, Band 6)
2008, VII/228 Seiten,
€ 26,95 / CHF 36,90
■ ISBN 978-3-8017-2131-2
E-Book € 23,99 / CHF 33,99

Entwicklung und Lebensqualität des Individuums können nicht unabhängig von seiner Familie gesehen werden. Umgekehrt funktioniert das Zusammenleben in der Mehrgenerationenfamilie nur durch den Beitrag des Einzelnen. Familienpsychologische und individuelle (neuro-)psychische Funktionen interagieren auf komplizierte Weise. Das Buch unternimmt den Versuch, wichtige Perspektiven und Befunde aus Familienpsychologie und Neuropsychologie sowie aus der Therapieforschung überschaubar zu machen, in Verbindung zu bringen und für die psychotherapeutische Praxis systematisch aufzubereiten.

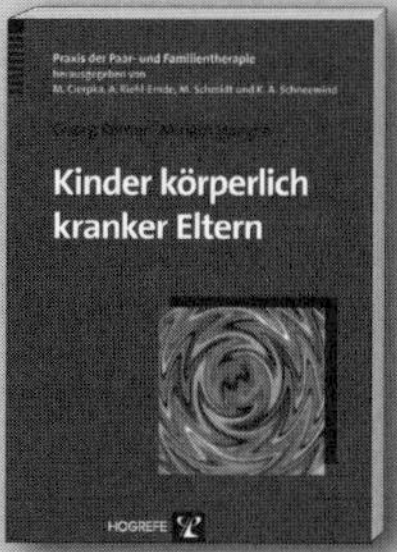

Georg Romer · Miriam Haagen

Kinder körperlich kranker Eltern

(Reihe: »Praxis der Paar- und Familientherapie«, Band 5)
2007, 169 Seiten,
€ 26,95 / CHF 36,90
■ ISBN 978-3-8017-2032-2
E-Book € 23,99 / CHF 33,99

Wenn Eltern an einer ernsthaften körperlichen Krankheit leiden, ist das Leben aller Familienmitglieder hiervon nachhaltig betroffen. Die Autoren stellen in diesem Band theoretische Grundlagen und Interventionskonzepte vor, die in Beratung und Therapie mit betroffenen Familien zur Anwendung kommen. Anhand zahlreicher Fallbeispiele werden die verschiedenen Beratungs- und Behandlungsstrategien erläutert. Der speziellen Problematik im Umgang mit Kindern sterbender Eltern ist ein eigenes Kapitel gewidmet.

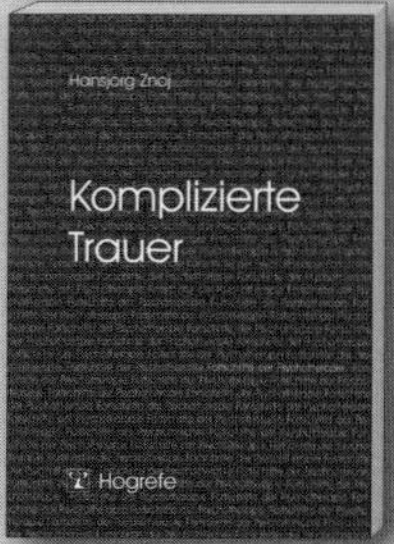

Hansjörg Znoj

Komplizierte Trauer

(Reihe: »Fortschritte der Psychotherapie«, Band 23)
2004, VI/94 Seiten,
€ 19,95 / CHF 28,50
(Im Reihenabonnement € 15,95 / CHF 22,90)
■ ISBN 978-3-8017-1617-2
E-Book € 16,99 / CHF 24,99

Der Verlust einer nahe stehenden Person oder eines Intimpartners hat unmittelbar starke Auswirkungen auf die Lebensumstände. Er fordert eine hohe Anpassungsleistung und kann zu einer chronischen psychischen Störung führen. Dieser Band gibt Hinweise für die Diagnose einer komplizierten Trauer und zeigt auf, wie eine individuell angepasste Behandlung von begleitenden Symptomen und die Verarbeitung eines schweren Verlustes erfolgen kann.

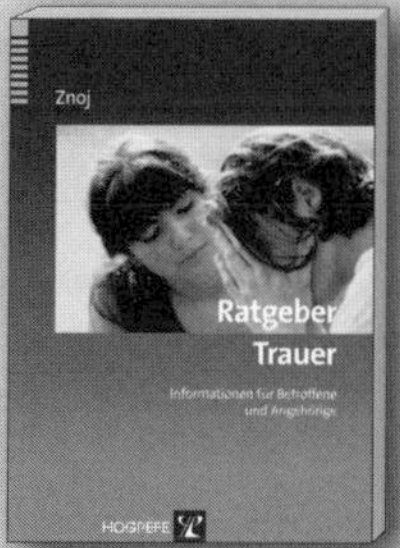

Hansjörg Znoj

Ratgeber Trauer

Informationen für Betroffene und Angehörige

(Ratgeber zur Reihe »Fortschritte der Psychotherapie«) 2005,
62 Seiten, Kleinformat,
€ 8,95 / CHF 13,50
■ ISBN 978-3-8017-1780-3
E-Book € 7,99 / CHF 11,99

Der Ratgeber stellt wichtige Informationen über die Reaktionen nach Verlustereignissen verständlich dar. Er wendet sich an Personen, die entweder selbst direkt betroffen sind oder die sich Sorgen um Angehörige oder Freunde machen, weil sie eine wichtige Bezugsperson verloren haben. Das Ziel des Ratgebers ist es, Trauernden zu helfen, ihre eigene Trauer zuzulassen und sie zu ermutigen, diese schmerzhafte Erfahrung mit anderen zu teilen.

www.hogrefe.de

HOGREFE

Hogrefe Verlag GmbH & Co. KG
Merkelstraße 3 · 37085 Göttingen · Tel.: (0551) 99950-0 · Fax: -111
E-Mail: verlag@hogrefe.de · Internet: www.hogrefe.de